神经系统疾病护理丛书

神经系统疾病护理常规

总顾问：张红梅　李天晓

总主编：冯英璞

主　编：杨孟丽　张桂芳　许　健

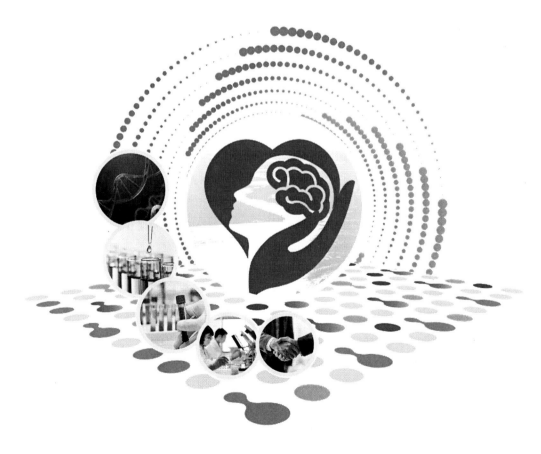

郑州大学出版社

图书在版编目(CIP)数据

神经系统疾病护理常规／杨孟丽，张桂芳，许健主编．－－郑州：郑州大学出版社，2024.12．－－（神经系统疾病护理丛书／冯英璞总主编）．－－ISBN 978-7-5773-0756-5

Ⅰ．R473.74

中国国家版本馆 CIP 数据核字第 2024MA0067 号

神经系统疾病护理常规

SHENJING XITONG JIBING HULI CHANGGUI

策划编辑	陈文静	封面设计	王　微
责任编辑	陈文静	版式设计	王　微
责任校对	丁晓雯	责任监制	朱亚君

出版发行	郑州大学出版社	地　址	郑州市大学路 40 号（450052）
出版人	卢纪富	网　址	http://www.zzup.cn
经　销	全国新华书店	发行电话	0371-66966070
印　刷	郑州市今日文教印制有限公司		
开　本	787 mm×1 092 mm　1 / 16		
本册印张	20	本册字数	428 千字
版　次	2024 年 12 月第 1 版	印　次	2024 年 12 月第 1 次印刷

书　号	ISBN 978-7-5773-0756-5	总定价	298.00 元（全四册）

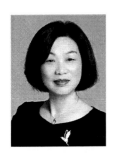

冯英璞：主任护师，硕士生导师，现任河南省人民医院脑血管病医院总护士长，河南省神经疾病护理学科带头人，河南省卒中护理专科护士培训基地负责人，河南省首席科普专家。兼任中华护理学会放射介入学会等8项国家级及省级学术任职，长期从事神经疾病护理及护理管理工作。近5年获批科研项目6项，发表核心论文40余篇，出版著作10余部，参与指南、共识/规范制定10项；曾获河南省医学科学技术进步奖一等奖，荣获"2017河南最美护士"、河南省卫生系统先进个人、优秀共产党员。

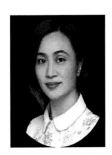

杨孟丽：副主任护师、河南省人民医院脑血管病医院神经内科科护士长、神经内科认知障碍亚专科病区护士长、全国健康管理师三级。任中华护理学会内科护理专业委员会专家库成员、河南省护理学会康复护理分会第一届专科分会常务委员、河南省卒中学会护理分会常务委员。先后在核心期刊和国家级杂志上发表专业论文40余篇，获得国家实用性专利1项，参与省级科研项目3项，参与编写著作10余部。

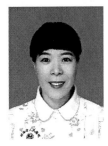

张桂芳：副主任护师，研究生导师，河南省人民医院脑血管病科护士长，河南省护理学会介入护理分会副主任委员，河南省卒中联盟卒中护理专委会副主任委员，河南省卒中学会护理学分会常务委员，中国老年保健协会康复护理专业委员会常务委员，主持省级科研攻关项目2项，河南省医学科技奖二等奖，参与省级科研攻关项目3项，发表国家级论文20余篇，发明专利4项。

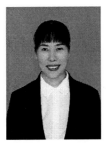

许　健：本科，副主任护师。河南省人民医院神经外科科护士长。任中华医学会神经外科分会护理协作组委员、中国中医药研究促进会康复护理分会常务委员、第二届海峡两岸医药卫生交流协会护理分会委员、河南省护理学会康复护理分会常务委员。发表论文30余篇，其中中文核心期刊论文5篇，主持科研项目1项，参与科研项目5项，荣获河南省医学科技奖二等奖2项，发明专利1项，实用专利6项。

作者名单

总主编 冯英璞

主　编 杨孟丽　张桂芳　许　健

副主编 张　驰　王　丽　葛运利　行　君

　　　　丁艮晓

编　者 郭　丹　杨玉洁　朱明芳　许　珺

　　　　王　丹　陈云霞　吴　瑾　王　琳

　　　　孟晓静　周立民　李灿灿　张婧爽

　　　　顾晓乐　马　捷　宋晓琳　张　爽

序 言

在当今医学领域,神经系统疾病的复杂性和多样性日益凸显,其护理工作的专业性和重要性也随之提升。作为医疗团队中不可或缺的一部分,护理人员在神经系统疾病患者的治疗、康复和生活中扮演着至关重要的角色。《神经系统疾病护理常规》一书,正是基于这一背景,旨在为护理人员提供一份全面、实用、科学的护理指南。

本书的撰写源于对神经系统疾病患者护理需求的深刻洞察和经验知识的积累。神经系统疾病往往伴随着严重的身体功能障碍和心理压力,患者需要专业而细致的护理来帮助他们应对疾病带来的挑战。护理人员不仅是医疗指令的执行者,更是患者心灵的慰藉者,他们的专业素养和人文关怀直接影响着患者的康复进程和生活质量。

在编写过程中,我们力求做到以下几点。

1. 全面性:本书涵盖了神经系统疾病的常见类型,包括脑血管疾病、神经系统感染性疾病、神经系统变性疾病、神经肌肉疾病、癫痫、睡眠障碍等,针对每种疾病,我们都详细阐述了其护理要点和注意事项,力求为护理人员提供一份详尽的护理手册。

2. 实用性:我们深知,护理工作的核心在于实践。因此,本书在介绍理论知识的同时,更注重护理技能的传授和护理经验的分享。通过案例分析、护理技巧演示等方式,帮助护理人员更好地掌握护理技能,提高护理效率和质量。

3. 科学性:本书基于最新的医学研究成果和护理实践,确保内容的科学性和准确性。我们力求将最新的护理理念和技术融入书中,为护理人员提供一份与时俱进的护理指南。

4. 人文关怀:在护理工作中,人文关怀同样重要。本书在介绍护理技能的同时,也强调了护理人员应具备的人文素养和沟通技巧,帮助他们在工作中更好地与患者建立信任关系,提供温馨、贴心的护理服务。

最后,我们要感谢所有在神经系统疾病护理领域默默奉献的护理人员,他们的辛勤工作和无私奉献为医学事业的发展做出了重要贡献。我们也期待更多的护理人员能够加入到这个领域中来,共同为神经系统疾病患者的康复和生活质量的提升贡献力量。让我们携手并进,共同迎接神经系统疾病护理工作的新挑战,为患者带来更多的希望和温暖。

张红桥

2024 年 6 月

前　言

　　护理学是一门技术性很强的综合性应用学科,在维护和促进人类健康事业中扮演着重要角色。随着医学水平的不断发展,护理技术也在不断更新,为了适应现代护理事业的发展,提高专科护理的内涵与质量,河南省人民医院河南省脑血管病医院结合以往护理常规,在总结临床工作经验的基础上,查阅大量国内外文献,对《神经系统疾病护理常规》进行了新一轮的修订和完善,以期为临床护士提供与时俱进、系统全面、贴近临床的护理指导。

　　本书共 4 个章节,包含神经内科、脑血管病介入、神经外科和神经重症,从对各神经专科疾病的一般护理常规、各专科疾病护理常规、特殊症状护理等,到常用诊疗技术护理配合都进行了详尽的介绍,可为临床工作和护理教学活动提供有效的指导和帮助。根据国际医疗卫生机构认证联合委员会医院评审标准,此次编写的《神经系统疾病护理常规》尤为注重结合临床护理现状,全面阐述各临床科室护理常规、特殊检查与治疗的护理,不仅阐述各种疾病的概念、病因、主要临床表现、辅助检查及治疗手段,而且着重强调各专科疾病的护理评估和护理要点,同时也涉及每个专科疾病的健康教育,充分体现“以人为本”的护理理念。在内容的取舍上,尽量做到轻重有度、详略得当,以“认识疾病”为前提,以“研究患者护理”为主体。希望通过本书的内容,不断提高临床护理工作质量,并通过提供专业、科学的方法,提高护理服务对象的满意度。

　　本书编写得到我院领导的大力支持,得到护理同仁们的帮助,尤其是各科室主任的支持与指导,才使得本书得以如期顺利完成。编写团队由我院从事多年护理工作的专家进行整体把控,编者大多是来自临床护理一线的护士长和护理骨干,以及科室全日制研究生护士,他们不仅参考了大量国内外有关教材和专著,而且结合国内医疗技术新进展、现代医院发展新要求,经认真讨论和总结编写而成。在此,谨向有关人员一并致以由衷的感谢。由于编写水平有限,可能存在一些疏漏和不足,衷心希望广大读者提出宝贵意见,以便修订再版时完善。

编者

2024 年 6 月

目 录

第一章　神经内科疾病的护理

第一节　神经内科患者的一般护理

（一）分级护理

依据患者病情和自理能力按照医嘱实行分级护理。

（二）病情观察

密切观察患者意识状态、瞳孔、生命体征及患者有无头痛、呕吐、视力障碍、语言障碍、感觉及运动障碍等,发现异常及时通知医生。

（三）环境护理

病室环境安静,光线柔和,保持床单位整洁、干燥、无渣屑,以减少对皮肤的机械性刺激。

（四）饮食护理

1. 经口进食患者　饮食宜清淡,避免粗糙、干硬、辛辣食物,有味觉障碍的患者应注意食物的选择,避免损伤口腔黏膜。

2. 鼻胃管注食　患者无特殊体位禁忌时,喂养时应抬高床头 30°~45°,喂养结束后宜保持半卧位 30~60 min。每次注食前应抽吸胃液以确定胃管是否在胃内及胃管是否通畅,抽吸鼻饲液后反折胃管末端,避免灌入空气,引起腹胀。注食前后分别用 20~30 mL 生理盐水或温开水冲管,防止鼻饲液凝结堵塞管道。每次鼻饲量不超过 200 mL,间隔时间大于 2 h,鼻饲液温度在 37°~40°为宜。胃残留量>200 mL 时,应评估患者有无恶心、呕吐、腹胀、肠鸣音异常等不适症状;如有不适,应减慢或暂停喂养,遵医嘱调整喂养方案或使用促胃肠动力药物。胃残留量>500 mL,宜结合患者主诉和体征考虑暂停喂养。

3.间歇置管注食　对家属和患者培训插管和注食的方法。根据患者自身营养状况合理搭配管饲流质食物的种类。注食频率根据患者营养和消化情况而定,一般 3 ~ 6 次/d,每次注食的量为 300 ~ 500 mL。

(五)口腔护理

保持口腔清洁,对于高热、昏迷、危重、禁食、鼻饲、口腔疾患、术后及生活不能自理的患者,遵医嘱给予口腔护理,每日 2 ~ 3 次。如病情需要,酌情增加次数。

(六)用药护理

1.指导患者遵医嘱正确服药　不可随意更换或停药,并告知药物可能出现的不良反应。学会识别药物的不良反应。

2.吞咽障碍患者服药　通常所采用的方法是将药物碾碎,用水溶化,然后经过鼻饲管送入胃内。但并不是所有药物都适合于碾碎后服用,能部分经口进食的患者服用药片或胶囊时,可选择凝胶包裹后送服,以确保药物的治疗作用与进食安全。

(七)安全护理

1.防烫伤、冻伤　使用热水袋时水温控制在 60 ~ 70 ℃,热水袋外面要加防护套或用大毛巾包裹,老人、婴幼儿、感觉迟钝、循环不良等患者水温应低于 50 ℃,感觉障碍者禁用热水袋。患者需要冷疗时,在冰袋外包裹毛巾或加防护套,避免与患者皮肤直接接触。且每 30 min 评估、更换 1 次部位,对感觉过敏的患者尽量避免不必要的刺激。

2.防坠床、跌倒　地面保持平整干燥,防湿、防滑,卫生间、楼梯口等处安放安全提示,警示标识。患者穿防滑鞋,步态不稳的患者取用适宜的辅助用具,教会患者正确移动躯体的方法,躁动患者由专人守护,床档保护,防止受伤、坠床,必要时给予保护性约束。

3.防走失　①护理人员遵医嘱按分级护理要求巡视病房,住院患者着病服,佩戴腕带。为患者强化病区环境介绍,配备警示标识,如床头防走失警示牌、患者专用信息胸牌。②对躁动不安的患者给予约束,根据患者情况佩戴跟踪系统发射器或者定位手表。③当患者外出检查、活动时由专人陪同。

4.癫痫发作护理　癫痫发作时头偏向一侧,保持呼吸道通畅,必要时给予氧气吸入,勿强制喂药。注意不要过度用力按压患者,以免造成骨折。密切观察生命体征及意识、瞳孔变化,注意发作过程中有无心率增快、血压升高、呼吸减慢或暂停、瞳孔散大、大小便失禁等,及时告知医生并做好记录。

(八)康复护理

1.早期康复　告知患者及家属早期康复的重要性。当患者生命体征平稳,神经系统症状不再进展 48 h 后给予康复训练,发病 24 h 内的患者给予良肢位摆放以及部分离床活动,但不进行高强度活动。具体的床上运动训练有 Bobath 握手、桥式运动、关节被动运动、起坐训练等。

2. 恢复期运动训练 主要包括坐站转移动作训练、坐位训练、平衡共济训练、日常生活活动训练等。运动锻炼过程中家人陪伴,以防止跌倒、受伤。

3. 综合康复指导 根据病情指导患者合理选用针灸、理疗、按摩等辅助治疗,以促进运动功能的恢复。制订个体化运动方案。同时重视语言、卒中后认知功能障碍、精神心理障碍等多方面的康复训练,尽量恢复日常生活自理能力。

(九)体位与睡眠

1. 体位 根据患者病情取舒适卧位,对有气道阻塞、误吸风险及怀疑颅内压增高的患者,头偏向一侧且床头抬高 15°~20°以避免呕吐导致误吸。

2. 睡眠护理 营造舒适的睡眠环境、纠正不良的睡眠习惯等,晚餐避免过饱,以清淡少量为宜,睡前 2 h 避免进食,睡前不喝浓茶、咖啡,使用睡前诱导放松的方法如腹式呼吸、肌肉松弛法等帮助入睡。保证睡眠时间充足,保持睡前情绪良好。每晚睡前用温水泡脚或冲热水澡,促进血液循环,冬天时间为 30 min,夏天为 15 min。睡觉时在膝盖间放置软枕以利于睡眠,必要时根据医嘱给患者服用安眠药。

(十)预防并发症

1. 防止误吸、窒息

(1)进餐环境要安静、舒适,进餐时不要大声说话,痰多患者,进餐前及时清除痰液,增加进食的安全性。

(2)吞咽障碍患者进食时,根据患者功能情况选用适宜、得心应手的餐具,包括羹匙、碗、杯子、吸管等,有利于其顺利完成进食。

(3)患者在进食过程中采取端坐位或半坐卧位,偏瘫侧肩部以枕头垫起,喂食者站于患者健侧。

(4)根据吞咽障碍患者临床评估和仪器检查的结果选择适合患者进食的食物性状,食物以密度均匀、黏性适当、不易松散、通过咽和食管时易变形且很少在黏膜上残留为主。

(5)根据患者吞咽障碍筛查及评估结果选择最适合患者吞咽的每次摄食入口量。推荐的进食一口量为稀液体 5~20 mL,果酱或布丁 5~7 mL,浓稠泥状食物 3~5 mL。

(6)患者进食时应把食物放在口腔最能感觉食物的位置,最适宜促进食物在口腔中保持及输送。最好把食物放在健侧舌后部或健侧颊部,这样有利于食物的吞咽。口腔感觉差的患者,把食物送入口时,可适当增加汤匙下压舌部的力量,有助于刺激感觉。

（7）对患者经口进食过程严密观察并记录，为减少误吸的危险，进食速度应合适，前一口吞咽完成后再进食下一口，避免2次食物重叠入口的现象。如患者有认知障碍，可适当给予口令提示。耐力差患者，宜少食多餐。患者进食时间应控制在30 min内，最长不超过45 min，时间过长，吞咽肌疲劳，易导致误吸。

（8）进食后应保持坐位或半坐卧位30 min以上，切勿进行翻身、吸痰等操作，防止发生误吸。尽量鼓励患者自行进食，必要时给予适当协助。

（9）床旁备吸引装置，如患者呛咳、误吸或呕吐，及时清除口鼻腔分泌物，保持呼吸道通畅，预防吸入性肺炎和因舌后坠而导致的窒息。

2. 预防感染的护理

（1）预防肺部感染：①嘱患者多饮水，一般每日饮水1000～2000 mL，促进痰液排出。②保持病室内温湿度适宜，室温保持在18～24 ℃，相对湿度保持在50%～60%。③患者因各种原因需要绝对卧床时，定期为患者翻身。病情允许的情况下，鼓励患者早期下床活动。教会患者缩唇呼吸、腹式呼吸等锻炼方法。④病情观察，每日监测患者生命体征（体温、脉搏、呼吸、血压、血氧饱和度）、意识状态等病情变化。⑤观察患者咳嗽、咳痰情况。评估痰的性状、颜色、量、气味和有无肉眼可见的异物等。痰液黏稠不易咳出者应及时告知医生，遵医嘱给予雾化吸入。协助患者翻身、叩背，至少每2 h 1 次，及时排出痰液。

（2）预防导尿管相关性泌尿系感染：①鼓励患者饮水量至少2000 mL/d，每日使用清水或0.9%生理盐水注射液擦拭尿道口，保持会阴部清洁。注意观察尿量、颜色、性状并做好记录。②保持尿液引流装置密闭、通畅和完整，活动或搬运时夹闭引流管，防止尿液逆流。及时倾倒集尿袋（至少每8 h或尿液2/3满或转运患者前排空集尿袋尿液），同时避免集尿袋出口触碰到收集容器。③根据导尿管材质定期更换，但出现导尿管破损、无菌性和密闭性被破坏、导尿管结垢、引流不畅或不慎脱出等情况及时更换。④依据临床指征更换集尿袋，尽量避免导尿管与集尿袋之间断开，发生感染、堵塞、密闭的引流装置破坏等情况及时更换，并标注更换日期及时间。⑤每天评估留置导尿管，不需要时尽早拔除，尽可能缩短留置导尿管的时间。

3. 下肢深静脉血栓的护理

（1）基本预防：适用于低危患者（Caprini血栓风险评估量表评分0～1分）。①首先评估患者的双下肢情况，包括皮肤温度、颜色、远端动脉搏动情况、有无肿胀及肢体感觉异常，若发现异常及时告知医生。②鼓励患者尽早活动、抬高下肢20°～30°。指导患者进行踝泵运动，主要包含踝关节趾屈、背伸运动及踝关节旋转运动，每次20～30组，每日3～4次，可根据患者的活动耐受能力适当调整运动时间和频次。③围术期适度补液，多饮水（病情允许的情况下每日2000 mL以上），避免血液浓缩。④避免在同一部位反复静脉穿刺或在下肢行静脉穿刺。⑤对患者进行预防静脉血栓知识指导，建议患者改变生活方式,劝导戒烟酒、控制血糖及血脂;鼓励患者多吃水果蔬菜等粗纤维食物,保持大便通畅;避免在膝下垫硬枕和过度屈髋,告知患者不要用过紧的腰带或穿紧身衣物而影响静脉回流。

(2)物理预防:对于中危患者(Caprini 血栓风险评估量表评分 2 分)在基本预防的基础上采取物理预防,可选择使用国际梯度压力袜、间歇充气压力装置或静脉足底泵等辅助器械及技术,以促进下肢静脉血液回流,减轻淤血和水肿。对肢体已发生静脉血栓且不宜实施物理预防措施的患者,可在健侧肢体实施预防。

(3)药物预防:Caprini 血栓风险评估量表评分 3~4 分的高危患者和评分≥5 分的极高危患者,在基本预防和物理预防的基础上采取药物预防,常用药物包括普通肝素、低分子量肝素、维生素 K 拮抗剂等。注意观察患者皮肤、牙龈、消化道有无出血倾向及有无寒战、发热等过敏反应。

4.压力性损伤的护理

(1)对于常规入院患者,在入院 2 h 内完成皮肤情况评估。对于危重患者,建议先行抢救等首要治疗措施,待病情稳定后尽快完成皮肤评估。

(2)全面记录患者皮肤颜色、皮温变化、水肿、硬结、局部疼痛。对于有发生压力性损伤风险的患者(经 Braden 量表评估评分≤18 分的患者),应进食高热量、高蛋白的食物,应用气垫床,掌握正确移动患者的技巧,避免拖、拉、推、拽等动作,每 1~2 h 翻身 1 次,保持床单位整洁、干燥。大便失禁者及时清除排泄物,保护肛周皮肤。若患者使用医疗器械,至少每天观察 2 次与医疗器械接触部位及周围皮肤情况;如患者出现局部或全身水肿,至少每天观察 3 次与医疗器械接触部位皮肤情况,必要时进行记录。避免患者皮肤与管路、引流设备等医疗器械直接接触,避免将便盆长时间放置在患者臀下。每次协助患者更换体位时,患者病情变化时,患者术后、转科后、出院前均应观察皮肤情况并记录。

(十一)心理护理

主动关心,体贴患者,协助日常生活活动。做患者的倾听者,取得患者信任,使其正确面对疾病,积极配合治疗和训练,了解疾病对其日常生活、学习、工作有何影响,能否面对现实、适应角色转变,有无焦虑、恐惧、抑郁、孤独、自卑等心理及其程度。陪伴患者发泄负性情绪,针对负面情绪的产生原因,对患者开展全面评估,有目的性、针对性地进行心理干预。

参考文献

[1]贾建平,陈生第.神经病学[M].8 版.北京:人民卫生出版社,2018.

[2]尤黎明,吴瑛.内科护理学[M].6 版.北京:人民卫生出版社,2017.

[3]董漪,叶婷,董强.卒中后呼吸系统感染气道管理专家指导意见[J].中国卒中杂

志,2021,16(6):602-610.

[4]中国老年医学学会急诊医学分会.急性缺血性脑卒中急诊急救中国专家共识(2018)[J].临床急诊杂志,2018,19(6):351-359.

[5]中华医学会,中华医学会杂志社,中华医学会全科医学分会,等.缺血性卒中基层诊疗指南(2021年)[J].中华全科医师杂志,2021,20(9):927-946.

[6]王艳芸,常乐,武佳丽,等.脑卒中偏瘫患者运动功能康复训练最佳证据的应用研究[J].全科护理,2021,19(18):2485-2487.

[7]李小寒,尚少梅.基础护理学[M].6版.北京:人民卫生出版社,2017.

[8]陈煌,谢红珍,黎蔚华,等.脑卒中肢体功能障碍患者早期康复护理的最佳证据总结[J].解放军护理杂志,2020,37(6):6-10.

[9]吞咽障碍膳食营养管理中国专家共识(2019版)[J].中华物理医学与康复杂志,2019(12):881-888.

[10]胡延秋,程云,王银云,等.成人经鼻胃管喂养临床实践指南的构建[J].中华护理杂志,2016,51(2):133-141.

[11]窦祖林.吞咽障碍评估与治疗[M].北京:人民卫生出版社,2017.

[12]中国吞咽障碍康复评估与治疗专家共识组.中国吞咽障碍评估与治疗专家共识(2017年版)[J].中华物理医学与康复杂志,2018,40(1):1-10.

第二节　脑血管疾病的护理

一、短暂性脑缺血发作

(一)定义

短暂性脑缺血发作(transient ischemic attack,TIA)是脑、脊髓或视网膜局灶性缺血所致的、不伴急性梗死的短暂性神经功能障碍,临床症状一般多在 1~2 h 内恢复,不遗留神经功能缺损的症状和体征,且影像学检查无责任病灶。

(二)病因与发病机制

TIA 的发病与动脉粥样硬化、动脉狭窄、心脏病、血液成分改变及血流动力学变化等多种病因有关,其发病机制主要有以下 2 种类型:血流动力学改变是在各种原因(如动脉硬化和动脉炎等)所致的颈内动脉系统或椎-基底动脉系统的动脉严重狭窄基础上,血压的急剧波动和下降导致原来靠侧支循环维持血液供应的脑区发生的一过性缺血。微栓塞主要来源于动脉粥样硬化的不稳定斑块或附壁血栓的破碎脱落。瓣膜性或非瓣膜性心源性栓子及胆固醇结晶等。

(三)临床表现

根据受累血管不同,临床上将 TIA 分为颈内动脉系统 TIA 和椎-基底动脉系统 TIA。

1. 颈内动脉系统 TIA 常见表现为对侧单肢无力或不完全性偏瘫,感觉异常或减退,记忆障碍;特征性表现为同侧眼球失明及对侧上、下肢体无力;优势半球缺血时可有失语;可能出现的表现为部分患者病灶对侧同向性偏盲。

2. 椎-基底动脉系统 TIA 常见表现为眩晕、平衡障碍、眼球运动异常和复视等;特征性表现为可见跌倒发作和短暂性全面遗忘症;可能出现的表现为复视、交叉性感觉障碍、脑神经交叉性瘫痪、吞咽障碍、构音障碍、平衡障碍和意识障碍等。

(四)辅助检查

1. 电子计算机断层扫描(computed tomography,CT)和磁共振成像(magnetic resonance imaging,MRI) 多正常。MRI 弥散加权成像(diffusion-weighted imaging,DWI)有助于发现新发梗死灶。在 TIA 发作时,灌注加权成像(perfusion imaging,PWI)可显示脑局部缺血性改变。

2. CT 血管成像(computerized tomography angiography,CTA)和磁共振血管成像(magnetic resonance angiography,MRA) 可发现颅内外血管病变。经颅多普勒(transcranial doppler,TCD)能发现狭窄或闭塞的颅内大动脉,并判断其狭窄程度。

3. 其他检查 还包括心电图、血常规、血脂、血糖、电解质、肝肾功能、同型半胱氨酸等。

(五)治疗原则

1. 病因治疗 针对可能存在的危险因素进行治疗,如控制血压、降低血脂和血糖、治疗心律失常、改善心功能、纠正血液成分异常等。

2. 药物治疗 包括抗血小板治疗、抗凝治疗、扩容治疗、钙通道阻滞剂、中药治疗等。

3. 外科及介入治疗 包括颈动脉内膜切除术(carotid endarterectomy,CEA)和动脉血管成形术(percutaneous transluminal angiography,PTA)。

(六)护理评估要点

1. 病史评估 了解患者既往是否有原发性高血压病、心脏病、高脂血症及糖尿病等病史,既往和目前的用药情况,是否有肥胖、吸烟、酗酒,是否偏食、嗜食,是否长期摄入高胆固醇饮食;了解有无脑血管病的家族史;询问患者起病的时间、地点及发病过程,症状是否突然发作、持续时间是否短暂及反复发作,且每次发作出现的症状是否基本相同。

2.专科评估　检查有无肢体乏力或偏瘫、偏身感觉异常、一过性单眼黑矇或失明、复视等视力障碍;了解记忆力、定向力、理解力是否正常;观察有无步态不稳的情况,有无跌倒发作和意识丧失;患者进食时有无吞咽障碍及失语。

3.心理社会评估　评估患者是否因疾病反复发作而产生紧张、焦虑的心理反应及其程度;了解家属对患者的关心、支持以及对患者所患疾病的认知程度。

(七)护理常规

1.病情观察　观察患者肢体无力或麻木等症状有无减轻或加重;吞咽障碍、构音不清、失语等症状是否恢复正常;有无头痛、头晕等神经功能受损的表现。如上述症状呈加重趋势,应警惕完全性缺血性脑卒中的发生。对频繁发作的患者,应注意观察和记录每次发作的持续时间、间隔时间和伴随症状,配合医生积极处理。

2.安全护理　告知患者发作时需要卧床休息,勿用高枕,扭头或转头动作不宜过快,幅度不宜过大;使用警示牌提醒患者,如小心跌倒、防止坠床;告知患者如厕、沐浴时采取相应防护措施。

3.用药护理　告知患者所用药物的作用机制和不良反应,坚持按医嘱服药,不可随意停药或换药。

4.心理护理　帮助患者了解本病的治疗方法及预后的关系,给予患者充足的心理支持,如家属陪伴、安慰与引导等。

(八)健康教育

1.知识指导　告知患者和家属本病为脑卒中的一种先兆表现或警示。评估患者和家属对疾病的认知程度,向其介绍疾病发生的基本病因、主要危险因素、早期症状和体征、及时就诊、遵医嘱用药和自我护理的方法。定期门诊复查,积极治疗高血压、高血脂、糖尿病、脑动脉硬化等。

2.预防指导　向患者和家属说明肥胖、吸烟、酗酒及不合理饮食与疾病发生的关系。指导患者选择低盐、低脂、足量蛋白质和含丰富维生素的饮食,少摄入糖类和甜食,忌食辛辣、油炸食物,避免暴饮暴食;戒烟、限酒。告知患者心理因素与疾病的关系,注意劳逸结合,培养自己的兴趣爱好,多参加有益身心的社交活动。

参考文献

[1]《中国脑卒中防治报告》编写组.《中国脑卒中防治报告2019》概要[J].中国脑血

管病杂志,2020,17(5):272-281.

[2]李小寒.基础护理学[M].6版.北京:人民卫生出版社,2017.

[3]贾建平,陈生第.神经病学[M].8版.北京:人民卫生出版社,2018.

[4]尤黎明,吴瑛.内科护理学[M].6版.北京:人民卫生出版社,2017.

[5]脑卒中防治系列指导规范编审委员会.中国短暂性脑缺血发作早期诊治指导规范[R].北京:国家卫生计生委脑卒中防治工程委员会,2016.

二、脑梗死

(一)定义

脑梗死(cerebral infarction)又称缺血性脑卒中,是指因脑部血液供应障碍,缺血、缺氧所导致的局限性脑组织的缺血性坏死或软化。

(二)病因与发病机制

目前国际广泛使用的 TOAST(Trial of Org 10172 in Acute Stroke Treatment)分型将脑梗死按不同病因分为五型:大动脉粥样硬化型、心源性栓塞型、小动脉闭塞型、其他明确病因型和不明原因型。诱发因素为情绪激动、突然改变体位、降压过度、不良生活习惯等。

1. 大动脉粥样硬化(large artery atherosclerosis,LAA) 主要是各种原因导致的颅内及颈部大动脉粥样硬化,另外也包括主动脉弓粥样硬化。

2. 心源性栓塞(cardioembolism,CE) 引起心源性脑栓塞的心脏疾病有心房颤动(atrialfibrillation,AF)、心房扑动、心脏瓣膜病、人工心脏瓣膜、感染性心内膜炎、心肌梗死等。

3. 小动脉闭塞(small-artery occlusion,SAA) 主要为高血压引起的脑部小动脉玻璃样变、动脉硬化性病变及纤维素样坏死等。

4. 有其他明确病因 指除外以上 3 种明确的病因,由其他少见病因所致的脑卒中,如凝血障碍性疾病、血液成分改变,各种原因引起的血管炎、血管畸形等。

5. 不明原因型 包括两种或多种病因、辅助检查阴性未找到病因和辅助检查不充分等情况。尽管临床上进行了全面和仔细的评估,约30%的脑梗死患者仍然病因不明。

(三)临床表现

不同类型脑梗死临床表现特点各有差异,患者具体临床表现取决于梗死灶的大小、部位、侧支循环和血管变异。

1. **大动脉粥样硬化型** 多见于中老年,此类患者是由于动脉粥样硬化所致,血管造影或 MRA 显示颈动脉、大脑前动脉、大脑中动脉、大脑后动脉、椎-基底动脉狭窄。此类型脑梗死常于安静时或睡眠中发病,发病后 10 余小时或 1～2 d 症状逐渐达到高峰。此类患者临床表现为:①病史中曾出现多次短暂性脑缺血发作;②出现失语、运动功能受损症状;③颈动脉听诊有杂音、脉搏减弱、两侧血压不对称。

2. **心源性脑栓塞** 是指包括多种可以产生心源性栓子的心脏疾病所致的脑栓塞,该类型可发生于任何年龄,风湿性心脏病引起的多见于青年女性,典型脑栓塞多在活动中急骤发病,无前驱症状,局灶性神经功能缺损体征在数秒至数分钟即达到高峰,总体预后差、致残率高。

3. **小动脉闭塞型** 多见于中老年,半数以上有高血压病史,突然或逐渐起病,出现偏瘫或偏身感觉障碍等局灶症状,通常症状轻、预后良。

4. **其他原因所致的脑梗死** 临床较为少见,致病原因有感染、免疫性或非免疫性血管病、高凝状态、血液病、遗传性心血管病以及吸毒等。

(四)辅助检查

1. **实验室检查** 包括血糖、肝肾功能、电解质、血常规、凝血功能、心肌缺血标志物等。

2. **影像学检查**

(1) CT:是最重要的初始辅助检查,疑似脑卒中患者的首选检查,可排除脑出血,明确脑梗死诊断。

(2) MRI:可清晰显示早期缺血性梗死,MRI 弥散加权成像在症状出现数分钟内就可显示缺血灶,灌注加权成像可显示脑血流动力学状况和脑组织缺血范围。

(3) TCD 及颈动脉超声检查:可发现颅内大动脉狭窄、闭塞,评估侧支循环的情况。通过颈动脉超声对颈部动脉和椎-基底动脉的颅外段进行检查,可显示动脉硬化斑块、血管狭窄及闭塞。

(4) 血管造影:DSA、CTA 和 MRA 可以显示脑部大动脉的狭窄闭塞和其他血管病变,但对于小血管显影不清。DSA 是脑血管疾病诊断的"金标准",缺点为有创和存在一定风险。

(5) 其他检查:对心电图正常但疑似存在阵发性心房纤颤的患者可行动态心电图监测。超声心动图和经食管超声可发现心脏附壁血栓、心房黏液瘤、二尖瓣脱垂和卵圆孔未闭等可疑心源性栓子来源。

(五)治疗原则

1. **常规治疗** ①静脉溶栓重组人组织型纤溶酶原激活物(rt-PA)和尿激酶是我国目

前使用的主要溶栓药物;②血管内介入治疗;③抗血小板治疗;④抗凝治疗;⑤脑保护治疗;⑥扩容治疗;⑦其他药物治疗:降纤治疗、中药制剂、针灸、丁基苯酞、人尿激肽原酶等。

2. 急性期合并症处理 脑水肿和颅内压增高的治疗目标为降低颅内压、维持足够脑灌注和预防脑疝发生;对于梗死后出血、癫痫、感染、上消化道出血、深静脉血栓形成和肺栓塞、吞咽困难、心脏损伤等合并症对症处理。

3. 早期康复治疗 患者病情稳定(生命体征稳定,症状不再进展)后应尽早康复治疗。

(六)护理评估要点

1. 病史评估 有无相关诱因,如情绪激动、突然改变体位、降压过度等,既往有无卒中病史或类似卒中发作疾病;有无动脉粥样硬化危险因素及心脏病等危险因素、药物滥用、偏头痛、感染、创伤、手术及妊娠病史等;近期服药情况,尤其是有无服用抗凝药物。

2. 专科评估

(1)意识状态:通过观察与交谈、痛觉试验及神经反射判断有无意识障碍,推荐使用国际通用的格拉斯哥昏迷评分量表、全面无反应评分量表等判断意识障碍程度。

(2)瞳孔:使用目测法、瞳孔笔等评估双侧瞳孔大小、是否等大,及对光反射是否正常。

(3)吞咽功能:推荐所有患者入院24 h内、进食或饮水前尽早进行吞咽障碍筛查,可使用量表法、检查法和仪器进行监测。

(4)肢体功能:采用肌力分级表评估肌力情况,评估有无步态不稳或不自主运动等情况。

(5)感觉功能:有无感觉障碍,评估其性质、部位、范围和双侧是否对称等。

(6)言语功能:有无失语及其类型、有无构音障碍。

(7)认知功能:注意力、空间能力、语言和执行能力等,可应用简易精神状态检查,应用蒙特利尔认知评估量表进行早期筛查。

(8)皮肤和黏膜:全身皮肤是否完好,推荐使用 Braden 量表、Norton 量表、Waterlow 量表进行评估。

(9)其他:视野有无缺损;有无眼球震颤、运动受限及眼睑闭合障碍;有无面部表情异常、口角歪斜和鼻唇沟变浅;有无听力下降或耳鸣。

3. 心理社会评估 定期评估患者焦虑、抑郁和其他精神症状,使用的量表包括医院焦虑抑郁量表、汉密尔顿抑郁量表、贝克焦虑量表等。

(七)护理常规

执行神经内科一般护理常规。

1.**饮食护理** 每日饮食种类多样化,使营养和能量的摄入趋于合理。采用包括水果、蔬菜、低脂奶制品以及总脂肪和饱和脂肪酸含量低的均衡食谱,建议降低钠摄入量并增加钾摄入量。

2.**安全护理** 防跌倒、坠床;防烫伤;防走失。

3.**体位管理** 根据患者的病情选择合适的体位,如仰卧位、患侧卧位、健侧卧位。视患者偏瘫情况,采取主动或被动体位变换,如向患侧翻身、向健侧翻身。

(1)仰卧位:头部垫枕头,面部朝向患侧,枕头高度要适当,胸椎不得出现屈曲。患侧肩关节下方垫一枕头,使肩胛骨向前突。上肢肘关节伸展,置于枕头上,腕关节背伸,手指伸展。患侧骨盆外下方垫一软枕,使患侧骨盆向前突,防止髋关节外旋及下肢外展,下肢大腿及小腿中部外侧各放一枕头,防止髋关节外展、外旋。

(2)患侧卧位:患侧上肢肩胛向前平伸,患侧上肢和躯干呈 80°~90°角,使肘关节尽量伸直,手指张开,手心向上,健肢在前,患肢在后,患侧髋、膝关节屈曲,稍做被动踝关节背屈。健侧下肢髋、膝关节屈曲,由膝至脚部用软枕支持,避免压迫患侧下肢肢体。

(3)健侧卧位:头部垫一拳高的软枕,尽量避免向后扭转。背后放一枕头,使身体放松,身体稍微向前倾。患侧上肢、肩胛骨向前平伸,放在胸前的枕头上和躯干呈 90°~130°角,肘伸直,腕、指关节伸展放在枕头上,避免腕及手悬空。患侧下肢的髋膝关节自然弯曲,放在身前的枕头上,踝关节尽量保持中立位,避免足悬空。健侧上肢自然放置,健侧下肢髋关节伸直,膝关节自然屈曲,两腿之间放置软枕。

4.**语言训练**

(1)沟通方法指导:鼓励患者采用任何方式向医护人员或家属表达自己的需要,比如描画、图片、表情、手势、交流板、交流手册等。

(2)语言康复训练:了解失语类型,对不同类型的失语患者训练的侧重点亦不同。如遗忘症,使患者有意识地反复说出有关事物的名称,强化记忆。如构音障碍,以发音训练为主,遵循由易到难的原则,协助患者进行床旁训练。

5.**吞咽功能训练**

(1)经口进食护理:进食时保持环境安静,能坐起的患者取坐位,颈部微前屈,不能坐起者取半卧位,根据吞咽障碍的程度选择食物的不同性状,并注意色、香、味、温度。

(2)鼻饲:根据营养状态、医师和营养治疗师建议,为患者选择不同的进食途径,包括持续置管注食和间歇置管注食,并给予相应的饮食护理和管道护理。

6.**肢体运动**

(1)制订短期和长期康复治疗计划,分阶段、因地制宜地选择治疗方法。卒中发病24 h 内不应进行大量运动。在病情稳定的情况下应尽早开始坐、站、走等活动。

(2)恢复期运动训练:主要包括转移动作训练、坐位训练、平衡共济训练、日常生活活动训练等。

（3）综合康复治疗：根据病情指导患者合理选用针灸、理疗、按摩等辅助治疗，以促进运动功能的恢复。

7.溶栓护理

（1）应密切监测生命体征，定期进行血压和神经功能检查，静脉溶栓治疗中及结束后2 h内，每15 min进行一次血压测量和神经功能评估，后续每30 min 1次，持续6 h。

（2）观察患者有无出现严重头痛、高血压、恶心和呕吐，警惕脑出血征兆。若出现以上症状，立即停止溶栓并告知医生。

（3）观察血压，若收缩压大于180 mmHg或舒张压大于100 mmHg，应增加血压监测次数，并告知医生给予降压药处理。

（4）溶栓过程监测血糖情况，若患者血糖低于2.2 mmol/L或高于22.2 mmol/L，应停止溶栓并告知医生。

（5）观察患者有无血糖异常、体温异常及癫痫等其他症状。

8.并发症　积极处理并发症，如脑水肿、误吸、消化道出血及下肢静脉血栓等。

（八）健康教育

1.预防指导　对有发病危险因素或病史者，指导进食高蛋白、高维生素、低盐、低脂、低热量清淡饮食，多食新鲜蔬菜、水果、谷类、鱼类和豆类，保持能量供需平衡，戒烟、限酒；应遵医嘱用药，控制血压、血糖、血脂和抗血小板聚集；建立健康的生活方式，保证充足睡眠，适当运动；对有TIA发作史的患者，指导在改变体位时应缓慢，避免突然转动颈部，洗澡时间不宜过长，水温不宜过高，外出时有人陪伴，气候变化时注意保暖，防止感冒。

2.知识指导　告知患者和家属疾病的基本病因和主要危险因素、早期症状和及时就诊的指征；指导患者遵医嘱正确服用降压、降糖和降脂药物，定期复查。

3.康复指导　告知患者和家属康复治疗的知识和功能锻炼的方法，帮助分析和消除不利于疾病康复的因素，落实康复计划，并与康复治疗师保持联系，以便根据康复情况及时调整康复训练方案。

参考文献

[1]刘芳,杨莘.神经内科重症护理手册[M].北京:人民卫生出版社,2016.

[2]中华医学会神经病学分会,中华医学会神经病学分会脑血管病学组.中国急性缺血性卒中诊治指南2023[J].中华神经科杂志,2024,57(6):523-559.

[3]中国吞咽障碍康复评估与治疗专家共识组.中国吞咽障碍评估与治疗专家共识(2017年版)[J].中华物理医学与康复杂志,2018,40(1):1-10.

[4]燕铁斌,尹安春.康复护理学[M].4版.北京:人民卫生出版社,2017.

[5]徐阳,王雪梅,李玫.急诊介入护理学[M].北京:人民卫生出版社,2020.

[6]陈丽娟,孙林利,刘丽红,等.2019版《压疮/压力性损伤的预防和治疗:临床实践指南》解读[J].护理学杂志,2020,35(13):41-51.

[7]中国卒中学会中国脑血管病临床管理指南撰写委员会,董漪,王伊龙,等.中国脑血管病临床管理指南(节选版)—前言[J].中国卒中杂志,2019,14(7):690-691.

三、脑出血

(一)定义

脑出血(intracerebral hemorrhage,ICH)是指原发性非外伤性脑实质内出血,也称自发性脑出血,其在脑卒中各亚型中的发病率仅次于缺血性脑卒中,位居第二。

(二)病因与发病机制

按发病原因可将脑出血分为原发性和继发性,其中,原发性脑出血占80%~85%,主要包括高血压脑出血(50%~70%)、淀粉样血管病脑出血(20%~30%)和原因不明脑出血(约10%)。继发性脑出血主要包括动静脉畸形、动脉瘤、海绵状血管畸形、动静脉瘘、烟雾病、颅内肿瘤、出血性脑梗死、静脉窦血栓及药物不良反应等原因导致的脑出血。

(三)临床表现

患者的临床表现及其轻重程度主要取决于出血量和出血部位。脑出血多在活动中或情绪激动时突然起病,少数在安静状态下发病。患者一般无前驱症状,少数可有头晕、头痛及肢体无力等;发病后症状在数分钟至数小时内达到高峰,血压常明显升高,并出现头痛、呕吐、肢体瘫痪、意识障碍、脑膜刺激征和痫性发作等。

(四)辅助检查

1.常规检查　CT,MRI等。
2.其他检查　MRA、CTA和DSA。

(五)治疗原则

1.一般处理　卧床休息;监测生命体征及神经功能变化;吸氧和通气支持;血压管理;血糖管理;体温管理;识别与处理血肿扩大;躁动患者适当行镇静治疗。
2.抗栓药物　脑出血的止血治疗使用抗栓药物发生脑出血时,应立即停药,监测凝血功能,使用相应拮抗药物治疗并给予对症处理。

3.合并症处理　积极控制脑水肿,降低颅内压,保持有效脑灌注压;及时处理脑积水、中枢性高热、吞咽困难、痫性发作、心脏并发症、肺部感染、深静脉血栓形成等。

4.外科手术治疗　有手术适应证者应行外科手术治疗。

(六)护理评估要点

1.病史评估

(1)现病史:发病前有无情绪激动、活动过度、疲劳、用力排便等诱因和头晕、头痛、肢体麻木等前驱症状;发病时间及病情发展速度。

(2)既往史:有无高血压、脑卒中、糖尿病、冠心病;有无吸烟饮酒史、是否存在凝血功能障碍或其他诱发出血的内科疾病。

(3)药物史:是否服用降压药物;是否服用阿司匹林、氯吡格雷、华法林等抗栓药;有无药物(如可卡因)滥用等。

2.专科评估

(1)生命体征:有无中枢性高热;有无脉搏、呼吸、血压、疼痛的异常。

(2)意识障碍:有无意识障碍及其严重程度,昏迷患者可以采用国际通用的格拉斯哥昏迷评分量表。

(3)瞳孔:双侧瞳孔大小、是否等大等圆及对光反射是否正常。

(4)头颈部情况:有无失语、饮水呛咳、吞咽障碍;有无颈部抵抗等脑膜刺激征和病理反射。

(5)肢体感觉与活动:评估四肢肌力、肌张力情况,有无肢体瘫痪、感觉异常及其类型、性质和程度。

(6)其他:有无排便、排尿障碍;机体营养状况等。

3.心理社会评估

定期评估患者是否存在焦虑、抑郁和其他精神症状,评估家庭成员组成、家庭环境及经济状况和家属对患者的关心、支持程度等。可采用汉密尔顿焦虑量表(Hamilton anxiety scale,HAMA)、脑卒中家庭关怀度指数问卷(family APGAR index,APGAR)等工具进行评估。

(七)护理常规

1.一般护理　①执行神经内科一般护理常规;②休息与体位:急性期卧床休息2~4周;昏迷患者头偏向一侧,防止误吸,保持呼吸道通畅。

2.专病护理

(1)严密监测并记录患者生命体征、意识、瞳孔、疼痛及血糖等变化。

1)体温:脑出血患者可因颅内血肿刺激、感染或中枢性原因出现高热,密切监测患者体温,分析患者发热原因并及时予以降温措施,如治疗感染、物理降温及亚低温治疗等。降温目标是将体温控制在 38 ℃ 以下,尽量不低于 35 ℃。

2)血压:严密观察血压变化。收缩压 150～220 mmHg 的患者,数小时内降压至 130～140 mmHg;收缩压>220 mmHg 的患者,在密切监测血压的情况下,持续静脉输注药物控制血压,但应根据患者的高血压病史长短、基础血压值、颅内压情况及入院时的血压情况个体化决定降压目标;在降压治疗期间每隔 5～15 min 进行 1 次血压监测。对于高血压性脑出血患者,需要早期控制血压,目标是在 1 h 内将收缩压控制在 140 mmHg 以内。

3)意识与瞳孔:持续评估患者意识和瞳孔,并结合 Glasgow 评分确定频次以及间隔时限,轻、中、重度意识障碍患者可每隔 60～120 min、30 min、15 min 观察 1 次,瞳孔变化曲线图可以直观了解早期脑疝的形成,便于评估病情、及时处理。

4)血糖:高血糖和低血糖均可导致脑出血患者预后不良,因此,需要对脑出血后血糖进行监测与管理。血糖值可控制在 7.8～10.0 mmol/L。血糖超过 10.0 mmol/L 时可给予胰岛素治疗;血糖低于 3.3 mmol/L 时,可给予口服或静脉注射 10%～20% 葡萄糖注射液。

(2)颅内压增高的护理:颅内压增高的常见原因为脑室出血后脑积水或血肿/周围水肿的占位效应。脑出血患者颅内压的高变异性与其不良预后相关,将患者的颅内压控制在合适水平可改善其功能预后。

1)观察:密切观察瞳孔、意识、体温、脉搏、呼吸、血压的变化,有条件时应监测重症患者的颅内压和脑灌注压。

2)处理:颅内压增高者,应卧床、适度抬高床头、严密观察生命体征。需要脱水降颅压时,应给予甘露醇和高渗盐水等静脉滴注,用量及疗程依个体化而定。必要时也可用呋塞米、甘油果糖氯化钠和/或人血白蛋白。

3)脑疝的识别与抢救:脑疝是颅内压增高加剧的一种严重危象,如患者出现剧烈头痛、喷射性呕吐、烦躁不安、血压升高、脉搏减慢、意识障碍进行性加重、双侧瞳孔不等大、呼吸不规则等脑疝的先兆表现时,需要为患者吸氧并迅速建立静脉通道,遵医嘱快速静脉滴注甘露醇或静脉注射呋塞米,备好气管切开包、脑室穿刺引流包、呼吸机、监护仪和抢救药品等。

(3)呼吸道管理:包括以下内容。

1)保持呼吸道通畅:平卧头侧位或侧卧位,开放气道,取下活动性义齿,防止舌根后坠、窒息,及时清除呼吸道分泌物;必要时给予吸氧,以维持血氧饱和度>94%;气道功能严重障碍者给予气道支持(气管插管或切开)。

2)气管切开的护理:①观察与护理,观察切开部位皮肤情况(有无出血、红肿、脓性分泌物等),保持局部清洁干燥;固定导管的系带松紧是否合适;每日行气管切开护理,有内套管的需消毒处理;床头抬高 30°以降低误吸风险。②气道湿化,持续气道湿化以改善气道状况,减少气道黏膜损伤出血、痰痂形成等。③气道分泌物移除,指导患者有效咳嗽;采用胸部叩击、体位引流、震动排痰等促进痰液及时排出;按需吸痰,吸痰时遵守无菌操作原则;结合物理治疗技术协助患者将气道内痰液移除体外,对于清醒能合作的患者采用主动呼吸循环技术;对于昏迷或者不能配合的患者常采用徒手过度通气结合气道抽吸的方法。④语音阀又称"说话瓣膜",是一种单向通气阀装置,吸气时瓣膜打开,呼气时关闭,可改善患者的言语、吞咽、呼吸等功能。

3.心理护理 定期对患者的心理状态实施规范化评估,及时、准确地识别患者心理问题并进行干预及管理。重点关注心理问题的评估方法、干预方法、实施路径和随访;对院外患者心理状态进行持续监测和延续性支持,必要时推荐合适的转介机构(提供心理健康服务、社会工作和咨询服务等)。同时,重视照顾者的心理干预,加强其自我心理管理。

4.康复护理 指导患者接受医院、社区及家庭三级康复治疗,并力求妥善衔接,以期使患者获得最大益处。遵循康复治疗总的原则:如有可能,应尽早开始适合的、安全性高的康复治疗,适度地强化康复治疗措施并逐步合理地增加幅度。康复训练内容应包括保持抗痉挛体位、体位变换、肢体被动运动、床上翻身训练、桥式运动、坐位训练、站位训练、步行训练、日常生活功能训练、语言功能的康复训练、心理康复治疗等。

(八)健康教育

1.知识指导 脑出血的不可干预危险因素包括年龄、性别、基因等;可干预危险因素主要包括高血压(77.2%)、糖尿病(8.7%)、冠心病(7.9%)、高脂血症(4.9%)、抗栓治疗(抗血小板、抗凝和溶栓治疗)、药物滥用、过量饮酒(尤其酗酒)、吸烟、饮食习惯(如高盐摄入、水果及新鲜蔬菜食用较少)以及心理社会因素等。脑出血的诱发因素主要有情绪激动、精神紧张、兴奋、劳累、排便用力、气候变化等。

2.预防指导 告知患者脑出血的基本病因、主要危险因素、发病先兆症状和防治原则等。高血压是脑出血复发的重要危险因素,应教会患者及照顾者血压测量方法,并避免促使血压骤然升高的各种因素,如保持情绪稳定和心态平和;避免饮酒过量、戒烟及治疗阻塞性睡眠呼吸暂停;适当运动,避免体力或脑力过度劳累和突然用力;避免药物滥用;指导低盐、低脂、高蛋白、高维生素饮食;养成定时排便的习惯,保持大便通畅。

3.康复锻炼指导 指导患者在耐受的情况下尽早康复,促进其功能恢复和独立,加强康复锻炼指导,调动患者和照顾者的参与意识和康复信心,协助患者积极开展运动、言语、吞咽、感觉、心理、认知、日常生活能力等功能的康复训练,对于依从性较高者,推荐水中运动治疗(aquatic therapeutic exercise),最大限度恢复患者自理能力,促进患者回归社会。

参考文献

［1］贾建平,陈生弟. 神经病学[M]. 8 版. 北京:人民卫生出版社,2018.

［2］刘芳,杨莘. 神经内科重症护理手册[M]. 北京:人民卫生出版社,2016.

［3］尤黎明,吴瑛. 内科护理学[M]. 6 版. 北京:人民卫生出版社,2017.

［4］吴欣娟. 卧床患者常见并发症护理规范工作手册[M]. 北京:人民卫生出版社,2018.

［5］曹勇,张谦,于洮,等. 中国脑血管病临床管理指南(节选版):脑出血临床管理[J]. 中国卒中杂志,2019,14(8):809-813.

［6］丛芳,崔尧. 脑卒中水中运动治疗中国循证临床实践指南(2019 版)[J]. 中国康复理论与实践,2020,26(3):249-262.

［7］邓秋霞,高岚,王宇娇,等. 集束化护理干预在预防脑卒中病相关性肺炎中的应用[J]. 护理研究,2015,29(7A):2416-2418.

［8］段昱,孙伟铭,冯珍. 说话瓣膜在气管切开患者康复中的应用进展[J]. 中华物理医学与康复杂志,2020,42(10):948-952.

［9］高先连,叶海春,李丽. 不同气道湿化方式对降低颅脑损伤气管切开患者并发症发生率效果的 Meta 分析[J]. 上海护理,2020,20(10):14-18.

［10］耿爱香,赵琨. 卒中相关性肺炎的预测和预防方法护理研究进展[J]. 中华护理杂志,2017,52(S1):85-89.

［11］国家心血管病中心. 中国心血管健康与疾病报告 2019[J]. 心肺血管病杂志,2020,39(10):1157-1162.

［12］黄娜. 脑出血微创术后病人运动功能康复训练的研究进展[J]. 护理研究,2020,34(22):4035-4039.

［13］江燕,袁萍,张燕茹,等. 脑出血患者静息状态下不同头位抬高角度对颅内压和脑血流量的影响[J]. 中国实用护理杂志,2020,36(22):1700-1704.

［14］刘英,肖涛,张小红,等. 国内气管切开术后非机械通气患者气道湿化方法的网状 Meta 分析[J]. 中国实用护理杂志,2019,35(29):2304-2309.

［15］杨红波,许海英,杨剑红,等. 高血压性脑出血并发上消化道出血的危险因素分析及护理策略[J]. 中华全科医学,2018,16(3):501-503.

［16］姚文,王小玲,巩树梅,等. 脑出血患者深静脉血栓形成危险因素的系统评价[J]. 中国护理管理,2019,19(9):1322-1329.

［17］张通,赵军. 中国脑卒中早期康复治疗指南[J]. 中华神经科杂志,2017,50(6):405.

四、蛛网膜下腔出血

(一)定义

蛛网膜下腔出血(subarachnoid hemorrhage,SAH)是指脑底部或脑表面血管破裂后,血液流入蛛网膜下腔引起相应临床症状的一种脑卒中,占所有脑卒中的 5% ~ 10% ,占出血性卒中的 15% ~ 20% 。

(二)病因

颅内动脉瘤是 SAH 最常见的发病原因(约占 85%),可称为颅内动脉瘤性 SAH (aneurysmal subarachnoid hemorrhage,aSAH),其他的病因还有血管畸形、烟雾病、颅内肿瘤、垂体卒中、血液系统疾病、颅内静脉系统血栓和抗凝治疗并发症等。

(三)临床表现

以中青年发病居多,起病突然,多数患者发病前有明显诱因。轻者可没有明显临床症状和体征,重者可突然昏迷甚至死亡。

1. 头痛　是 SAH 最突出的临床症状,通常表现为突发的迅速达到顶峰的剧烈霹雳样头痛,80% 的 SAH 患者会主诉"一生中从未有过的疼痛"。

2. 脑膜刺激征　患者出现颈强直克尼格征(Kering sign)和布鲁津斯基征(Brudzinski sign)等脑膜刺激征,以颈强直最多见。脑膜刺激征常见于发病后数小时出现,3 ~ 4 周后消失。

3. 眼部症状　20% 患者眼底可见玻璃体下片状出血,发病 1 h 内即可出现,是急性颅内压增高和眼底静脉回流受阻所致。

4. 精神症状　约 25% 的患者可出现精神症状,如欣快、谵妄和幻觉等,多于起病后2 ~ 3 周内自行消失。

(四)辅助检查

CT 是 SAH 诊断的首选检查;DSA 是动脉瘤和脑动静脉畸形诊断的"金标准"。

(五)治疗原则

1. 手术治疗　主要包括血管内治疗、外科手术夹闭治疗、外科切除术、立体定向放射治疗等。

2. 预防再出血　主要分为介入治疗、开颅手术治疗以及抗纤维蛋白溶解药物治疗。

3. 放脑脊液疗法 每次释放脑脊液 10～20 mL,每周 2 次,可促进血液吸收和缓解头痛,也可减少脑血管痉挛和脑积水发生,但应警惕脑疝、颅内感染和再出血等。

(六)护理评估要点

1. 病史评估

(1)诱因:情绪激动、剧烈活动、用力排便、剧烈咳嗽等。

(2)高危因素:高血压、吸烟、酗酒、服用拟交感神经药等。

(3)主要病史:患者有无 SAH 既往史、SAH 家族史、动脉瘤病史等。

2. 专科评估

(1)生命体征:监测血压、脉搏、呼吸、体温、疼痛。

(2)瞳孔:使用目测法、瞳孔笔等评估双侧瞳孔大小、是否等大及对光反射是否正常。

(3)肢体活动:采用肌力分级表评估肌力情况,有无肌萎缩或关节活动受限;评估有无步态不稳或不自主运动等;评估患者日常生活活动能力,有无跌倒、坠床的高危风险。

(4)皮肤和黏膜:全身皮肤黏膜是否完好,有无出现发红、水肿、出血点、多汗、脱屑或破损等。

3. 心理社会评估

(1)心理状态:应用医院焦虑抑郁量表、汉密尔顿抑郁量表、贝克焦虑量表等对患者进行定期评估,以了解患者的心理状态。

(2)社会支持:通过社会支持量表评估照顾者对患者的关心和支持度,主要包括主观支持、客观支持、支持利用度。

(七)护理常规

1. 一般护理 ①执行神经内科一般护理常规。②饮食:少食多餐;高热量、高维生素及高蛋白饮食;禁食辛辣刺激性食物。③体位:在急性期或采取内科保守治疗时,应绝对卧床休息 4～6 周,抬高床头 15°～30°,以利于颅内静脉回流。对于颅内压增高患者,减少头颈部屈曲或髋部不大于 90°,同时头部无显著旋转。对于清醒患者,在改变体位时动作轻柔,并告知患者头部勿过度活动的重要性。④排便:保持大便通畅,饭后按摩腹部,促进肠蠕动,避免用力排便,导致颅内压增高;便秘者可使用缓泻剂,禁高压灌肠;尿潴留患者诱导患者排尿,如听流水声,适当的腹部热敷与按摩,必要时留置尿管。

2. 专科护理

(1)严密监测并记录患者生命体征、血糖等变化。

1)体温:密切监测患者的体温变化,积极采取对症处理。

2)血压:高血压和再出血的风险正相关,收缩压大于 160 mmHg 是动脉瘤再出血的独立危险因素,而血压降低过度又会增加迟发性脑缺血的风险。收缩压控制在 130～

160 mmHg 之间。密切监测患者的血压水平,同时使患者保持大便通畅,避免用力及过度搬动等以减少血压波动。

3)血糖:SAH 患者发生高血糖,与预后不良及死亡率增加相关。建议将血糖控制在 10 mmol/L 以下,但同时应避免低血糖。

(2)疼痛护理:①严密监测患者疼痛的部位、性质、程度和持续时间,并根据患者的病情,使用恰当的疼痛评估工具对患者进行评估,如世界卫生组织疼痛分级法、数字疼痛评分法、视觉模拟评分法、面部表情疼痛量表等。②密切观察有无伴发其他症状,尤其是血管痉挛、再出血征象等。③指导患者合理饮食,保持大便通畅,并绝对卧床休息 4～6 周。④采用呼吸调节技术、冥想训练、音乐疗法等转移患者的注意力,降低患者对疼痛的敏感度。⑤告知患者及照顾者疾病的过程和预后,耐心向其解释头痛发生的原因和持续时间,使其了解随着出血停止和血肿吸收,头痛会逐渐缓解,缓解患者紧张、焦虑等负性情绪。⑤指导患者合理用药,并告知患者药物相关注意事项(如甘露醇、尼莫地平等),必要时遵医嘱应用镇痛镇静药。

(3)并发症护理:常见的有以下几种。

1)再出血:①指导患者绝对卧床休息 4～6 周并抬高床头 15°～20°;②避免一切相关诱因如剧烈活动、情绪激动等,并结合患者自身存在的危险因素如高血压等进行预防,以降低发生再出血的风险;③密切观察患者的血压、意识、瞳孔等的变化,并注意是否出现原有症状或体征加重的情况,如在病情稳定和好转的情况下,再次出现剧烈头痛、恶心呕吐、意识障碍加重等;④指导患者合理用药,如抗纤维蛋白溶解药物、脱水剂等,并注意控制血压;⑤若发生再出血,应立即报告医师进行处理。

2)脑血管痉挛和迟发性脑梗死:①严密监测患者的生命体征、意识状态等,若有变化,及时通知医师,以进行早期识别和处理;②维持患者体液平衡和正常循环血容量,以预防迟发性脑缺血;③指导患者正确使用钙通道阻滞剂如尼莫地平等,并告知患者药物相关注意事项,在用药期间严密监测患者的血压。

3)SAH 继发癫痫:①密切观察患者的生命体征、意识及瞳孔的变化等;②若癫痫发作,应将患者头偏向一侧,松解衣物,取下活动性义齿,及时清除口鼻分泌物,保持呼吸道通畅,必要时进行床旁吸引和气管插管或气管切开等;③识别高危因素,并采取安全性保护措施,如使用压舌板、保护性床档及约束带等;④指导患者正确使用抗癫痫药物,并告知其相关注意事项。

4)脑积水:①评估患者生命体征、意识状况、有无行为或语言缺损和精神障碍、自理能力等;②密切监测患者的生命体征、瞳孔变化,注意患者有无烦躁不安、剧烈呕吐等症状,有无颅高压及脑疝形成的先兆;③若患者行脑室外引流或持续腰大池引流等,应做好引流管的相关护理,如注意观察引流液的量、颜色、性质,检查引流管有无堵塞、扭曲、折叠等,保持引流管置于合适的位置和无菌状态;④遵医嘱指导患者正确使用甘露醇、高渗盐水等渗透性脱水剂,并对患者宣教用药注意事项。

5)深静脉血栓形成:①根据 Caprini 血栓风险评估量表的结果,采取相应的基本预防(如踝泵运动、股四头肌功能锻炼等)、物理预防(如间歇充气加压装置和静脉足底泵等)和药物预防(如普通肝素、低分子量肝素、维生素 K 拮抗剂等);②若患者发生深静脉血栓,根据其治疗方案,采取相对应的护理措施,积极预防相关并发症(如肺栓塞等)的发生。

(4)康复护理:护理人员应依据相关康复指南,并结合患者的具体情况,为其制订个体化的康复方案,加强对患者的宣教和指导,以增强患者及照顾者的参与程度和康复信心,提高患者整体的康复质量。

(5)心理护理:护理人员定期评估患者的心理状态如采用汉密尔顿抑郁量表、汉密尔顿焦虑量表、心理弹性量表、焦虑自评量表(self-rating anxiety scale,SAS)、抑郁自评量表(self-rating depression scale,SDS)、一般自我效能感量表等对患者进行评估,并根据患者存在的具体问题如头痛等,采取有针对性的护理措施如积极心理干预、叙事疗法等,以促进患者早日康复和回归社会。

(6)用药护理:根据患者年龄、药物性质、预期治疗时间等情况合理选择静脉输液通路,并告知患者药物的药理作用,指导其正确用药。同时,用药过程中应注意药物配伍禁忌,重视用药安全及患者主诉及反应。

(八)健康教育

1. 知识指导　SAH 的危险因素分为可干预性和不可干预性两大类。其中,可干预性的危险因素主要包括高血压、吸烟、酗酒、使用拟交感神经药等;不可干预性的危险因素包括性别、年龄、种族、SAH 既往史、SAH 家族史、动脉瘤病史、常染色体显性多囊肾病、Ⅳ型 Ehlers-Danlos 综合征、直径大于 7 mm 的脑动脉瘤等。

2. 预防指导　向患者介绍再出血的诱因、危险因素和临床表现等,使患者了解预防再出血的重要性。告知患者应注意避免过度情绪激动、剧烈活动、用力排便等;采用低盐、低脂、高蛋白、高维生素饮食,戒烟、饮酒;保持大便通畅;保证充足的睡眠;告知患者和照顾者再出血的征兆和表现,若发现异常,及时就诊。女性患者1~2 年内避孕。

3. 用药指导　指导患者遵医嘱规律、正确服药,告知患者及照顾者服用药物的作用和不良反应;避免出现漏服、多服等情况,必要时可借助智能药盒或手机提醒功能等;定期与医师沟通,调整用药。

参考文献

[1]贾建平,陈生弟.神经病学[M].8 版.北京:人民卫生出版社,2018.

[2]尤黎明,吴瑛.内科护理学[M].6 版.北京:人民卫生出版社,2017.

[3]刘芳,杨莘.神经内科重症护理手册[M].北京:人民卫生出版社,2016.

[4]陶红,朱大乔.内科护理查房[M].2版.北京:人民卫生出版社,2017.

[5]李小寒,尚少梅.基础护理学[M].6版.北京:人民卫生出版社,2017.

[6]王拥军,徐安定.中国脑血管病临床管理指南[M].北京:人民卫生出版社,2017.

[7]姚黎辉.外科治疗高分级动脉瘤性蛛网膜下腔出血的随访分析[D].广州:南方医科大学,2018.

[8]卞鑫,王越,霍薇,等.脑血管病患者心理状态调查及评价[J].哈尔滨医科大学学报,2019,53(1):98-100.

[9]陈美美,杨育,陈蓓妮,等.临床路径护理对动脉瘤性蛛网膜下腔出血介入手术病人快速康复的效果评价[J].中国微侵袭神经外科杂志,2018,23(10):479-480.

[10]崔晓丽.头部亚低温护理对蛛网膜下腔出血术后的影响[J].中国医药指南,2020,18(19):249-250.

[11]董漪,郭珍妮,李琦,等.中国脑血管病临床管理指南(节选版):蛛网膜下腔出血临床管理[J].中国卒中杂志,2019,14(8):814-818.

[12]范建江,曹心慧.动脉瘤性蛛网膜下腔出血患者脑血管痉挛的危险因素分析[J].中国实用神经疾病杂志,2019,22(6):599-605.

[13]管诚,管义祥,陆正,等.蛛网膜下腔出血患者再出血影响因素的多元回归分析[J].中南医学科学杂志,2018,46(1):79-81.

[14]梁妙丹,赵丽华,雷林芳.动脉瘤性蛛网膜下腔出血后再出血的急诊专科化护理经验[J].岭南现代临床外科,2017,17(4):504-505.

[15]刘杰,王小丽.蛛网膜下腔出血患者的心理特点分析及护理对策研究[J].中西医结合心血管病电子杂志,2020,8(10):86.

[16]刘利华.对蛛网膜下腔出血患者头痛干预的研究进展[J].当代护士(上旬刊),2019,26(6):6-8.

[17]牛玉秋.护理干预对蛛网膜下腔再出血诱因及感染率的影响[J].现代中西医结合杂志,2015,24(21):2385-2387.

[18]谭占国,黄圣明.蛛网膜下腔出血后迟发脑血管痉挛诊治新进展[J].中国临床神经外科杂志,2019,24(8):505-506,510.

[19]王玉妹,唐思魏,石广志.蛛网膜下腔出血后迟发性脑血管痉挛的发病机制和治疗进展[J].中国卒中杂志,2016,11(6):494-500.

[20]许娟,李帅妙,裴俊丽,等.动脉瘤性蛛网膜下腔出血患者的心理弹性水平及影响因素分析[J].中华现代护理杂志,2019,25(23):2924-2928.

[21]许雪华,吴怡卿,卢婉敏,等.程序化管理模式在脑卒中患者饮食护理中的应用[J].护理学杂志,2011,26(15):50-51.

[22]张龙,曹浪平.自发性蛛网膜下腔出血后患者体温、血压及血糖的变化[J].当代护士(上旬刊),2019,26(11):57-58.

[23]张通,赵军.中国脑卒中早期康复治疗指南[J].中华神经科杂志,2017,50(6):405-412.

[24]张先卓,吕萌,罗旭飞,等.脑卒中康复临床实践指南推荐意见研究[J].中国康复理论与实践,2020,26(2):170-180.

第三节　周围神经疾病的护理

一、特发性面神经麻痹

(一)定义

特发性面神经麻痹(idiopathic facial nerve palsy)也称贝尔麻痹(Bell palsy),是因茎乳孔内面神经非特异性炎症所致的周围性面瘫,通常发病迅速且多为单侧。

(二)病因与发病机制

确切的病因未明,长期以来认为本病与嗜神经病毒感染有关。受凉或上呼吸道感染后发病,可能是茎乳孔内的面神经急性病毒感染和水肿所致神经受压或局部血液循环障碍而产生面神经麻痹。部分患者可由带状疱疹病毒引起膝状神经节炎。

(三)临床表现

急性起病,通常在72 h左右达到高峰。主要表现为单侧周围性面瘫,如受累侧闭目、皱眉、鼓腮、示齿和闭唇无力,以及口角向对侧歪斜;可伴有同侧耳后疼痛或乳突压痛。根据面神经受累部位的不同,可伴有同侧舌前2/3味觉消失、听觉过敏、泪液和唾液分泌障碍。个别患者可出现口唇和颊部的不适感。当出现瞬目减少、闭合不全时,可继发同侧角膜或结膜损伤。

(四)辅助检查

面神经传导测定有助于判断面神经暂时性传导障碍或永久性失神经支配;怀疑颅内器质性病变时应行头部MRI或CT检查。

（五）治疗原则

1. 药物治疗　糖皮质激素、抗病毒药物及神经营养剂。

2. 眼部保护　应重视对眼部的保护,合理使用眼罩保护,必要时应请眼科协助处理。建议根据情况选择滴眼液或膏剂防止眼部干燥。

3. 神经康复治疗　尽早开展面部肌肉康复治疗。

（六）护理评估要点

1. 病史评估　询问患者发病前是否有受凉或上呼吸道感染病史;是否有特发性面神经麻痹家族史。需排除蜱虫咬伤所致神经莱姆病造成的单侧或双侧面神经麻痹。

2. 专科评估　评估症状出现的时间特点,患者是否有耳部和耳后区疼痛、面部肌肉无力、眼裂闭合不全等。可采用 House-Brackmann 面神经分级系统评估面神经衰弱的程度。

3. 心理社会评估　可使用医院焦虑抑郁量表(Hospital Anxiety and Depression Scale)、汉密尔顿焦虑量表、Liebowitz 社交焦虑量表(Liebowitz Social Anxiety Scale,LSAS)对患者心理状态进行评估。

（七）护理常规

1. 一般护理　急性期注意休息,避免面部直吹冷风,注意保暖。患侧面部可用湿热毛巾外敷,水温 50~60 ℃,每天 3~4 次,每次 15~20 min;早晚自行按摩患侧,按摩应轻柔、适度、部位准确。

2. 眼部护理　当患者存在眼睑闭合不全时,应重视对患者眼部的保护。遵医嘱使用润滑滴眼液和/或软膏等;夜间可使用油纱布覆盖或眼罩。如患者出现眼部灼烧感、瘙痒、视力和疼痛等症状时,应迅速请眼科会诊,以防止角膜损伤。

3. 饮食指导　饮食宜清淡,避免粗糙、干硬、辛辣食物,有味觉障碍者应注意食物的冷热度,以防烫伤口腔黏膜;使用健侧咀嚼食物,饭后及时漱口,预防口腔感染。

4. 功能锻炼　尽早开始面肌的主动与被动运动,如皱眉、举额、闭眼、露齿、鼓腮和吹口哨等动作。

5. 心理护理　鼓励患者表达心理感受和内心的真实想法;指导克服焦躁情绪和害羞心理,正确对待疾病,告诉患者本病大多预后良好,并介绍治愈病例。

（八）健康教育

1. 预防指导　病毒感染、自主神经功能失调等均可导致局部血管痉挛、神经缺血、水肿而发生本病,因此,应保持健康心态,生活有规律,提高免疫力,避免面部长时间吹冷风、受凉或感冒,孕妇需要特别注意防寒保暖,避免过度劳累。

2. 知识指导　饮食上可选择富含 B 族维生素的半流食或软食,禁忌辛辣刺激、生冷坚硬的食物;咀嚼食物时,尽量将食物放到健侧舌后方,细嚼慢咽;保持口腔清洁,预防口腔感染;保护角膜,白天可使用人工泪液,夜晚可使用眼药膏,防止角膜溃疡;尽量避免用力揉搓眼眶及眼眶周围,避免过度用眼;面瘫未完全恢复时注意适当遮挡、修饰。

3. 康复指导　遵医嘱理疗或针灸;保护面部,避免过冷刺激;可对患侧进行热敷,促进血液循环;掌握面肌功能训练的方法(以训练表情肌为主),坚持每天数次面部按摩和康复锻炼。

参考文献

[1]中华医学会神经病学分会,中华医学会神经病学分会神经肌肉病学组,中华医学会神经病学分会肌电图与临床神经电生理学组.中国特发性面神经麻痹诊治指南[J].中华神经科杂志,2016,49(2):84-86.

[2]张艳宏,高伟,白文静,等.临床试验中常用的特发性面神经麻痹治疗结局评估方法[J].中华中医药杂志,2018,2:493-496.

[3]Ferran Cuenca-Martínez,Eva Zapardiel-Sánchez,Enrique Carrasco-González,et al. Assessing anxiety, depression and quality of life in patients with peripheral facial palsy: a systematic review[J]. Peer J,2020,8:e10449.

[4]LI B,SUN X,GUO J,et al. Effectiveness comparisons of acupuncture treatments for Bell palsy in adults:A protocol for systematic review and Bayesian network meta-analysis[J]. Medicine,2020,99(23):e20252.

[5]HECKMANN J G, URBAN P P, PITZ S, et al. The diagnosis and treatment of idiopathic facial paresis (Bell's Palsy)[J]. Deutsches Arzteblatt International,2019,116(41):692-702.

[6]MARTINEAU S, RAHAL A, PIETTE E, et al. The Mirror Effect Plus Protocol for acute Bell's palsy:a randomised and longitudinal study on facial rehabilitation[J]. Acta Oto-laryngologica,2021,141(2):203-208.

二、炎症性脱髓鞘性多发性神经病

(一)定义

急性炎症性脱髓鞘性多发性神经病(acute inflammatory demyelinating polyradicu-loneuropathies，AIDP）又称吉兰－巴雷综合征（Gullain-Barre syndrome，GBS），是一种自身免疫介导的周围神经病，主要损害多数脊神经根和周围神经，也常累及脑神经。

（二）病因与发病机制

本病的病因及发病机制不明，但众多的证据提示为免疫介导的周围神经病。感染、疫苗、手术、免疫抑制剂的使用、妊娠、器官移植等也可以成为诱发 GBS 的可能因素。

（三）临床表现

1.经典型 GBS　患者患病前多伴前驱感染事件，多为呼吸道或者消化道感染史。主要表现为急性对称性肢体瘫痪，疾病多呈单时相、上升性进展，反射减弱或消失，可伴有感觉异常。

2.变异型 GBS　由于变异型 GBS 临床表现通常只局限于某一部位，因此学者又称其为局限性 GBS。包括急性运动感觉轴索型神经病（acute motor-sensory axonal neuropathy，AMSAN）、急性泛自主神经病（acute panautonomic neuropathy，APN）、急性感觉神经病（acute sensory neuropathy，ASN）、MFS、颈-咽-臂型、Bickerstaff 脑干脑炎（BBE）。

（四）辅助检查

脑脊液检查、电生理检查、血清免疫检查。

（五）治疗原则

1.对症支持治疗　患者出现肺部感染、达高峰时间短、咳嗽无力、延髓性麻痹、肌力评分低、感冒史、非丙种球蛋白治疗等预测因素。当患者出现 3 个及以上预测因素时，提示需要机械通气可能性大，出现 2 个及以下预测因素时，应注意加强看护。颅神经受累明显的患者可出现吞咽困难、饮水呛咳等症状，为防止误吸，必要时需鼻饲置管。重症 GBS 患者可出现下肢深静脉血栓、肺栓塞、肺部感染、泌尿系统感染等，应积极处理。

2.其他治疗　免疫球蛋白治疗、激素治疗、血浆置换；考虑有胃肠道空肠弯曲菌感染者，可用大环内酯类药物治疗。

（六）护理评估要点

1.病史评估　发病前 1~3 周常有呼吸道或胃肠道感染症状或疫苗接种史。

2.专科评估　体温、脉搏、呼吸、血压的变化，有无四肢感觉异常、疼痛、肌力降低及瘫痪，有无多汗及尿潴留症状，有无呼吸肌麻痹，如呼吸困难、两侧呼吸音减弱、吞咽困难、饮水呛咳、声音嘶哑等。

3.心理社会评估　定期评估患者是否存在焦虑、抑郁和其他精神症状，评估家庭成员组成、家庭环境及经济状况和家属对患者的关心、支持程度等,可采用汉密尔顿焦虑量表(Hamilton anxiety scale,HAMA)、汉密尔顿抑郁量表(Hamilton depression scale,HAMD)等工具进行评估。

(七)护理常规

1.一般护理　执行神经内科一般护理常规。

(1)休息与体位:急性期绝对卧床休息,抬高床头,患者出现明显的呼吸无力、呕吐反射减弱及吞咽困难时,立即通知医师,并给予氧气吸入;注意保持呼吸道通畅,定时拍背,稀释痰液,及时吸出呼吸道分泌物;定时检测动脉血气分析。

(2)饮食与营养:保证充足的营养和水分,给予高热量、高蛋白、高维生素、易消化、半流质或流质饮食,防止呛咳;吞咽困难和气管切开、呼吸机辅助呼吸者应及时插胃管,给予鼻饲流质,以保证机体足够的营养供给,维持水、电解质平衡。

(3)气道管理:保持呼吸道通畅,鼓励患者咳嗽,及时吸痰,翻身、叩背或行体位引流协助痰液排出;严密观察病情变化,注意有无呼吸肌麻痹,患者如出现呼吸困难,两侧呼吸音减弱、吞咽困难、饮水呛咳、声音嘶哑等,应立即通知医师。备齐抢救药品和器械,做好气管切开准备。

(4)排泄护理:保持大便通畅,鼓励患者多食新鲜水果蔬菜,必要时给予缓泻剂或灌肠,以预防因长期卧床而造成便秘。

(5)康复护理:保持瘫痪肢体功能位置,病情稳定后协助做被动运动,以防肌肉萎缩,关节强直,垂腕及足下垂。

(6)心理护理:患者发病急,病情进展快,常产生焦虑、恐惧、失望的心理状态,长期情绪低落会影响患者康复动力,给患者康复带来不利,在 GBS 治疗过程中不仅要进行药物治疗改善症状、加强肢体功能锻炼,抑郁的治疗同样很重要。护士应了解患者的心理状况,积极主动关心患者,认真、耐心倾听患者的诉说,了解患者的苦闷、烦恼,给予安慰和鼓励,取得患者的信任,抑郁情绪的改善有利于躯体功能的恢复,能更好地改善神经功能和日常生活能力。

(八)健康教育

1.疾病知识指导　指导病人及家属了解本病的病因、进展、常见并发症及预后;保持情绪稳定和健康心态;认识肢体功能锻炼的重要性,减少并发症的发生。

2.生活指导　建立健康的生活方式,注意营养均衡,增强体质和机体抵抗力,避免受凉、感冒、疲劳和创伤等诱因。

3.康复指导　加强肢体功能锻炼和日常生活活动训练,减少并发症,促进康复。肢体被动和主动运动均应保持关节的最大活动度;运动锻炼过程中应有家人陪同,防止跌倒、受伤。GBS恢复过程长,需要数周或数月,家属应理解和关心病人,督促病人坚持运动锻炼。

4.病情监测指导　教会病人及家属监测生命体征的变化,注意观察吞咽、运动及感觉方面的病情发展,当病人出现咳嗽、咳痰、发热、呼吸困难、烦躁、胃部不适、腹痛、柏油样大便、肢体肿胀疼痛等症状时,应及时就诊。

参考文献

[1]贾建平,陈生弟.神经病学[M].8版.北京:人民卫生出版社,2018.

[2]尤黎明,吴瑛.内科护理学[M].6版.北京:人民卫生出版社,2017.

[3]张薇.经16年后复发吉兰-巴雷综合征一例的护理[J].癫痫杂志,2021,7(05):462-464.

[4]于丽.吉兰-巴雷综合征病后抑郁特点及其影响因素研究[J].中国实用医药,2021,16(13):78-81.

[5]冯国贺,赵继巍,于宏丽,等.吉兰-巴雷综合征谱系疾病研究进展[J].中风与神经疾病杂志,2021,38(1):89-92.

第四节　脊髓疾病的护理

一、急性脊髓炎

(一)定义

急性脊髓炎(acute myelitis,AM)是指各种感染后引起自身免疫反应所致的急性横贯性脊髓炎性病变,也称为急性横贯性脊髓炎,是临床上最常见的一种脊髓炎,特征性表现为病损平面以下肢体瘫痪、传导束性感觉障碍和尿便障碍。以胸段脊髓炎最为常见,尤其是T_{3-5}节段,颈髓、腰髓次之。

(二)病因与发病机制

病因不明,如感染后脊髓炎和疫苗接种后脊髓炎、脱髓鞘性脊髓炎(急性多发性硬化)、坏死性脊髓炎和副肿瘤性脊髓炎等。多数患者在出现脊髓症状前1~4周有发热、上呼吸道感染、腹泻等病毒感染症状,但其脑脊液未检出病毒抗体,脊髓和脑脊液中未分离出病毒,推测可能与病毒感染后自身免疫反应有关,并非直接感染所致,为非感染性炎症脊髓炎。

(三)临床表现

1.运动障碍　早期常呈脊髓休克表现,截瘫肢体弛缓性瘫痪,肌张力低、腱反射消失、病理反射阴性。持续2~4周后进入恢复期,肌张力、腱反射逐渐增高,出现病理反射,肌力恢复常始于下肢远端,逐步上移。

2.感觉障碍　病变节段以下所有感觉丧失,感觉缺失平面上缘可有感觉过敏或束带感。

3.自主神经功能障碍　早期表现为尿潴留,脊髓休克期可出现充盈性尿失禁,随着脊髓功能的恢复,膀胱容量缩小,尿液充盈到300~400 mL即自行排尿称为反射性神经源性膀胱,出现充溢性尿失禁。病变平面以下可有少汗或无汗、皮肤脱屑及水肿、指(趾)甲松脆和角化过度等。病变平面以上可有发作性出汗过度、皮肤潮红、反射性心动过缓等。

(四)辅助检查

视觉诱发电位(VEP)、下肢体感诱发电位(SEP)、运动诱发电位(MEP)、肌电图,脊髓MRI、头颅MRI、腰椎穿刺术等。

(五)治疗

1.病因治疗　对于病原体对脊髓的直接侵袭或感染损害的患者,明确病原体的类型,并选择适当的抗病毒或抗感染治疗。而副肿瘤性脊髓炎患者的治疗,一方面要处理肿瘤的原发灶,另一方面因其发病与异常的免疫机制相关,治疗方案多以免疫治疗为主。

2.药物治疗　类固醇皮质激素是改善病情、预防病情进展、促进神经功能恢复的首选药物;大剂量免疫球蛋白;B族维生素;抗生素或抗病毒药物;中药治疗。

3.血浆置换　适用于危重症或激素冲击治疗无效的患者。

(六)护理评估要点

1.病史评估　评估患者发病前1~2周有无上呼吸道感染、消化道感染症状,有无预防接种史、外伤、劳累、受凉等诱因。

2.专科评估

(1)评估患者活动与运动型态:使用脊髓损伤神经学分类国际标准评估神经损伤平面及残损分级,确定脊髓损伤的严重程度,包含运动检查和感觉检查两个部分。采用肌力分级表评估肌力情况,使用日常生活能力评定量表、健康调查简表等评估生活自理能力。

（2）评估患者二便：详细记录排尿日记,评估排尿的方式、次数、频率、时间、尿量与颜色,检查膀胱是否充盈,区分膀胱功能障碍类型。评估既往排便模式,采用布里斯托量表、神经源性肠功能障碍量表进行评估。

3. 心理社会评估　患者因起病急,病情进展迅速可出现紧张、焦虑情绪,病情危重者可出现呼吸困难、吞咽障碍,可使患者产生濒死感而出现恐惧、悲观心理,注意观察患者的表情和治疗配合度。

（七）护理常规

1. 体位管理　给予平卧位,呼吸困难时应及时吸氧,给予半坐卧位。定时翻身拍背,预防肺部感染。

2. 留置尿管护理　定时观察尿的颜色、性状和量;每天进行 2 次会阴护理;定期更换尿管和无菌接尿袋;导尿管和引流管均应避免扭结,保持通畅的尿液引流;观察排便情况,定期评估膳食纤维和液体摄入,通过饮食改善便秘。严重时可适当给予开塞露辅助治疗,采用药物缓泻或灌肠处理。

3. 皮肤管理　日常生活护理要保持皮肤及床铺清洁、干燥,加用减压贴或气垫床,防止压力性损伤和失禁相关性皮炎的发生。慎用热水袋或冰袋,防止烫伤、冻伤,对感觉过敏的患者尽量避免不必要的刺激。

4. 用药指导　指导患者按时服药,说明药物的重要性及禁忌。由于糖皮质激素是目前治疗急性脊髓炎的首选药物,但其不良反应也较大,容易引起上消化道出血、低钾、骨骼脱钙等症状,应指导患者尽量早饭后顿服激素,减少对胃肠道的刺激,服药期间应配合抑酸保护胃黏膜药物如奥美拉唑、补钾药物如氯化钾缓释片及补钙药物如维生素 D 片等。

5. 饮食护理　饮食给予高热量、高蛋白、高纤维素、易消化的饮食,多吃瘦肉、豆制品、新鲜蔬菜和水果,制订饮水计划,鼓励患者多喝水,2500～3000 mL/d,以稀释尿液促进代谢产物的排泄。

（八）健康教育

1. 出院指导　本病恢复时间长,指导患者及家属掌握疾病相关知识及自我护理的方法,帮助分析和去除对疾病治疗与康复不利的因素。合理饮食、加强营养,多食瘦肉、鱼、豆制品、新鲜蔬菜、水果等高蛋白、高纤维素的食物,保持大便通畅。避免受凉、感染等诱因。出院后遵医嘱服药及调整药物剂量,切勿自行停药,减量或换药。

2. 预防尿路感染　应向带尿管出院患者及照顾者讲授留置导尿的相关知识和操作注意事项,避免集尿袋接头的反复打开,防止逆行感染。保持外阴部清洁,定时开放尿管,鼓励多喝水,以达到促进代谢产物排泄、冲洗膀胱的目的。告知膀胱充盈的指征及尿路感染的相关表现;如发现患者尿液引流量明显减少或无尿、下腹部膨隆,尿液呈红色或混浊时应协助患者及时就诊。

参考文献

[1]尤黎明,吴瑛.内科护理学[M].6版.北京:人民卫生出版社,2017.

[2]贾建平,陈生弟.神经病学[M].9版.北京:人民卫生出版社,2020.

[3]蔡文智,孟玲,李秀云.神经源性膀胱护理实践指南(2017年版)[J].护理学杂志,2017,32(24):1-7.

[4]夏恒磊,周志明.急性脊髓炎的诊断与治疗[J].中华全科医学,2019,17(11):9-10.

[5]王瑜,荆瑶,费才莲.排便生理模拟护理法在急性横贯性脊髓炎排便障碍患者中的应用[J].护理实践与研究,2019,16(1):61-62.

[6]王瑞青,孔宪菲,张华,等.世界卫生组织身体活动和久坐行为指南[J].中国卒中杂志,2021,16(4):390-397.

二、脊髓亚急性联合变性

(一)定义

脊髓亚急性联合变性(subacute combined degeneration of the spinal cord,SCD)是由于维生素 B_{12} 的摄入、吸收、结合、转运或代谢障碍导致体内含量不足而引起的中枢和周围神经系统变性的疾病。病变主要累及脊髓后索、侧索及周围神经。

(二)病因与发病机制

本病与维生素 B_{12} 缺乏有关。维生素 B_{12} 是 DNA 和 RNA 合成时必需的辅酶,也是维持髓鞘结构和功能所必需的一种辅酶。若缺乏则导致核蛋白的合成不足,从而影响中枢神经系统的甲基化,造成髓鞘脱失、轴突变性而致病。

(三)临床表现

1.发病年龄　多于中年发病,隐匿起病,缓慢进展。

2.早期症状　多有贫血、倦怠、腹泻和舌炎等病史,伴血清维生素 B_{12} 降低,常先于神经系统症状出现。

3. 神经症状表现　双下肢无力、发硬和双手动作笨拙、步态不稳,有踩棉花感,可见步态蹒跚、步基增宽、闭目难立征(Romberg's sign)阳性等。随后出现手指、足趾末端对称性持续刺痛、麻木和烧灼感等。检查双下肢振动觉、位置觉障碍,以远端明显;少数患者有手套、袜套样感觉减退。部分患者屈颈时出现由脊背向下肢放射的触电感(Lhermitte征)。

4. 双下肢不完全性痉挛性瘫痪　表现为肌张力增高、腱反射亢进和病理征阳性;周围神经病变较重则表现为肌张力减低、腱反射减弱,但病理征常为阳性。括约肌功能障碍出现较晚。

5. 精神症状　如易激惹、抑郁、幻觉、精神错乱、认知功能减退甚至痴呆。

（四）辅助检查

1. 周围血象及骨髓涂片检查　提示巨细胞低色素性贫血。
2. 胃液分析　注射组胺后做胃液分析,可发现抗组胺性胃酸缺乏。
3. 脑脊液检查　多正常,少数可有轻度蛋白增高。
4. 脊髓磁共振　脊髓病变部位呈条形、点片状病灶,T1 低信号,T2 高信号。

（五）治疗原则

1. 病因治疗　纠正或治疗导致维生素 B_{12} 缺乏的原发病因和疾病,治疗肠炎、胃炎等导致吸收障碍的疾病。
2. 贫血患者可用铁剂　恶性贫血者,建议叶酸与维生素 B_{12} 共同服用,不宜单独应用叶酸,否则会导致神经精神症状加重。
3. 胃液中缺乏游离胃酸的萎缩性胃炎患者,可服用胃蛋白酶合剂或饭前服稀盐酸合剂 10 mL,每日 3 次。
4. 食物　给予营养丰富,特别是富含 B 族维生素的食物,如粗粮、蔬菜和动物肝脏,并戒烟酒。
5. 康复功能锻炼　加强瘫痪肢体的康复功能锻炼,辅以针刺、理疗及康复疗法。

（六）护理评估要点

1. 病史评估　评估患者有无维生素 B_{12} 缺乏,以及维生素 B_{12} 的摄入、吸收、结合、转运或代谢障碍导致体内含量不足而引起的中枢和周围神经系统变性的疾病。
2. 专科评估　①患者角膜、皮肤黏膜有无贫血表现。②有无感觉及运动异常。③有无直肠、膀胱功能障碍,如便秘、尿潴留。④有无跌倒的风险。⑤有无压力性损伤的风险。

3.心理社会评估　了解患者有无精神异常,如易激惹、抑郁、幻觉、精神错乱,认知功能减退甚至痴呆。

(七)护理常规

执行神经内科一般护理常规。

1.饮食护理　均衡饮食,多食富含维生素 B_{12} 的食物,如新鲜蔬菜和水果、粗粮。戒烟酒。保持大便通畅。

2.安全护理　脊髓损伤时可伴有视神经损害,共济失调步态不稳时防止跌倒。出现感觉异常时不宜用热水,防止烫伤。

3.康复护理　肢体出现瘫痪时给予按摩,促进血液循环,保持肢体功能位。

4.皮肤护理　肢体瘫痪时防止压力性损伤发生并加强肢体功能锻炼。

5.心理护理　对患者进行心理疏导,鼓励患者表达自己的情感,促进早日康复。

(八)健康教育

1.知识指导　告诉患者及家属容易引起脊髓亚急性联合变性复发的诱因,指导患者及家属日常生活锻炼。遵医嘱正确用药,定期进行复查。

2.预防指导　均衡饮食,保证营养摄入全面。早期诊断和治疗是改善本病预后的关键。发病 3 个月内积极用维生素 B_{12} 治疗,常可获得完全恢复。如轴突已发生破坏,则预后较差。

参考文献

[1]贾建平,陈生弟.神经病学[M].8 版.北京:人民卫生出版社,2018.

[2]李莉,朱红灿,祝清勇,等.脊髓亚急性联合变性临床新特点[J].中国实用神经疾病杂志,2019,22(5):6-13.

[3]周颖,邵志海,董继宏,等.脊髓亚急性联合变性的临床和神经电生理特征[J].中国临床医学,2021,28(3):460-464.

[4]王丽娟,顾淑娥,马艳茹,等.脊髓亚急性联合变性 103 例临床分析[J].临床荟萃,2016,31(4):411-413,417.

第五节　中枢神经系统脱髓鞘疾病的护理

一、多发性硬化

(一)定义

多发性硬化(multiple sclerosis,MS)是一种以中枢神经系统(CNS)炎性脱髓鞘病变为主要特点的自身免疫性疾病,病变常累及的部位为脑室周围白质、视神经、脊髓、脑干和小脑。主要临床特点为病灶的空间多发性和时间多发性。

(二)病因与发病机制

多发性硬化的病因与发病机制至今尚未阐明,目前认为与自身免疫反应、病毒感染、遗传因素及环境因素等有关。

(三)临床表现

1.肢体无力　最多见,约50%的患者首发症状包括一个或多个肢体无力。

2.感觉异常　浅感觉障碍为主,表现为肢体、躯干或面部针刺麻木感,异常的肢体发冷、蚁走感、瘙痒感以及尖锐、烧灼样疼痛及定位不明确的感觉异常。

3.视力障碍　常表现为急性视神经炎或球后视神经炎,多为急性起病的单眼视力下降,有时双眼同时受累。

4.共济失调　多以四肢为主,伴有轻度的意向性震颤,有时为躯干性共济失调,可伴有或不伴有构音障碍。Charcot 三主征(眼震、意向性震颤和吟诗样语言)见于部分晚期MS 患者。

5.自主神经功能障碍　常见症状为尿频、尿失禁、便秘或便秘与腹泻交替,也可出现半身多汗和流涎、性欲减退等。

6.精神症状和认知障碍　多表现为抑郁、易怒和脾气暴躁,也可表现为淡漠、嗜睡、重复语言及被害妄想等。认知障碍是 MS 常见的临床症状之一。

7.发作性症状　强直痉挛、感觉异常、构音障碍、共济失调、癫痫和疼痛不适是较常见的多发性硬化发作性症状。一般持续数秒或数分钟,可被频繁或过度换气、焦虑或维持肢体某种姿势所诱发。

8.其他症状　可伴有周围神经损害和多种自身免疫性疾病,如风湿病、类风湿综合征、干燥综合征、重症肌无力等。

（四）辅助检查

1.脑脊液　单个核细胞数（mononuclear cell，MNC）可正常或轻度升高，脑脊液细胞增多是衡量疾病活动的指标；IgG 鞘内合成，MS 患者脑积液中免疫球蛋白增加，其中主要是 IgG 升高。鞘内 IgG 合成的检测是临床诊断 MS 的一项重要辅助指标。

2.电生理检查　视觉诱发电位（VEP）、脑干听觉诱发电位（BAEP）和体感诱发电位（SEP）等。

3.影像学检查　MRI 是检测 MS 最有效的辅助诊断手段。

（五）治疗原则

治疗包括急性发作期治疗、缓解期治疗即疾病修饰治疗（disease modifying therapies，DMTs）和对症治疗。急性期治疗以减轻症状、尽快减轻残疾程度为主。缓解期以减少复发、延缓残疾累积及提高生活质量为主。

（六）护理评估要点

1.病史评估　评估患者发病前有无感染、非感染环境因素、免疫或遗传等相关诱因。既往有无 MS 病史，治疗检查经过，用药种类、剂量及治疗效果。

2.专科评估

（1）生命体征的变化。

（2）有无感觉障碍：如疼痛、麻木感、束带感、烧灼感或痛温觉减退。

（3）有无运动障碍：如肢体无力、偏瘫、截瘫、四肢瘫、小脑共济失调。

（4）有无视觉障碍：如视力减退或视野缺损。

（5）有无膀胱功能障碍：如尿急、排尿不畅、排空不全、尿失禁等。

（6）有无脑干症状：如眼球震颤、眼肌麻痹、面部感觉缺失、面瘫、延髓性麻痹、眩晕、构音障碍等。

（7）有无诱因：反复发作者有无感冒、发热、感染、外伤、精神紧张、药物过敏等诱因。

（8）有无精神症状：如痴呆，认知功能障碍。

（9）有无跌倒、坠床、压力性损伤的风险。

3.心理社会评估　向患者及家属解释本病的性质及发展，介绍成功病例，鼓励其配合治疗，树立信心。主动与患者交流，鼓励患者积极参与社会活动和力所能及的工作。注意观察患者的精神状态，防自杀。

（七）护理常规

执行神经内科一般护理常规。

1. 休息与体位　急性期卧床休息,保持舒适体位,为患者制订作息时间表,合理休息与活动,防止过度疲劳。

2. 饮食护理　给予高蛋白、低脂、低糖、富含多种维生素、易消化、易吸收的清淡食物,并维持足够的液体摄入(每天约 2500 mL)。

3. 病情观察　密切观察患者生命体征及感知觉异常程度的变化,呼吸困难时给予氧气吸入,保证患者的安全性。

4. 视力障碍的护理　避免强光照射,物品固定位置放置,以便患者取用。保持地面平整,无水渍。告知患者家属 24 h 留陪。

5. 肢体感觉异常护理　光线充足,地面平整、防湿、防滑,活动空间无障碍物。必要时加用床栏,提供安全方便的环境。预防烫伤,禁用热水袋,穿宽松的衣服,防止束带感加重。

6. 皮肤护理　保持床单位清洁、平整、干燥、柔软,每 2 h 翻身一次,防止压力性损伤发生。

7. 用药护理　使用激素时,注意观察药物的疗效和不良反应。遵医嘱用药,不可自行减量或停药。

8. 康复护理　指导患者早期进行康复锻炼,保持瘫痪肢体功能位置,病情稳定后协助做被动运动,防止肌肉萎缩、关节强直、垂腕及足下垂。

9. 心理护理　多发性硬化患者多为青壮年,本病有复发加重的病程,需要关心体贴患者,给予精神支持和生活照顾,给予患者安全感,被需要感,被尊重感,重塑患者的信心。

(八)健康教育

1. 知识指导　向患者及家属讲解容易引起 MS 复发的诱因,指导患者及家属日常生活锻炼。一般认为女性分娩后 3 个月左右容易复发,故女性患者应在首次发作后 2 年内避孕。

2. 预防指导　预防并发症,指导患者遵医嘱用药和定期复诊。做好患者及家属疾病知识的指导。

参考文献

[1]尤黎明,吴瑛.内科护理学[M].6 版.北京:人民卫生出版社,2017:853-857.

[2]刘翕然,徐雁,王维治,等.中国多发性硬化临床特点及诊断难点分析[J].首都医科大学学报,2021,42(3):360-366.

[3]ALTOWAIJRI G,FRYMAN A,YADAV V. Dietary interventions and multiple sclerosis [J]. Current Neurology and Neuroscience Reports,2017,17(3):28.

[4]邹晨双,张晏,陈海波,等.多发性硬化认知障碍国内研究文献现状分析[J].中国神经免疫学和神经病学杂志,2021,28(4):312-316.

[5]贾建平,陈生弟.神经病学[M].8版.北京:人民卫生出版社,2018.

[6]邱伟,徐雁.多发性硬化诊断和治疗中国专家共识(2018版)[J].中国神经免疫学和神经病学杂志,2018,25(6):387-394.

二、视神经脊髓炎谱系疾病

(一)定义

视神经脊髓炎(neuromyelitis optica,NMO)是一种免疫介导的以视神经和脊髓受累为主的中枢神经系统(CNS)炎性脱髓鞘疾病。NMO的病因主要与水通道蛋白4抗体(AQP4-IgG)相关,随着深入研究发现,NMO的临床特征更为广泛,包括一些非视神经和脊髓表现。这些病变多分布于室管膜周围AQP4高表达区域,如延髓最后区、丘脑、下丘脑、第三和第四脑室周围、脑室旁、胼胝体、大脑半球白质等。临床上有一组尚不能满足NMO诊断标准的局限形式的脱髓鞘疾病,可伴随或不伴随AQP4-IgG阳性,例如单发或复发性视神经炎(ON)、单发或复发性长节段横断性脊髓炎(LETM)、伴有风湿免疫疾病或风湿免疫相关自身免疫抗体阳性的ON或LETM等,它们具有与NMO相似的发病机制及临床特征,部分病例最终演变为NMO。2007年Wingerchuk等把上述疾病统一命名为视神经脊髓炎谱系疾病(neuromyelitis optica spectrum disorders,NMOSD)。

(二)病因与发病机制

1.病因　主要与血清中水通道蛋白4(aquaporin-4,AQP4)抗体(AQP4-IgG或NMO-IgG)相关。

2.发病机制　AQP4-IgG是一种与星形胶质细胞(AS)水通道蛋白4(aquaporin-4,AQP4)结合的自身抗体AQP4-Ab。AQP4抗体通过血脑屏障中可通过的部分进入中枢神经系统,立即遇到星形胶质细胞并导致细胞毒性反应,造成对血管和实质损伤,最终导致包括轴索和少突胶质细胞在内的白质和灰质的损伤。

(三)临床表现

NMOSD有6组核心临床症候,其中ON、急性脊髓炎、延髓最后区综合征的临床及影像表现最具特征性(表1-1)。

表 1-1 视神经脊髓炎的临床表现

疾病	临床表现
ON	可为单眼、双眼同时或相继发病。多起病急,进展迅速。视力多显著下降,甚至失明,伴有眼痛,也可发生严重视野缺损。部分病例治疗效果不佳。残余视力<0.1
急性脊髓炎	多起病急,症状重,急性期多表现为严重的截瘫或四肢瘫,尿便障碍,脊髓损害平面常伴有根性疼痛或 Lhermitte 征,高颈髓病变严重者可累及呼吸肌导致呼吸衰竭。恢复期较易发生阵发性痛性或非痛性痉挛、长时期瘙痒、顽固性疼痛等
延髓最后区综合征	可为单一首发定候。表现为顽固性呃逆、恶心、呕吐,不能用其他原因解释
急性脑干综合征	头晕、复视、共济失调等,部分病变无明显临床表现
急性间脑综合征	嗜睡、发作性睡病样表现、低钠血症、体温调节异常等,部分病变无明显临床表现
大脑综合征	意识水平下降、认知语言等高级皮层功能减退、头痛等,部分病变无明显临床表现

(四)辅助检查

1. 脑脊液(CSF) 多数患者急性期 CSF 白细胞>10×10^6/L,约 1/3 患者急性期 CSF 白细胞>50×10^6/L,但很少超过 500×10^6/L。

2. 血清及 CSFAQP4-IgGAQP4-IgG 是 NMO 特有的生物免疫标志物,具有高度特异性。

3. 血清其他自身免疫抗体检测 近 50% NMOSD 患者合并其他自身免疫抗体阳性,如血清抗核抗体、抗 SSA 抗体、抗 SSB 抗体、抗甲状腺抗体等。

4. NMOSD 的视功能相关检查

(1)视敏度(最佳矫正):视力下降,部分患者残留视力小于0.1。严重者仅存在光感甚至全盲。

(2)视野:可表现为单眼或双眼受累,表现为各种形式的视野缺损。

(3)视觉诱发电位:多表现为 P100 波幅降低及潜伏期延长,严重者引不出反应。

(4)光学相干断层扫描(OCT)检查:多出现较明显的视网膜神经纤维层变薄且不易恢复。

5. MRI 检查

(1)脊髓呈长节段炎性脱髓鞘病灶,连续长度一般≥3 个椎体节段,轴位像上病灶多位于脊髓中央,累及大部分灰质和部分白质。病灶主要见于颈段、胸段,急性期病灶处脊髓肿胀。

（2）视神经：在压脂像和 T2WI 像上可见，单侧或双侧视神经肿胀，病灶多超过视神经全长的 1/2，呈"双轨征"；急性期可见视神经肿胀。

（五）治疗原则

包括急性发作期治疗、序贯治疗（免疫抑制治疗）、对症治疗和康复治疗。急性期治疗以减轻急性期症状、缩短病程、改善残疾程度和防治并发症为目的，主要的治疗方法有糖皮质激素、血浆置换、静脉注射大剂量免疫球蛋白、激素联合免疫抑制剂。序贯治疗以预防复发，减少神经功能障碍累积为目的。

（六）护理评估要点

1.病史评估　评估患者既往有无 NMOSD 病史，治疗检查经过，用药种类、剂量及治疗效果。是否有预防接种史、受凉、感染等疾病复发诱因。

2.专科评估　①视觉障碍：有无视力减退或视野缺损。②肢体功能障碍：四肢感觉或运动异常。③不能用其他原因解释的头晕、顽固性呃逆、恶心、呕吐等症状。④排泄方式的改变：评估排尿排便的方式、次数、频率、时间、尿量与颜色、有无尿便障碍等。⑤观察患者有无呼吸频率和节律改变，观察患者表情，呼吸是否费力，有无鼻翼扩张、呼吸方式改变、呼吸声异常等。询问是否有心悸，必要时监测心率。

3.心理社会评估　询问患者病情，与患者建立有效的沟通。了解有无因病程长、反复发作、复发后有神经功能废损而社交孤独甚至焦虑、恐惧的心理情绪。

（七）护理常规

执行神经内科一般护理常规。

1.饮食护理　进食高蛋白、新鲜蔬果等丰富维生素食物，以利于眼部营养，避免粗纤维、坚硬、刺激性食物减轻对胃黏膜刺激，进食含钾、含钙丰富的食物预防低血钾、低血钙。

2.视神经损害的护理　将患者常用的物品放置在伸手可及的地方。患者出现眼干等不适时，用毛巾湿敷眼部或滴人工泪液，保持眼部清洁干燥，避免阳光直射、用力眨眼、过度用眼的刺激性行为。经常进行眼部按摩，做眼保健操，防止视力下降。

3.痛性痉挛的护理　观察痛性痉挛发作的部位、频率、临床表现及诱因等，遵医嘱给予解痉、止痛、镇静治疗，不可用力按压患侧肢体，同时给予心理安慰，配合听音乐、聊天、看杂志等方式分散患者的注意力，帮助缓解疼痛。

4.预防感染　保持病房空气流通，定期开窗通风。患者的物品，定期清洁消毒，监测血常规，加强口腔护理，勤更换感染部位的敷料，配合物理治疗。

5.用药护理

(1)激素冲击　治疗期间应严密观察患者有无胃部疼痛不适、柏油样大便、感染、高血压、骨质疏松等情况,指导患者饮食上避免辛辣刺激性食物及干硬食物,多进食含钾、含钙高的食物,定期测量血糖、血压,血压高时遵医嘱加用降压药物,避免因血压高加速视力下降。冲击治疗激素用量大可能引起心律失常,注意控制输液速度,给予心电监护,密切观察患者有无寒战、皮疹甚至休克等反应。

(2)静脉输注免疫抑制剂　要加强巡视,观察患者的尿量及颜色,嘱其多饮水,以减轻对心血管和肾脏的不良反应和后期可能发生的间质性肺病等。

(3)丙种球蛋白　注意观察药物不良反应,有无头痛、恶心、呕吐、发热面红、一过性心率增快等。应单独输注,禁止与其他药物和液体混合使用。

6.康复护理　早期康复护理干预可以避免神经缺损的累积,改善视神经脊髓炎谱系疾病患者的残疾状态,提高日常生活活动能力。

(1)急性期:应用大剂量激素治疗时,避免过度活动,以免加重骨质疏松及股骨头负重。当激素减量到小剂量口服时,可鼓励活动,进行相应的康复训练。主要包括良肢位摆放,定时翻身练习等。

(2)缓解期:鼓励患者适度进行肢体活动,肌力下降患者,循序渐进地进行关节功能锻炼。

(3)肢体麻木患者,给予按摩,促进血液循环。

7.心理护理　此疾病青年女性较多见,担心影响工作和生活,往往自身心理压力较大。对轻度心理障碍患者进行心理疏导,对中、重度患者请精神心理科对患者进行会诊。耐心向患者及家属进行宣教指导,告知治疗方案、配合要点,消除紧张、恐惧的心理,增强治疗疾病的信心,提高治疗的依从性。

(八)健康教育

1.知识指导　医务人员应告知患者及家属容易引起视神经脊髓炎谱系疾病复发的诱因,强调早期干预、早期治疗的必要性,合理交代病情及预后,指导患者及家属日常生活锻炼。遵医嘱正确用药,做好定期复查。

2.预防指导　避免预防接种,避免过热的热水澡、强烈阳光下高温暴晒,保持心情愉快,不吸烟,不饮酒,作息规律,合理饮食,适量运动,补充维生素 D 等。

参考文献

[1]赵萌,王丽华,杨春晓.视神经脊髓炎谱系疾病治疗的研究[J].脑与神经疾病杂志,2021,29(7):447-450.

[2]张洋洋,黄丽琴,焦雯钰,等.视神经脊髓炎谱系疾病临床特点分析及发病机制探

讨[J].卒中与神经疾病,2021,28(3):316-320,337.

[3]孔丽娜,韩永良,罗琦,等.视神经脊髓炎谱系疾病合并症与临床特征的关系[J].中国医学影像学杂志,2018,177(2):7-11.

[4]刘翕然,徐雁,王维治,等.中国多发性硬化临床特点及诊断难点分析[J].首都医科大学学报,2021,42(3),360-366.

[5]佚名.中国视神经脊髓炎谱系疾病诊断与治疗指南[J].中国神经免疫学和神经病学杂志,2016,23(3):155-166.

[6]方灵芝,陈超阳,马凌悦,等.视神经脊髓炎谱系疾病预防发作的治疗进展及1例患儿的用药监护[J].中国新药杂志,2017(8):121-123.

第六节 中枢神经系统感染性疾病的护理

一、单纯疱疹病毒性脑炎

(一)定义

单纯疱疹病毒性脑炎(herpes simplex virus encephalitis,HSE)是由单纯疱疹病毒(herpes simplex virus,HSV)感染引起的一种急性 CNS 感染性疾病,是最常见的 CNS 感染性疾病。

(二)病因与发病机制

HSV 是一种嗜神经 DNA 病毒,有两种血清型,即 HSV-1 和 HSV-2。患者和健康携带病毒者是主要传染源,主要通过密切接触与性接触传播,亦可通过飞沫传播。HSV 首先在口腔和呼吸道或生殖器引起原发感染,机体迅速产生特异性免疫力而康复,但不能彻底消除病毒,病毒以潜伏状态长期存在体内,而不引起临床症状。神经节中的神经细胞是病毒潜伏的主要场所,HSV-1 主要潜伏在三叉神经节,HSV-2 潜伏在骶神经节。当人体受到各种非特异性刺激使机体免疫力下降,潜伏的病毒再度活化,经三叉神经轴突进入脑内,引起颅内感染。

(三)临床表现

原发感染潜伏期为 2～21 d,平均 6 d,多为急性起病,约 1/4 患者有口唇、面颊及其他皮肤黏膜疱疹史。

1.前驱症状　包括上呼吸道感染、发热、头痛、肌痛、腹痛、腹泻、嗜睡等。

2.常见症状　包括头痛、呕吐、轻微的意识和人格改变、记忆丧失、失语、共济失调、脑膜刺激征等。约1/3的患者出现全身性或部分性癫痫发作。

3.危重症状　病情常在数日内快速进展,多数患者有意识障碍,部分患者在疾病早期即出现昏迷;重症患者可因广泛脑实质坏死及脑水肿引起颅内压增高,甚至形成脑疝而死亡。

（四）辅助检查

血常规、脑电图、头颅 CT、头颅 MRI、脑脊液常规、脑脊液病原学、脑活检等。

（五）治疗

早期诊断和治疗是降低本病死亡率的关键,主要包括抗病毒治疗,辅以免疫治疗和对症支持治疗。

（六）护理评估要点

1.病史评估　①询问患者起病时间,了解起病形式,大多数患者急性起病,少数为亚急性或慢性起病。②了解起病前有无感染的征象如头痛、发热、肌肉酸痛、全身不适、腹痛、腹泻等前驱症状。③询问和观察患者的唇、鼻、面颊及生殖器有无局限性成簇小水泡,约1/4的患者可有嘴唇疱疹史,青壮年需询问近 10 d 有无与上述症状人群密切接触。

2.专科评估　①评估有无颈项强直、克尼格征及布鲁津斯基征阳性。②评估患者的精神状况及情绪,判断有无注意力不集中、言语动作异常、表情呆滞、反应迟钝、情感淡漠、冲动怪异行为等。③评估患者的注意力、定向力、记忆力,使用蒙特利尔认知评估量表筛查患者的认知功能。④评估患者有无意识障碍、癫痫发作等神经功能缺损状况。

3.心理社会评估　评估患者的心理健康状态,是否出现焦虑、抑郁及其他精神症状,推荐使用的量表包括医院焦虑抑郁量表、汉密尔顿抑郁量表、贝克焦虑量表。

（七）护理常规

执行神经内科一般护理常规。

1.一般护理　急性期患者应卧床休息,取半卧位,可适当抬高床头 15°～30°。昏迷患者给予侧卧位,防止误吸、窒息。偏瘫患者将瘫痪肢体保持良好功能位;有精神症状的患者,保证患者安全。做好疱疹处皮肤的护理,可遵医嘱涂抹抗病毒药膏,减轻患者皮肤炎症损害、促进疱疹部位皮肤愈合。

2. 发热护理　遵医嘱给予温水擦浴、冰毯、冰袋物理降温或药物降温,观察降温效果,降温过程中有无虚脱、高热、惊厥等不适症状。

3. 颅高压护理　密切观察有无颅内压增高的表现及脑疝形成的征象;遵医嘱使用脱水降颅压药物;保持大便通畅,指导患者养成定时排便习惯,多食富含纤维素食物,促进肠蠕动,避免用力排便或咳嗽引起腹腔、胸腔内压力骤然增高从而造成颅内压增高。

4. 用药护理　告知患者药物作用与用法,指导正确用药,观察肾上腺糖皮质激素及抗病毒药物可能出现的不良反应,采取相应处理措施;应用抗病毒药物时,注意配伍禁忌,现配现用。

5. 心理护理　向患者及家属介绍疾病知识,解除紧张、焦虑情绪,增强战胜疾病的信心;有精神症状的患者,建议家属陪伴及鼓励,耐心向患者及家属进行宣教指导,告知治疗方案、配合要点,消除紧张、恐惧的心理,增强治疗疾病的信心,提高治疗的依从性。

(八) 健康教育

1. 知识指导　主动向患者及其家属介绍疾病的有关知识,尤其是对有精神症状的患者家属。指导患者严格遵医嘱服用药物,按时门诊复查,如有头痛、呕吐等情况应及时来院就诊。通过举办讲座等形式普及相关知识,为患者及家属提供专业知识指导。

2. 预防指导　卧室保持清洁,勤通风,预防呼吸道感染。注意锻炼身体,加强营养,高蛋白、高维生素饮食,以增强机体抵抗力。合理安排作息时间,生活规律,保持良好的心理状态。有精神症状患者,外出活动必须有家属陪同,保证患者安全。培养良好的个人卫生习惯,做到勤洗手、洗净手、饮开水、吃熟食。

参考文献

[1]贾建平,陈生弟.神经病学[M].8版.北京:人民卫生出版社,2018.

[2]丁淑贞,丁全峰.神经内科临床护理[M].北京:中国协和医科大学出版社,2016.

[3]陶子荣,戴玉.神经内科护理查房手册[M].北京:化学工业出版社,2019.

[4]吴俊,贾秀英,刘国琼.基于德尔菲法的重症病毒性脑炎后遗症儿童延续性护理模式的构建[J].护士进修杂志,2018,33(12):1074-1077.

[5]富园园,周明杨.皮肤改良护理方案对手足口病患儿疱疹愈合的影响[J].护士进修杂志,2019,34(22):2079-2081.

二、结核性脑膜炎

(一)定义

结核性脑膜炎(tuberculous meningitis,TBM)是结核分枝杆菌经血液循环或直接侵入而引起的软脑膜、蛛网膜以及脑实质、脑神经、脑血管和脊髓的非化脓性炎症性疾病。

(二)病因与发病机制

结核分枝杆菌经血播散后在软脑膜下种植,形成结核结节,结节破溃后大量结核菌进入蛛网膜下腔引起 TBM。

(三)临床表现

多起病隐匿,慢性病程,也可急性或亚急性起病,可缺乏结核接触史,症状往往轻重不一,其自然病程发展一般表现如下。

1.结核中毒症状　低热、盗汗、食欲减退、全身倦怠无力、精神萎靡不振。

2.脑膜刺激征　多数患者出现颈项强直、克尼格征及布鲁津斯基征阳性。

3.颅内压增高　头痛、呕吐、视神经乳头水肿、意识障碍及脑疝;严重时出现去大脑强直、去皮质状态。

4.脑实质损害　如精神萎靡、淡漠、谵妄或妄想,部分性、全身性癫痫发作或癫痫持续状态;肢体瘫痪、四肢手足徐动、震颤、舞蹈样动作等。

5.脑神经损害　视力减退、复视和面神经麻痹等。

6.老年人 TBM 特点　头痛、呕吐较轻,颅内压增高症状不明显,约半数患者脑脊液改变不典型,但在动脉硬化基础上发生结核性动脉内膜炎而引起脑梗死较多。

(四)辅助检查

1.常规检查　血常规大多正常,部分患者血沉可增高。

2.结核菌素试验　结核菌素试验阳性对诊断本病有帮助,但阴性结果亦不能排除本病。

3.脑脊液检查　压力增高可达 400 mmH$_2$O 或以上,外观无色透明或微黄,静置后可有薄膜形成;淋巴细胞数明显升高。

4.影像学检查　胸部 X 线片可见活动性或陈旧性结核感染证据;MRI 后期可显示弥散性脑膜强化、脑水肿等。

(五)治疗原则

本病的治疗原则是早期给药、合理选药、联合用药及系统治疗,只要患者临床症状、体征及实验室检查高度提示本病,即使抗酸染色阴性亦应立即开始抗结核治疗,辅以皮质类固醇激素、药物鞘内注射、降颅内压、对症及全身支持治疗。

(六)护理评估要点

1.病史评估　了解患者的生活环境及卫生条件;发病前有无结核病史或结核病接触史;是否属于易感人群;是否接种过卡介苗;近期有无急性传染病史如麻疹、水痘等。

2.专科评估　①结核中毒症状:有无低热、盗汗、食欲减退、全身倦怠无力、精神萎靡不振。②头痛:头痛的部位、性质、有无逐渐加重或突然加重,脑膜刺激征是否阳性。③呕吐:呕吐物的性质、量、频率,是否为喷射样呕吐。④其他症状:有无抽搐发作、脑神经受累、肢体瘫痪及意识障碍等局灶性神经系统症状及体征。

3.心理社会评估　准确评估患者对所患疾病的认知程度及对护理的需求,定期评估患者有无焦虑、抑郁等情绪,应用日常生活自理能力(Barthel 指数)评估疾病对患者的自理能力、生活、工作有无影响。

(七)护理常规

执行神经内科一般护理常规。

1.一般护理　患者绝对卧床休息,限制探视,保持病室安静,护理操作尽量集中进行,减少对患者的刺激。

2.颅内压增高护理　密切观察有无颅内压增高的表现及脑疝形成的征象;遵医嘱使用脱水降颅压药物;保持大便通畅,指导患者养成定时排便习惯,多食富含纤维素食物,促进肠蠕动,避免用力排便或咳嗽引起腹腔、胸腔内压力骤然增高从而造成颅内压增高。

3.发热护理　定时监测体温,应用温水擦浴、冰毯、冰袋等物理降温方法,可适当增加静脉补液量,维持水、电解质和酸碱平衡;出汗时及时更换衣裤,注意观察患者有无虚脱、高热、惊厥等不适症状。

4.用药护理　遵医嘱服用抗结核药物,观察药物不良反应,如服用利福平后尿液颜色变化等。应用脱水降颅压药物时注意给药时间、剂量。使用糖皮质激素过程中观察患者有无腹痛、黑便等消化道症状,注意监测血压、血糖变化,定期监测肝肾功能,不可随意加量或减量,以免造成病情反复而延误治疗。

5.饮食护理　饮食宜清淡,避免粗糙、干硬、辛辣食物,给予高蛋白、高维生素、易消化饮食,保证水分的摄入,不能经口进食的患者给予鼻饲饮食或肠外营养支持。

6.心理护理　该病多数为中青年患者,病情重、病程长,对治愈疾病期望值较高,需及时给予有效的心理疏导,解答困扰患者的心理问题;可讲解疾病原因、发展及转归,并介绍治愈患者的成功案例,增强其战胜疾病的信心。

（八）健康教育

1. 知识指导　向患者及家属介绍该病的病因、症状、体征和预后,使其了解病情加重的表现,以便及早治疗;做好长期用药的思想准备,坚持早期、联合、适量、规律、全程用药。向患者解释药物作用、用药时间、使用特殊药物的注意事项及常见的不良反应。如利福平因食物阻碍其吸收,宜空腹服药;异烟肼容易引起视神经系统症状,有相关症状时应及时报告医生,及时停药;抗结核药的应用可引起胃肠道症状如恶心、呕吐、食欲不振及肝功能异常等。

2. 预防指导　制订良好的作息计划,注意锻炼身体,适当进行户外活动,加强营养,高蛋白、高维生素饮食,增强机体抵抗力。避免与开放性结核病患者接触,以防重复感染。积极预防和治疗各种急性传染病,以防疾病复发。

3. 康复指导　肢体瘫痪患者进行理疗、被动活动等功能锻炼,防止肌挛缩。失语和智力低下患者,应进行语言训练和适当教育。

参考文献

[1]唐神结,高文.临床结核病学[M].2版.北京:人民卫生出版社,2019.

[2]陶子荣,戴玉.神经内科护理查房手册[M].北京:化学工业出版社,2019.

[3]中华医学会结核病学分会结核性脑膜炎专业委员会.2019中国中枢神经系统结核病诊疗指南[J].中华传染病杂志,2020,38(7):400-408.

[4]魏超,仇广林,李应群,等.儿童结核性脑膜炎的护理管理研究进展[J].中华现代护理杂志,2018,24(20):2372-2376.

[5]董传莉,陈兰举.小儿结核性脑膜炎的诊断与治疗[J].中华全科医学,2018,16(2):171-172.

三、新型隐球菌脑膜炎

（一）定义

新型隐球菌脑膜炎(cryptococcal meningitis,CM)是CNS最常见的真菌感染,由新型隐球菌感染引起,病情重,病死率高。

（二）病因与发病机制

新型隐球菌广泛分布于自然界,如水果、奶类、土壤、鸽粪和其他鸟类的粪便中,为条件致病菌,当宿主免疫力低下时易致病。鸽子和其他鸟类可为中间宿主,鸽子饲养者新型隐球菌感染发生率要比一般人群高出几倍。新型隐球菌 CNS 感染可单独发生,但更常见于全身免疫缺陷性疾病、慢性衰竭性疾病患者,如获得性免疫缺陷综合征、淋巴肉瘤等。最初常感染皮肤和黏膜,经上呼吸道侵入人体。

(三)临床表现

起病隐匿,多呈亚急性或慢性起病,少数急性起病。

1. 一般症状　早期可有不规则低热或间歇性头痛,后持续并进行性加重;免疫功能低下的患者可呈急性发病,常以发热、头痛、恶心、呕吐为首发症状。

2. 脑膜刺激征　多数患者有明显的颈项强直、克尼格征阳性。

3. 颅内压增高症状　颅内压增高往往比较明显,头痛、恶心、呕吐较剧烈。

4. 脑实质受累症状　大脑、小脑或脑干的较大肉芽肿引起肢体瘫痪和共济失调等局灶性体征。

5. 脑神经受累症状　病情进展可能累及动眼神经、外展神经、视神经等,出现脑神经麻痹和视神经乳头水肿。

(四)辅助检查

脑脊液常规生化检查、脑脊液涂片墨汁染色、脑脊液免疫学检查、胸部 X 线检查、CT 检查、MRI 检查等。

(五)治疗原则

主要是抗真菌治疗、对症及全身支持治疗。

(六)护理评估要点

1. 病史评估

(1)评估患者的居住条件,有无养鸟等喜好;了解居住环境及有无鸽子等鸟类喂养史、接触史。

(2)评估患者既往身体状况,是否存在免疫力低下如单核吞噬细胞系统肿瘤、获得性免疫缺陷病、肾病、糖尿病等。

2. 专科评估　①评估有无颈项强直、克尼格征及布鲁津斯基征阳性。②评估有无头痛、呕吐、视神经乳头水肿,观察瞳孔、血压、呼吸等变化,判断有无颅内压增高或脑疝形成。③评估有无视力、听力改变等病变累及脑神经受损症状。④评估有无精神行为异常,谵妄状态、癫痫发作或痴呆等。

3. 心理社会评估　评估患者及家属对疾病的认知程度,有无焦虑、抑郁或其他精神症状,推荐使用的量表包括医院焦虑抑郁量表、汉密尔顿抑郁量表、贝克焦虑量表。

(七)护理常规

执行神经内科一般护理常规。

1. 一般护理　急性期患者应卧床休息,有明显颅内高压时,可适当抬高床头15°~30°,以减轻脑水肿、改善头部血液供应。

2. 颅内压增高护理　密切观察患者意识、瞳孔及生命体征变化,评估患者头痛的性质、程度及规律,恶心、呕吐等症状是否加重,及时发现有无颅内压增高的表现及脑疝形成的征象,如有应立即报告医生,遵医嘱应用脱水及镇痛药物,避免用力排便或咳嗽引起腹腔、胸腔内压力骤然增高从而造成颅内压增高。

3. 发热护理　主要为低热和中等热,定时监测体温,应用温水擦浴、冰毯、冰袋等物理降温方法,可适当增加静脉补液量;遵医嘱给予药物降温,注意观察患者有无虚脱等不适症状。

4. 用药护理　应用两性霉素B等抗真菌药物治疗过程中尽量选用深静脉给药,并严格根据医嘱由小剂量递增给药,给药时控制输液速度;注意观察生命体征及有无寒战、发热、头痛等症状,定期检查各脏器功能。

5. 心理护理　主动向患者及家属介绍疾病的相关知识,缓解患者对疾病的紧张、焦虑、悲观、抑郁等情绪;多与患者及家属进行交流沟通,及时发现异常心理状态,给予心理疏导和人文关怀。

(八)健康教育

1. 知识指导　为患者及家属讲解新型隐球菌性脑膜炎相关知识,如出现不规则低热或伴有间歇的轻度头痛,需要与普通感冒相鉴别;若出现恶心、呕吐,甚至意识障碍,为颅高压表现,须及时就诊。遵医嘱服用抗真菌药物,定期复查肝肾功能及血药浓度等。

2. 预防指导　指导患者远离鸽子等主要传染源,切断传播途径,养成良好的个人卫生习惯。合理安排好作息时间,保持良好的心理状态。加强营养,增强免疫力,预防上呼吸道感染。

参考文献

[1]贾建平,陈生弟.神经病学[M].8版.北京:人民卫生出版社,2018.

[2]丁淑贞,丁全峰.神经内科临床护理[M].北京:中国协和医科大学出版社,2016.

[3]常健博,吴昊,魏俊吉.隐球菌脑膜炎并发颅内压增高的诊治进展[J].中国医学科学院学报,2019,41(1):111-117.

[4]中华医学会感染病学分会.隐球菌性脑膜炎诊治专家共识[J].中华传染病杂志,

2018,36(4):193-199.

[5]朱海兵,欧阳桂兰,王齐琦,等.老年非人类免疫缺陷病毒相关新型隐球菌性脑膜炎的临床分析[J].中华老年心脑血管病杂志,2020,22(5):538-540.

四、自身免疫性脑炎

(一)定义

自身免疫性脑炎(autoimmune encephalitis,AE)是一类由自身免疫机制介导的针对中枢神经系统抗原产生免疫反应所导致的脑炎,临床主要表现为精神行为异常、认知功能障碍和急性或亚急性发作的癫痫等,其中以抗N-甲基-D-天冬氨酸受体(NMDAR)脑炎最为常见,约占所有自身免疫性脑炎病例的80%。

(二)病因与发病机制

病理上主要表现为以淋巴细胞为主的炎细胞浸润脑实质,并在血管周围形成"套袖样"改变。根据主要受累部位的不同,病理上可以分为3种类型:灰质受累为主型、白质受累为主型和血管炎型。

(三)临床表现

1.前驱症状与前驱事件 抗NMDAR脑炎常见发热、头痛等前驱症状。抗NMDAR脑炎偶尔可以发生于单纯疱疹病毒性脑炎等中枢神经系统病毒感染之后。

2.主要症状 包括精神行为异常、认知障碍、近事记忆力下降、癫痫发作、言语障碍、运动障碍、不自主运动、不同程度意识障碍与昏迷等。

3.其他症状 包括睡眠障碍,主要表现为嗜睡、睡眠觉醒周期紊乱和白天过度睡眠等。

(四)辅助检查

脑脊液检查、影像学检查、脑电图检查等。

(五)治疗原则

应用糖皮质激素、免疫球蛋白进行免疫治疗及对症支持治疗。

(六)护理评估要点

1.病史评估 起病前有无肿瘤或感染的征象如头痛、发热,是否有中枢神经系统病毒感染病史,如单纯疱疹病毒性脑炎。

2.专科评估 ①评估有无颈项强直、克尼格征及布鲁津斯基征阳性。②判断有无意识障碍,推荐使用格拉斯哥昏迷评分量表判断意识障碍程度。③判断有无言语动作异常、行动懒散、妄想行为,甚至冲动怪异行为。④使用简易精神状态量表判断认知障碍程度,包括注意力、空间能力、语言和执行能力等。

3.心理社会评估 评估患者及家属是否了解疾病的相关知识,特别是有精神症状的患者家属,使其能获得更多的社会支持。

(七)护理常规

执行神经内科一般护理常规。

1.病情观察 严密监测患者的意识、生命体征及精神状态,有无诱发或加重精神症状的因素。同时需密切观察患者发热、乏力等全身症状,并给予相应的护理。

2.癫痫发作护理 观察癫痫发作持续时间、形式及用药后的反应。发作时,观察患者意识、瞳孔及生命体征变化,保持头部偏向一侧,维持呼吸道通畅,避免窒息、误吸及舌咬伤,给予氧气吸入。同时,注意不要过度按压患者,以免造成骨折。

3.用药护理 静脉滴注免疫球蛋白时观察有无发热、胸闷、皮肤潮红、过敏等输液反应;使用激素冲击治疗时观察患者是否出现库欣综合征、内分泌紊乱等不良反应;使用环磷酰胺治疗时,观察患者是否出现骨髓抑制、出血性膀胱炎等不良反应。

4.安全护理 存在运动障碍伴有舞蹈运动、肌张力异常等症状的患者,选择约束工具适当约束,防止非计划性拔管等意外事件发生。必要时,清除患者周围一切锐利物品或其他可伤人器械,防止自伤或伤人。

5.心理护理 积极与患者及家属交流沟通,讲解疾病的相关知识,提供临床上的治愈病例,以树立患者及家属的信心;积极利用患者周围的支持系统如亲属、朋友、同事等;启动社会支持系统如慈善机构、医疗捐助等。

(八)健康教育

1.知识指导 遵医嘱服药,不要随意减药停药,定期复诊,监测血药浓度,如有不适及时来院就诊。积极建立患者周围的支持系统,如亲属、朋友、同事、照顾者,主要起监督、指导、辅助、引导的作用,鼓励患者坚持全程、合理用药,提高治疗依从性。

2.预防指导 注意锻炼身体,加强营养,增加免疫力;合理安排作息时间,保持良好的心理状态;保持个人卫生,积极治疗其他类型中枢神经系统病毒感染。

3.康复指导 肢体功能障碍,精神障碍和语言功能障碍的患者,指导其早期康复锻炼,防止肌肉萎缩,病情好转后,评价其认知功能,进行康复训练,提高患者认知功能。

参考文献

[1]中国抗癫痫协会.临床诊疗指南癫痫病分册(2015修订版)[M].北京:人民卫生出版社,2015.

[2]贾建平,陈生弟.神经病学[M].8版.北京:人民卫生出版社,2018.

[3]中华医学会神经病学分会.中国自身免疫性脑炎诊治专家共识[J].中华神经科杂志,2017,50(2):91-98.

[4]柴晓洋,王洁,庞倩,等.自身免疫性脑炎相关性癫痫的研究进展[J].中华神经医学杂志,2019,18(2):207-210.

[5]关鸿志,崔丽英.自身免疫性脑炎诊疗的规范化与个体化[J].中华神经科杂志,2020,53(1):5-7.

[6]华柳霞.重症抗NMDA受体型自身免疫性脑炎的护理[J].护士进修杂志,2017,32(13):1238-1239.

第七节 运动障碍性疾病的护理

一、帕金森病的护理

(一)定义

帕金森病(Parkinsons disease,PD)是一种常见的中老年神经系统退行性疾病。以静止性震颤、肌强直、运动迟缓、姿势平衡障碍的运动症状和睡眠障碍、嗅觉障碍、自主神经功能障碍、认知和精神障碍等非运动症状的临床表现为显著特征。

(二)病因与发病机制

病因迄今尚未完全明确,可能与高龄、接触环境中的吡啶衍生物、遗传因素有关。

(三)临床表现

帕金森病起病隐匿,进展缓慢,运动症状和非运动症状逐渐加重,患者的日常生活能力受到影响,当疾病进展到中晚期,逐渐丧失自理能力,给家庭和社会带来沉重负担。

1.运动症状

(1)静止性震颤:多为首发症状,从一侧上肢远端开始,逐渐发展到同侧下肢、对侧上肢、对侧下肢,表现为规律的手指屈曲和拇指对掌运动,如"搓丸"样动作。

(2)肌强直:处于放松体位时,四肢及颈部的主要关节被动运动缓慢,如"铅管样"抵抗。

(3)运动迟缓:缓慢、持续运动中幅度或速度的下降,如精细动作不能完成、书写困难、面部表情肌少动等。

(4)姿势平衡障碍:四肢、躯干、颈部肌肉强直的特殊姿势。

2.非运动症状　常见的非运动症状主要包括神经精神障碍,如焦虑、抑郁、淡漠、幻觉、妄想、谵妄、冲动控制障碍及相关障碍;自主神经功能障碍,如直立性低血压、便秘、流涎、与药物相关的胃肠功能障碍、泌尿生殖系统功能障碍(夜尿、尿急、尿频等)、体温调节功能障碍(多汗、对冷热的不耐受)等;睡眠障碍,如失眠或睡眠片段化、快速眼动期睡眠行为异常、白天过度嗜睡和睡眠发作等;感觉障碍,如嗅觉障碍、肢体麻木、疼痛等。

(四)辅助检查

基因检测、嗅觉测试、心脏交感神经检查、黑质超声检查;神经电生理检查、自主神经功能检测、神经心理检查等可发现非运动症状。正电子发射计算机断层成像(PET/PET-CT)或单光子发射计算机断层成像(SPECT)有重要的辅助诊断价值。

(五)治疗原则

1.药物治疗　提倡早期诊断,早期治疗,适当的药物治疗可不同程度地减轻症状,并可因减少并发症而延长生命。包括复方左旋多巴、单胺氧化酶B型抑制剂、多巴胺受体激动剂、儿茶酚-O-甲基转移酶抑制剂、抗胆碱能药、金刚烷胺,但不能完全控制疾病的进展,且都存在不良反应和长期应用后药效衰减的缺点。

2.手术治疗　神经毁损术、脑深部电刺激术和磁共振引导超声聚焦治疗。

3.康复与运动治疗　物理与运动治疗、作业治疗、言语和语言治疗、吞咽治疗。

(六)护理评估要点

1.病史评估　①评估患者既往病史、家族史、其他慢性病史、年龄、居住环境、家族史、有无农药或工业毒素接触史、吸烟史、饮茶或咖啡史。②评估患者起病时间,症状部位、出现的次序、类型,疾病发展速度、诱因,既往检查治疗反应等。③评估患者药物使用的方法,开始用药时间、种类、剂量,用药效果等。

2.专科评估　①采用帕金森病统一评分量表评估患者疾病严重程度。②采用简明智力状态量表、蒙特利尔认知评估量表评估患者的认知功能。③采用帕金森病生活质量问卷、日常生活能力量表等评估患者日常生活能力及生活质量。④采用洼田饮水试验、进食评估调查工具-10(eating assessment tool-10,EAT-10)评估患者吞咽功能障碍。⑤采用直立性低血压问卷、直立性低血压症状评估、直立性低血压日常活动评估等工具评估患者直立性低血压发生时间段。

3.心理社会评估　使用焦虑抑郁量表、汉密尔顿焦虑量表、汉密尔顿抑郁量表等,评估患者焦虑、抑郁和其他精神症状的心理状态。

(七)护理常规

1.运动症状护理

(1)疾病早期以自我管理为主,鼓励患者积极参加体育锻炼及社交活动,推迟活动受限的发生。

(2)保证地面平整、干燥,房间光线明亮,移去活动范围内的障碍物。张贴防跌倒、防坠床标识,告知患者及家属预防跌倒坠床的方法。对于上肢震颤未能控制、肢体僵硬的患者,应谨防烫伤、烧伤。

(3)对自行起床有困难的患者可在床边结一个绳子,便于牵拉起床。避免坐过软的沙发及深凹下去的椅子,尽量坐两侧有扶手的坐具,便于起立。

(4)运动并发症的护理:指导患者及家属观察是否出现疗效减退、剂末现象、开关现象、异动症等,记录发生及持续时间,做好安全防护预防跌倒等。

2.非运动症状护理

(1)便秘的护理:增加运动,避免久坐,定时排便,建议在晨起或三餐后2h内尝试排便;保证摄入足够的水分,每日膳食纤维摄入量25g以上。

(2)下尿路症状的护理:指导患者纠正不良生活习惯,戒烟、避免食用含咖啡因的食物,主动进行盆底肌肉自主收缩训练、膀胱扩张训练等。记录排尿日记。

(3)直立性低血压的护理:遵医嘱减少或停用可能引起直立性低血压的药物;补充血容量,无禁忌时每日保证饮水量2000 mL;每日正常饮食基础上增加2.3~4.6g盐的摄入;睡觉时抬高头位10 cm;进行身体抗压动作训练,如交叉腿部动作、下蹲位等动作;物理疗法如穿弹力袜、腹带。

3.用药指导　告知患者规律、长期、正确服药的重要性。左旋多巴宜在三餐前1h或餐后1.5h服用,避免同服高蛋白食物。指导患者观察药物的不良反应及注意事项。

4.饮食护理　服用左旋多巴类药物的患者,早、中餐以碳水化合物的食物为主(米,面、粗粮、杂粮及薯类),晚餐进食高蛋白质食物。同时患有糖尿病、高血压、高脂血症的帕金森病患者则需在此基础上有针对性地选择合适的饮食。

(八)健康教育

1.出院指导　指导患者正确认识疾病,早期诊断、早期规律治疗是关键。药物治疗是基础,积极参加康复锻炼,记录帕金森病日记,定期门诊随访;鼓励患者参加社会活动,倡导家属关心爱护患者。

2.康复指导 疾病早期以自我管理为主,鼓励患者积极参加体育锻炼,推迟活动受限的发生,如打太极拳、健走、舞蹈等;中期以维持或提高活动能力预防跌倒为主,如平衡训练、步态训练、上肢功能训练;晚期以辅助下主动训练或被动锻炼为主,以维持心肺功能,预防压力性损伤、关节挛缩等并发症。康复训练应有针对性、个体化,推荐每次 30 ~ 60 min,每日 1~2 次,每周 5 次以上,强度适宜;运动中感到不适应立即停止。

参考文献

[1]贾建平,陈生弟.神经病学[M].8 版.北京:人民卫生出版社,2018.

[2]刘军.中国帕金森病的诊断标准(2016 版)[J].中华神经科杂志,2016,49(4):268-271.

[3]中华医学会神经病学分会帕金森病及运动障碍学组,中国医师协会神经内科医师分会帕金森病及运动障碍学组.中国帕金森病治疗指南(第四版)[J].中华神经科杂志,2020,53,(12):973-986.

[4]宋鲁平,王强.帕金森病康复中国专家共识[J].中国康复理论与实践,2018,24(7):8-15.

[5]中华医学会神经病学分会帕金森病及运动障碍学组,中国医师协会神经内科分会帕金森病及运动障碍学组.帕金森病非运动症状管理专家共识(2020)[J].中华医学杂志,2020,100(27):2084-2091.

[6]ARMSTRONG MJ,OKUN MS. Diagnosis and treatment of parkinson disease:a review[J].JAMA,2020,323(6):548-560.

[7]BOELENSKEUN J T,AC A I,CHRIS V,et al. Dietary approaches to improve efficacy and control side effects of levodopa therapy in Parkinson's disease:a systematic review[J]. Advances in Nutrition,2021,12(6):2265-2287.

二、肝豆状核变性

(一)定义

肝豆状核变性,又称 Wilson 病(Wilson disease,WD),是一种罕见的常染色体(*ATP7B* 基因突变)隐性遗传的铜代谢障碍性疾病,即铜沉积在体内组织脏器中,以肝和神经系统病变为主要表现。

(二)病因与发病机制

WD 是常染色体隐性遗传性铜代谢异常疾病,致病因子造成铜蓝蛋白的合成障碍,并影响铜在胆道中的排泄。

(三)临床表现

WD 可以在任何年龄起病,多见 5～35 岁,3%～4% 发病年龄晚于 40 岁。

1. 神经精神表现　多见于 10～30 岁患者,表现为震颤、不自主运动、共济失调;肌张力障碍、肢体僵硬、运动迟缓;流涎、构音障碍、假性球麻痹;自主神经功能异常、偏头痛;癫痫。精神表现包括躁狂、抑郁、精神分裂、神经质行为、失眠、人格改变。

2. 肝脏损害　10～13 岁起病,出现急性肝炎、暴发性肝衰竭、慢性肝病或肝硬化等肝损害。表现为溶血性黄疸、脂肪肝、肝大、肝硬化、脾大、肝区疼痛、恶心、呕吐、乏力、腹水、下肢肿胀、腹痛、全身水肿等。

3. 其他系统损害　肾损害、骨关节病、心肌损害、肌病。青年女性出现月经失调、不孕、反复流产等。

(四)辅助检查

1. 化验　血常规、肝肾功能、血清铜及铜蓝蛋白水平测定,24 h 尿铜排泄定量检查。

2. 其他检查　裂隙灯下检查有无角膜 K-F 环、CT、头颅 MRI 检查、WD 基因(*ATP7B* 基因)检测、离体皮肤成纤维细胞培养。

(五)治疗原则

1. 低铜饮食　避免进食含铜高的食物;高氨基酸或高蛋白饮食;避免使用铜制餐具、用具。

2. 药物治疗　D-青霉胺、二巯丙磺酸钠、二巯丁二酸胶囊、曲恩汀、锌剂等。

3. 对症治疗　改善肌张力障碍、震颤、肢体僵硬、运动迟缓、共济失调、舞蹈样动作和手足徐动、精神症状等。升白细胞和升血小板治疗、透析或血浆置换治疗暴发性肝衰竭。

4. 肝移植　适应证为急性肝衰竭或失代偿肝硬化。

(六)护理评估要点

1. 病史评估　评估患者起病年龄、病程、症状、部位、进展次序;了解家族史、婚育史、受教育程度、性别、年龄、就诊时间及频次;询问服药种类、药物剂量、频次、治疗效果等。

2. 专科评估　①应用统一威尔逊病评定量表,评估患者疾病严重程度。②应用 36 项简明健康问卷和 WHO 生活质量简明问卷评估患者生活质量。③使用简易精神状态检查、蒙特利尔认知评估量表进行早期筛查。④检查皮肤及巩膜颜色,全身皮肤是否完好,使用 Braden 压疮危险因素预测量表进行皮肤和黏膜评估。⑤使用构音评定量表(FDA)评估语言功能,是否存在构音功能障碍。

3. 心理社会评估　使用哥伦比亚-自杀严重程度量表、住院病人自杀严重程度评定量表,评估患者抑郁、自杀风险、冲动控制障碍等精神症状。

(七)护理常规

执行神经内科一般护理常规。

1. 肝功能损伤监测　观察皮肤巩膜颜色(是否发生黄疸、贫血)、食欲差、恶心、乏力、水肿等症状。

2. 运动障碍的护理　药物治疗是控制运动症状的主要方法,用药期间密切观察患者症状改善情况,指导患者观察药物不良反应。双上肢震颤患者可进行手的功能活动,如够取、抓握、和操作物体训练。严重影响进食者可考虑使用宽柄勺、吸管水杯等辅助用具。

3. 饮食的护理　坚持低铜饮食和治疗。同时患者常伴有钙、磷代谢障碍,因此还应摄入一些富含钙、磷的食物。避免摄入存在肝毒性的药物或食物,例如酒精、草药等。指导患者鉴别食物的含铜量,常见食物含铜量详见表1-2。

表1-2　常见食物含铜量

含铜量	食物	食用建议
高	各种动物内脏、血;贝壳类(蛤蜊、蛏子、淡菜、河蚌、牡蛎);软体动物(乌贼、鱿鱼);螺类;虾蟹类;坚果类(花生、核桃、莲子、板栗、芝麻);各种豆类及其制品;蕈类(香菇及其他菇菌类);腊肉、鸭肉、鹅肉;燕麦、荞麦、小米;紫菜、蒜、芋头、山药、百合;猕猴桃;巧克力;可可、咖啡、茶叶;龙骨、蜈蚣、全蝎等中药	避免食用
较高	牛羊肉;马铃薯、糙米、黑米;海带、竹笋、芦荟、茄子;香蕉、柠檬、荔枝、桂圆等	少食
较低	橄榄油、鱼类、鸡肉、瘦猪肉、精白米面、颜色浅的蔬菜、苹果、桃子、梨、银耳、葱等	适宜

4. 康复及心理护理　多学科团队对患者进行管理和治疗,对照料者进行心理和疾病相关知识教育,鼓励患者积极参加社会活动。

(八)健康教育

1. 出院指导　治疗依从性差将严重影响患者的存在质量,护理人员应指导患者及家属认识疾病,提高治疗的依从性。每年至少随访2次,评估临床症状、治疗效果及治疗的依从性。女性患者经治疗后可以正常怀孕,其配偶需行基因筛查,必要时行产前诊断。孕期及哺乳期用药方案需咨询专科医生。

2.预防指导　限制铜的摄入,避免使用含铜的餐具和炊具,避免使用含铜药物;按医嘱长期不间断正确给药,并定期监测尿铜和肝、肾功能。

参考文献

[1]贾建平,陈生弟.神经病学[M].8版.北京:人民卫生出版社,2018.

[2]中华医学会神经病学分会神经遗传学组.中国肝豆状核变性诊治指南2021[J].中华神经科杂志,2021,54(4):310-319.

[3]杨旭.肝豆状核变性诊断指标的意义及其局限性[J].中华肝脏病杂志,2017,25(12):881-885.

[4]周香雪,何荣兴,蒲小勇,等.肝豆状核变性携带者的临床特点及治疗策略[J].中华医学杂志,2019,99(11):806-811.

[5]沈洁,程春香.综合护理对肝豆状核变性继发癫痫患者治疗的影响[J].当代护士(中旬刊),2019,26(12):9-11.

[6]房达,钱智玲,崔雄伟,等.肝型肝豆状核变性患者的头颅MRI表现特点[J].中国临床神经科学,2019,27(6):690-692.

第八节　发作性疾病的护理

一、癫痫

(一)定义

癫痫(epilepsy)是多种原因导致的脑部神经元高度同步化异常放电所致的临床综合征。癫痫的每次发作及每种发作的短暂过程称为痫性发作。在癫痫发作中,一组具有相似症状和体征所组成的特定癫痫现象统称为癫痫综合征。

(二)病因与发病机制

癫痫病因复杂,明确病因有助于诊治和判断患者预后。目前,国际抗癫痫联盟(International League Against Epilepsy,ILAE)强调六大病因分型,分别为结构、遗传、感染、代谢、免疫和未知病因。需要注意的是,一个癫痫患者可能不止一种病因,但不同病因的重要性不同,取决于具体情况。

癫痫的发病机制非常复杂,至今尚未能了解其全部机制,但发病的一些重要环节已被探知,包括痫性放电的起始、传播、终止,神经元异常放电是癫痫发病的电生理基础。

(三)临床表现

癫痫因异常放电的位置不同及波及范围差异,导致患者发作形式多样,临床表现异质性强,但均具有以下共同特征:①发作性,症状突然发生,持续一段时间后迅速恢复,间歇期正常;②短暂性,每次发作持续时间为数秒或数分钟,除癫痫持续状态外,很少超过5 min;③重复性,第1次发作后,经过不同间隔时间会有第2次或更多次的发作;④刻板性,每次发作的临床表现几乎一样。根据发作时的临床表现和脑电图特征,痫性发作可分为不同类型,最明显的发作形式是强直阵挛发作(又称大发作),以意识丧失、双侧对称强直后紧跟有阵挛动作并通常伴有自主神经受累表现为主要临床特征。

(四)辅助检查

1. 脑电图(electroencephalogram,EEG) 诊断癫痫最重要的辅助检查方法,对发作性症状的诊断有很大价值,有助于明确癫痫的诊断及分型和确定特殊综合征。

2. 神经影像学检查 CT 和 MRI,神经影像学检查有助于发现癫痫的结构性病因。

3. 其他实验室检查 包括血液学检查、脑脊液检查、遗传学检查等。

(五)治疗原则

癫痫治疗包括病因治疗、药物治疗、手术治疗、生酮饮食治疗、免疫治疗等,其中药物治疗是癫痫治疗的主要手段。尽可能单药治疗,从小剂量开始,缓慢增量至能最大限度地控制癫痫发作而无不良反应或不良反应很轻的最低有效剂量。如不能有效控制癫痫发作,则满足部分控制,也不能出现不良反应。对于两种单药治疗后仍不能控制发作者,需要考虑合理的联合治疗。

(六)护理评估要点

1. 病史评估

(1)围产史:评估是否存在宫内窘迫、早产、难产、产伤、缺氧情况发生。

(2)生长发育史:评估运动、认知、智力等发育情况。

(3)既往史:有无高热惊厥史、脑炎/脑膜炎病史、颅脑外伤史、遗传代谢疾病病史等。

2. 专科评估 ①评估发病年龄、病程、诱因、治疗情况。②评估有无发作先兆;评估癫痫发作的时间、发作时表现、持续时间、间歇时间、发作频次。③评估发作时意识、生命体征的变化。癫痫持续状态时,注意观察有无呼吸抑制、心率减慢、血压下降、呼吸道分泌物大量增加等。④评估有无发作中意外损伤。⑤评估有无伴随症状:大小便失禁、呕吐、高热等。⑥评估发作后表现(头痛、肌肉酸痛等)。

3. 心理社会评估　评估患者是否出现病耻感、恐惧、焦虑、抑郁等。评估照顾者对患者的关心和支持度以及患者的家庭条件与经济状况。

（七）护理常规

执行神经内科一般护理。

1. 饮食护理　给予普通饮食,避免过饱,戒烟酒。发作频繁不能进食或昏迷者,给予鼻饲饮食,以补充足够的营养和水分。进行生酮饮食治疗时谨遵医嘱。

2. 病情观察　观察患者发作时表现并记录。

(1)眼动作:频繁眨眼或双眼向上或向一侧凝视。

(2)嘴部动作:有无嘴角抽动、有无咀嚼动作、牙关是否紧闭等。

(3)肢体抽搐情况:肢体抽搐形式、抽搐频率、抽搐幅度、持续时间等。

(4)意识状态:判断患者意识状态,观察瞳孔变化。

(5)伴随症状:观察患者有无缺氧、窒息和大小便失禁等。

(6)记录:记录患者发作时症状、发作持续时间及处置措施等。

3. 对症护理

(1)安全护理:将患者安置于安全环境中,移除身上或周围危险品,比如眼镜、钥匙、刀具等,防止意外发生。告知患者如有发作先兆应立即平卧,采取保护措施;活动状态时发作,立即将患者置于安全体位,防止外伤,切勿按压或限制、约束患者肢体,以免造成骨骼肌肉或软组织损伤,卧床时加用床档,以防坠床。

(2)保持呼吸道通畅:抽搐时,头偏向一侧,松开过紧衣领,及时清除口鼻腔内分泌物;不宜撬开患者牙齿,或者在牙齿之间或嘴里放任何物品,因癫痫发作时咬肌力量很大,有可能会咬断口腔内物品,造成牙齿损伤,或引起误吸、窒息,必要时予以吸痰及氧气吸入。

4. 癫痫持续状态护理

(1)呼吸道管理:保持呼吸道通畅,吸氧,必要时气管插管或气管切开。

(2)病情监测:监测意识、瞳孔及生命体征、血氧饱和度变化,建立静脉通道,遵医嘱应用抗癫痫药物。快速安装脑电图电极,给予视频脑电监测。遵医嘱给予血糖、血常规、血液生化、动脉血气分析,及血尿药物浓度检查。

(3)用药护理:癫痫发作 5 min 及以上未停止,需立即给予药物终止癫痫发作。用药护理措施如下。初始治疗阶段,首选地西泮 5～10 mg 缓慢静脉注射,速度不超过 3 mg/min,注射同时密切观察患者呼吸情况,因注射过快会导致患者呼吸抑制,此措施可重复 1～2 次,需做好辅助通气抢救准备;或是使用咪达唑仑 10 mg 肌内注射,院前急救和无静脉通道时,优先选择。上述任一措施未能使发作终止,进入二线治疗阶段,考虑静脉应用抗癫痫药物包括丙戊酸钠、左乙拉西坦等缓慢静脉注射,需密切关注患者血压及呼吸变化,对症处理。初始治疗以及后续抗癫痫药物治疗失败的难治性癫痫持续状态患者需转入重症监护病房,给予静脉麻醉药物治疗,包括丙泊酚、咪达唑仑等,需注意丙泊酚对呼吸有明显抑制作用,表现为呼吸减慢甚至呼吸暂停情况,需严密观察。

5.并发症护理

(1)高热:首选物理降温,必要时遵医嘱给予药物降温,密切观察患者体温变化。

(2)肺部感染:加强呼吸道管理,防止误吸,定时翻身叩背,必要时吸痰。

(3)脑水肿:遵医嘱应用脱水降颅压药物防治脑水肿发生。

(4)纠正酸碱失衡:发生代谢性酸中毒时可遵医嘱给予5%碳酸氢钠溶液,必要时补液治疗,维持水、电解质平衡。

7.心理护理

(1)保持良好心态:患者及其照顾者能够正确对待该疾病,认识到癫痫和高血压、糖尿病等慢性疾病性质是一样的,大多数没有遗传,消除自卑和羞耻感。

(2)积极参加社交活动:鼓励患者及家庭积极参加当地组织的病友会活动,多和病友交流,互相鼓励帮助,相互交流心理感受和治疗体验,消除社会孤独感。

(八)健康教育

1.知识指导 癫痫发作时为避免意外伤害发生,需做好癫痫患者日常生活指导。指导患者选择宽而低的床,住宿的学生最好选择下铺,没有下铺应把床的护栏特殊加高,床头柜不要放置玻璃杯、热水瓶等易碎危险物品,家具的棱角加软垫包裹;生活中远离各种热源和电源,避免单独沐浴,不选择盆浴,以免发作时溺水;建议患者房间安装摄像头,尽量避免独居;禁止游泳、高空作业、驾车等可能危及患者安全的行为,避免剧烈的体育运动,如踢足球、奔跑等。嘱患者外出时携带足够的抗癫痫药,随身携带信息卡(注明姓名、诊断、地址、联系电话等),以便疾病发作时取得联系,便于抢救。

2.预防指导 保持良好的生活规律和饮食习惯,避免过度劳累、睡眠不足、情绪激动、强烈的声光刺激,避免浓茶、咖啡、巧克力等容易诱发癫痫的食物,戒烟酒;告知患者遵医嘱坚持长期、规律用药,切忌突然停药、减药、漏服药及自行换药,出现药物不良反应如皮疹、认知行为异常时及时就诊;遵医嘱定期复查血尿常规、肝肾功能、抗癫痫药物血药浓度等。

参考文献

[1]尤黎明,吴瑛.内科护理学[M].6版.北京:人民卫生出版社,2017.

[2]贾建平,陈生弟.神经病学[M].8版.北京:人民卫生出版社,2018.

[3]梁锦平.国际抗癫痫联盟2017年版癫痫分类特点及其解读[J].中国实用儿科杂志,2020,35(1):47-54.

[4]中华医学会儿科学分会神经学组,中国抗癫痫协会,中华儿科杂志编辑委员会.生酮饮食疗法在癫痫及相关神经系统疾病中的应用专家共识[J].中华儿科杂志,2019(11):820-825.

[5]唐颖莹,陆璐,周东.中国癫痫诊断治疗现状[J].癫痫杂志,2019,5(3):161-164.

[6]张敏,蒋莉.癫痫持续状态的定义分类及药物治疗进展[J].儿科药学杂志,2018,24(10):54-58.

二、偏头痛

(一)定义

偏头痛是临床常见的原发性头痛,其特征为发作性,多为偏侧、中重度、搏动样疼痛,可合并自主神经系统功能障碍如恶心、呕吐、畏光和畏声等症状。

(二)病因与发病机制

偏头痛的病因目前尚不明确,可能与以下因素相关。

1.遗传因素　头痛具有遗传易感性,60%的偏头痛患者有家族史,其亲属出现偏头痛的危险是一般人群的3~6倍。

2.内分泌因素　本病女性多于男性,多于青春期发病,月经期易发作,妊娠期或绝经期后发作减少或停止,提示内分泌和代谢因素参与偏头痛的发病。

3.饮食因素　常见诱因包括酒、含酪胺和亚硝酸盐的食物、含咖啡因的食物。

4.精神因素　精神紧张、情绪不稳、过度劳累、睡眠障碍、声光及噪声刺激、焦虑、抑郁等。

偏头痛的发病机制尚不十分清楚,目前主要有血管学说、神经学说、三叉神经血管学说、视网膜-丘脑-皮质机制这几个学说。

(三)临床表现

1.无先兆偏头痛　是最常见的偏头痛类型,约占80%。临床表现为反复发作的一侧或双侧额颞部搏动性疼痛,常伴恶心、呕吐、畏光、畏声、出汗等。

2.有先兆偏头痛　约占偏头痛患者的10%。头痛前有先兆症状,表现为视觉、感觉、言语和运动的缺损或刺激症状。头痛在先兆同时或先兆后60 min内发生,表现为一侧或双侧额颞部或眶后搏动性头痛,常伴有恶心、呕吐、畏光或畏声、面色苍白或出汗、多尿、易激惹、气味恐怖及疲劳感等。活动可使头痛加重,睡眠后可缓解头痛。头痛可持续4～72 h,消退后常有疲劳、倦息、烦躁、无力和食欲差等,1～2 d后常可好转。

3.慢性偏头痛 偏头痛每月持续发作超过15 d,连续3个月或3个月以上。

(四)辅助检查

血液检查、脑电图、腰椎穿刺、经颅多普勒超声、CT和MRI检查。

(五)治疗原则

1.药物治疗 根据头痛的严重程度、伴随症状、既往用药情况及患者的个体情况而定。药物选择的方法如下。①分层法:基于头痛程度、功能受损程度及之前对药物的反应选药。②阶梯疗法:每次头痛发作时均首先给予非特异性药物如对乙酰氨基酚、布洛芬、萘普生、双氯芬酸等治疗,如治疗失败再给予特异性药物如曲坦类药物、麦角胺类药物等治疗。分层法治疗不良反应稍高于阶梯法,但不良反应均较轻,仅表现为乏力、头晕、感觉异常等常见的曲坦类药物不良反应。

2.预防治疗 对于偏头痛发作频繁者,应采用预防性治疗,首选药物如普洛萘尔、噻吗洛尔,抗抑郁药物如阿米替林,抗惊厥药物如托吡酯、丙戊酸盐,钙通道阻滞药如维拉帕米、氟桂利嗪。

3.其他治疗 包括针灸、神经调节技术和行为疗法。

(六)护理评估要点

1.病史评估

(1)主要病史:评估头痛的疼痛特征,包括头痛的部位、性质、严重程度、持续时间、诱发因素。评估头痛伴随症状包括是否伴有恶心、呕吐、畏光、畏声及其他自主神经症状。

(2)其他病史:患者的家族史、既往病史、外伤(尤其颅脑外伤)史、药物治疗史。

2.专科评估

(1)体格检查:常规的体温、血压等生命体征测量;头面部、颈部检查,意识、言语、脑神经、运动、感觉和反射检查,明确是否存在神经系统受损的体征;眼底检查明确有无视神经乳头水肿并检查脑膜刺激征。

(2)量表评估:偏头痛筛选问卷,ID-Migraine问卷(ID-M)是最常用的偏头痛筛选工具;视觉模拟评分表(visual analogue scale,VAS)评估头痛严重程度;残疾程度评估,偏头痛残疾程度评估问卷(The Migraine Disability Assessment questionnaire,MIDAS)是一种简单的、定量3个月期间偏头痛相关残疾的自助式问卷,可作为观察疗效的工具。

3.心理社会评估 定期评估患者焦虑、抑郁和其他精神症状,评估照顾者对患者关心体贴程度。

（七）护理常规

执行神经内科一般护理。

1. 环境　创造安静、舒适的治疗环境,避免过多过强的声、光刺激,减少探视,护理操作轻柔。头痛严重者,应卧床休息,可配合理疗或给予镇静止痛药物。

2. 饮食护理　以清淡可口、富于营养为原则。避免食用含酪胺和亚硝酸盐的食物、含咖啡因的食物(咖啡、巧克力等)、柑橘类水果。避免饮用茶,红葡萄酒、白酒、柠檬汁等饮料。多食用富含 B 族维生素食物及新鲜蔬菜、水果。忌烟酒。因剧痛不能进食者,在缓解时应鼓励患者进流质或半流质饮食。

3. 休息与睡眠　保证充足的休息和睡眠时间,尽可能制订规律的作息计划。女性在经期容易发作头痛,应避免经期劳累和压力。

4. 心理护理　使患者保持有利于治疗和康复的最佳心理状态。

5. 评估　动态评估患者头痛的发作频率,发作前有无先兆和头痛的部位、性质、特点、程度、发作及持续时间、诱发因素、伴随症状等,教会并协助患者及家属采取缓解疼痛的非药物治疗方法,如深呼吸、听音乐、按摩等。

（八）健康教育

1. 知识指导　指导减轻头痛的方法,如指导患者缓慢呼吸,听轻音乐,引导式想象,冷热敷以及按摩、指压止痛法等;告知止痛药物的作用及不良反应,让患者了解药物依赖性或成瘾性的特点,指导患者遵医嘱正确服药。

2. 预防指导　建立健康的生活方式,按时作息、生活规律,不熬夜,戒烟酒,适当运动,劳逸结合,充足睡眠;保持情绪稳定,避免声光刺激,避免不良诱因;合理饮食,避免过饥、过饱,忌摄入可诱发头痛发作的食物和药物。

参考文献

[1]中华医学会疼痛学分会面痛学组,中国医师协会神经内科医师分会疼痛和感觉障碍专委会.中国偏头痛防治指南[J].中国疼痛医学杂志,2016,22(10):721-727.

[2]王栋.偏头痛诱发因素与遗传[J].国际神经病学神经外科学杂志,2019,46(1):113-117.

[3]于生元,万琪,王伟等,等.偏头痛非药物防治中国专家共识[J].神经损伤与功能重建,2021,16(1):1-5.

[4]魏竞竞,梁晓,付国静,等.全球药物治疗成人偏头痛指南的系统评价[J].中国循证医学杂志,2020,20(11):1316-1325.

第九节 中枢神经系统变性疾病的护理

一、运动神经元病

(一)定义

运动神经元病(motor neuron disease,MND)是一系列以上、下运动神经元损害为突出表现的慢性进行性神经系统变性疾病。病因未明、主要累及大脑皮质、脑干和脊髓运动神经元。

(二)病因与发病机制

关于 MND 的病因和发病机制,目前有多种假说:遗传机制、氧化应激、兴奋性毒性、神经营养因子障碍、自身免疫机制、病毒感染及环境因素等。虽然确切致病机制迄今未明,但目前较为集中的认识是在遗传背景基础上的氧化应激损害和兴奋性毒性作用共同损害了运动神经元,主要影响线粒体和细胞骨架的结构和功能。有资料显示,老年男性、外伤史、过度体力劳动(如矿工、重体力劳动者等)都可能是发病的危险因素。

(三)临床表现

MND 由于损害部位的不同,临床表现为肌无力、肌萎缩和锥体束征的不同组合,分为4 种临床类型。但不少病例先出现一种类型的表现,随后又出现另一类型的表现,最后演变成肌萎缩侧索硬化(amyotrophic lateral sclerosis,ALS),因此,在疾病早期有时较难确定属哪一类型。

1. 肌萎缩侧索硬化 为最多见的类型,也称为经典型,其他类型称为变异型。多数为获得性,少数为家族性。常见首发症状为一侧或双侧手指活动笨拙、无力,随后出现手部小肌肉萎缩,以大、小鱼际肌,骨间肌,蚓状肌为明显,双手可呈鹰爪形,逐渐延及前臂、上臂和肩胛带肌群。

2. 进行性肌萎缩 表现为下运动神经元损害的症状和体征,首发症状常为单手或双手小肌肉萎缩、无力,逐渐累及前臂、上臂及肩胛带肌群。晚期发展至全身肌肉萎缩、无力、生活不能自理。发病年龄在 20~50 岁,多在 30 岁左右。

3. 进行性延髓麻痹 较少见。单独损害延髓运动神经核。主要表现为进行性发音不清、声音嘶哑、吞咽困难、饮水呛咳、咀嚼无力。舌肌明显萎缩,并有肌束震颤,唇肌、咽喉肌群未说,咽反射消失。有时出现强哭强笑、下颌反射亢进。

4. 原发性侧索硬化　比较罕见。仅累及锥体束。常见首发症状为双下肢对称硬、乏力,行走呈剪刀步态。缓慢进展,逐渐累及双上肢。

(四)辅助检查

神经电生理检查、生化检查、脑脊液与血液检查、神经影像学检查等。

(五)治疗原则

MND 的治疗包括病因治疗,对症治疗和各种非药物治疗。必须是多种方法的联合应用。

1. 病因治疗　主要是抗兴奋性氨基酸毒性神经营养因子抗氧化和自由基清除、新型钙通道阻滞剂、抗细胞凋亡、基因治疗及神经干细胞移植。利鲁唑(riluzole)具有抑制谷氨酸释放的作用,能延缓病程、延长延髓麻痹患者的生存期。自由基清除剂在一定条件下可以延缓疾病的进程。

2. 对症治疗　包括针对吞咽、呼吸、构音、痉挛疼痛、营养障碍等并发症和伴随症状的治疗。有呼吸衰竭者可行气管切开并机械通气。

(六)护理评估要点

1. 病史评估

(1)主要病史:应从首发无力的部位开始,追问症状发展、加重以及由一个区域扩展至另一个区域的时间过程。注意询问吞咽情况、呼吸功能以及有无感觉障碍、排尿障碍等。

(2)其他病史:了解高血压史、血脂情况;生活、饮食、职业情况等。

2. 专科评估

(1)肌力与肌张力:肌力评估是测定受试者在主动运动时肌肉或肌群的力量,以此评估肌肉的功能状态,目前临床多用医学研究委员会(MRC)分级法评定;肌张力通过观察肌肉肌腹的饱满程度、触摸肌肉的硬度及被动伸屈其肢体所感受的阻力来判断,采用 Ashworth 分级评定。

(2)共济运动和不自主运动:观察患者穿衣、扣纽扣、取物、写字和步态的准确性以及言语是否流畅;有无不能随意控制的痉挛发作、抽动、震颤、舞蹈样动作、手足搐动等;评估不自主运动的形式、部位、程度、规律和过程,以及与休息、活动、情绪、睡眠和气温等的关系。

(3)吞咽功能:了解患者有无构音障碍、吞咽困难。有吞咽功能障碍者需进一步进行吞咽功能评估及筛查。

(4)呼吸功能:评估有无呼吸的异常,有无呼吸频率和节律改变;观察患者表情,呼吸是否费力,有无鼻翼扩张、辅助呼吸肌参与、呼吸方式改变、呼吸声异常等。

（5）姿势和步态:观察患者卧、坐、立和行走的姿势,注意起步、抬足、落足、步幅、步基、方向、节律、停步和协调动作的情况。卧床时是否被动或强迫体位,是否需要辅助或支持等。

（6）认知评估:ALS认知行为量表(ALS Cognitive and Behavioral Screen,ALS-CBS),以及爱丁堡ALS认知和行为筛查(Ediburhg Cognitive and Behavioural ALS Screen,ECAS)都是经过验证的量化认知行为改变程度和亚型的工具。该工具专门针对ALS患者。

3.心理社会评估

（1）心理状况评估:进行心理筛查,高危患者采用心理量表评估。推荐使用的量表包括焦虑抑郁量表、汉密尔顿抑郁量表、贝克焦虑量表。

（2）社会支持评估:评估患者及家属的教育程度与对疾病的认识程度;评估家属对患者的关心、支持度以及环境。

（3）经济负担状况:估计患者家庭因疾病所产生的直接和间接成本来确定经济负担。

（七）护理常规

执行神经内科一般护理常规。

1.休息和体位　居住环境安静、安全,温度和湿度适宜,光线柔和,注意通风。环境的布局必要时应进行改造,安装安全设施预防意外。家居物品应注意清洁和消毒。照护者应协助患者保持个人卫生,帮助患者行动和变换体位,必要时需帮助患者排泄。

2.疾病管理　照护者应协助患者做好疾病的自我监测,管理患者用药,护理各种导管,并注重与患者的沟通交流。

3.饮食护理　鼓励患者摄取充足的水分和均衡的饮食。动态评估患者的营养状况,及时发现营养不良的风险。根据患者的能量需求每天按需给患者输注高热量、高蛋白质、易消化的食物。

4.专科护理

（1）呼吸障碍的护理:定期进行呼吸功能的评估,以确定开始呼吸治疗的时机。根据患者的病情选择无创呼吸机或有创机械通气。加强气道管理,包括减少气道内分泌物的生成和促进气道分泌物的排出等。

（2）吞咽障碍的护理:吞咽障碍者进食时尽可能取坐位,不能取坐位者,可将床头抬高30°;单侧吞咽功能受损时,将头转向患侧,有助于健侧咽腔扩大,减少咽部食物残留。食物调成糊状,送到舌根部后,再嘱患者做吞咽动作,缓慢进食,逐渐增加喂入量;必要时给予鼻饲饮食。当患者的吞咽功能严重下降时,推荐合理早期进行经皮胃造瘘肠内营养。

（3）运动障碍的护理:密切观察病情的进展,评估肌无力有无加重。鼓励患者做力所能及的工作,注意劳逸结合;协助患者做好生活护理,进行主动和被动的肢体功能训练。应特别注意防止跌倒。

(4)功能护理:依据功能评估结果,采用物理治疗、作业疗法、呼吸训练、吞咽治疗和言语治疗等方法进行康复训练。辅具支持是运动神经元病患者康复中重要组成部分,应贯穿患者整个病程。让患者了解病情及锻炼方法以改善运动功能。

(八)健康教育

1. 知识指导　制订家庭康复护理规划,指导病人进入社会工作并做好职业规划;开启"专业病人"模式,做好心理调节,选择合适的药物,安排好接受胃造瘘和气管切开手术的时间,并准备好家庭呼吸支持。

2. 预防指导　由于运动神经元病的发病原因不明,因此目前还没有特异而有效的预防方法。但保持良好的生活习惯,同时避免将自己暴露于铅、汞、铝等金属环境中,尽量避免过度重体力劳动,尽量避免外伤的出现,对预防疾病发生有益处。

参考文献

[1]丁淑贞,丁全峰.神经内科临床护理[M].北京:中国协和医科大学出版社,2016.

[2]贾建平.陈生弟.神经病学[M].8版.北京:人民卫生出版社,2018.

[3]王丽平.无创通气在神经肌肉疾病中的应用:呼吸支持与气道管理[J].中华结合和呼吸杂志,2017,40(9):651-654.

二、阿尔茨海默病

(一)定义

阿尔茨海默病(Alzheimer disease,AD)是发生于老年和老年前期、隐匿起病、以进行性认知功能障碍和精神行为损害为特征的中枢神经系统退行性病变,临床上以记忆障碍、失语、视空间障碍、定向力障碍、抽象思维和计算损害、失用、精神和行为异常改变为特征,是最常见的痴呆类型,占所有类型痴呆的50%~70%。

(二)病因与发病机制

1. 病因　遗传因素是明确的家族性 AD 主要致病原因;散发性 AD 的发病原因至今不明,目前认为脑老化、性别、遗传、炎症、内分泌代谢因素以及生活方式等是 AD 尤其是散发性 AD 发病的重要危险因素。

2.发病机制　尚不明确,认为是老化、遗传和环境多种因素的共同结果,目前有多种学说,其中影响较广的是 β 类淀粉样蛋白(β amyloid peptide,Aβ)级联假说(the amyloid cascade hypothesis)。病理三大特征为老年斑、神经元纤维缠结、海马锥体细胞颗粒空泡变性和神经元缺失。

(三)临床表现

1.认知功能障碍　AD 患者认知功能障碍包括学习和记忆、语言、执行能力、复合性注意、视结构–知觉能力、社会认知等受损。常见的首发症状是近事记忆损害,表现为遗忘、学习新信息能力受损、重复发问、乱放物品,甚至忘记重要的事情等。

2.日常生活能力下降　日常生活能力包括基本日常生活能力(basic activities of daily living,BADL)和工具性日常生活能力(instrumental basic activities of daily living,IADL)。BADL 主要包括如厕、进食、穿脱衣、梳洗、行走和洗澡。IADL 主要包括使用电话、购物、备餐、做家务、洗衣、独自搭公交车、遵嘱服药和经济自理。AD 患者早期即可出现 IADL 的下降,执行功能和性格改变是导致 IADL 下降的独立危险因素。

3.精神症状和行为改变　包括淡漠、易激惹、抑郁、幻觉、妄想、激越、游荡、尾随等行为表现。临床前期 AD 轻度行为损害包括动机缺乏、情绪不稳定、冲动控制障碍、社交不适、异常的信念和观念等,这些症状均可增加 AD 的发病风险。

(四)辅助检查

脑电图、头颅 MRI、血液、脑脊液、神经心理学、基因测序等。

(五)治疗原则

1.非药物治疗　认知干预、精神行为症状的控制、日常生活活动能力的训练、物理疗法、运动疗法等。

2.药物治疗　①胆碱酯酶抑制剂(ChEIs):多奈哌齐、卡巴拉汀、加兰他敏等;②N-甲基–D–天冬氨酸(NMDA)受体拮抗剂:美金刚;③脑细胞代谢剂:奥拉西坦;④改善微循环药物:麦角生物碱类;⑤钙通道阻滞剂:尼莫地平;⑥抗抑郁焦虑药物:帕罗西汀、西酞普兰等。

(六)护理评估要点

1.病史评估

(1)主要病史:脑外伤史;起病时间,大多数患者不能说出具体起病时间。

(2)其他病史:患者家族史;生活方式;患者的职业、工种、有无重金属接触史;饮食习惯,有无酗酒、吸烟嗜好;内科系统疾病和/或精神心理疾病,如甲状腺功能减退、重度抑郁等。

（3）用药史：患者服药情况，了解其既往用药史，是否依靠镇静药维持睡眠，长期大量服用巴比妥、溴化物、副醛及其他镇静药物有引起痴呆的可能。

2. 专科评估　通常包括对认知功能（cognition）、社会及日常生活能力（daily activity）、精神行为症状（behavior）的评估，可以概括为 ABC。

（1）认知功能：①使用简易精神状态检查（mini-mental state examination, MMSE）用于痴呆的筛查；②使用 AD 评估量表认知部分（Alzheimer's disease assessment scale-cog, ADAS-cog）用于轻中度 AD 药物疗效评价；③使用临床痴呆评定量表（clinical dementia rating scale, CDR）用于痴呆严重程度的分级评定和随访。

（2）社会及日常生活能力：①BADL，指独立生活所必需的基本功能，如穿衣、吃饭、如厕等；②IADL，包括复杂的日常或社会活动能力，如出访、工作、家务能力等，需要更多认知功能的参与。

（3）精神行为症状：使用神经精神症状问卷（neuropsychiatric inventory, NPI）、AD 行为病理评定量表（the behavioral pathology in Alzheimer's disease rating scale, BEHAVE-AD）、Cohen-Mansfield 激越问卷（Cohen-Mansfield agitation inventory, CMAI）等量表观察症状变化和评价治疗效果。

3. 心理社会评估　使用汉密尔顿抑郁量表、贝克焦虑量表评估患者焦虑、抑郁和其他精神症状；使用照顾者负担量表（Caregiver Burden Inventory, CBI）评估照顾者的焦虑、抑郁等负性情绪；应用社会支持量表评估家属对患者的关心和支持度。评估患者及家属的教育程度、对疾病的认识程度；估计 AD 患者家庭因疾病所产生的直接和间接成本来确定经济负担。

（七）护理常规

1. 执行神经内科一般护理常规。

2. 安全护理

（1）安全、舒适的生活环境：保持病室干净整洁，光线充足，物品摆放整齐合理，清除周围环境中的危险物品。必要时建立一个保持患者原有生活习惯的生活环境，使患者有更多的安全保障。

（2）预防跌倒、坠床：①保持病房及走廊地面干燥无积水，设置防护扶栏，卫生间安置防滑垫，避免跌倒；②病床高度调整适宜，两侧加护栏进行保护；③上下床、上下轮椅、上厕所、洗澡、外出检查和活动等需要家属陪伴。

（3）预防走失：①护理人员定时巡视；②帮助患者适应、辨认自己的病房环境，给房间做明显的标识，帮助患者识别和记忆；③需由专人对患者进行看护并陪同其外出检查、活动或散步，且必须为患者着病号服及佩戴腕带。

（4）预防误服、误吸：①进食时应采取坐位或半卧位，食物为半流质或软食；②咀嚼困难者应缓慢进食，每次吞咽后确保食物全部咽下以防噎食及呛咳；③对于进食速度过快的患者，宜将食物分成小份，分次提供；④所有口服药必须由护士按顿送服，看护并帮助患者将药全部服下，以免漏服或错服；⑤进食、服药后要检查口腔，防止遗留食物、药片。

（5）预防烫伤：①禁止触碰电热水器、打火机、电源等危险物品；②注意检查其食物与饮水的温度，以防止误食烫伤；③洗脸水、洗澡水应由陪护调好温度，禁止患者单独处理，以防烫伤；④使用热水袋热敷前要检查有无破损，热水袋外面要加防护套或用大毛巾包裹。

3. 饮食护理　选择营养丰富、清淡可口、易于消化的食物，荤素搭配，食物温度适中，无刺、无骨，适量食用牡蛎、肉、蛋、奶等以补锌，多食富含卵磷脂的食物，如大豆、蛋黄、动物肝脏、鱼类、芝麻等，以补充卵磷脂来改善思维能力、提高记忆力。

4. 康复护理　①加强患者的功能训练：根据患者的自理情况，针对性地给予生活上的需求帮助，训练其生活自理能力，延缓智能衰退；②尽量保持患者独立生活能力：要随时评估患者基本生活能力，不要给予患者过度的照顾，让其独立的时间越长越好，尽量减少患者对他人的依赖，以维持患者生活独立能力；③在痴呆早期使用一些增强记忆的方法、保持工作生活简单化、鼓励患者适当锻炼、保持身体健康。

5. 社交活动障碍的护理　经常与患者沟通，或者提问简单的问题，加强患者用脑训练。学习与患者维持良好的沟通，痴呆患者在不同阶段会表现出交流困难，早期常常表现为找词困难，理解表达速度减慢，主动交流的意愿减退，此时要加强自己倾听和理解的能力，鼓励患者主动表达，并建议患者使用记事本等协助记忆改善交流。当后期患者语言交流能力逐渐下降，无法通过语言进行沟通时，可以通过适当的手势、平和的声音、温柔的触摸以及微笑来传递所要表达的信息。

6. 心理护理　①了解患者的心理动态，减轻不良情绪对疾病的影响，使其积极配合治疗；②充分理解、包容和尊重患者，在不影响治疗的前提下尽量满足其合理需求；③经常鼓励和赞扬患者，提高患者自信心。

（八）健康教育

1. 知识指导　AD 的危险因素有年龄、性别、遗传等不可干预因素；低教育程度、膳食因素、女性雌激素水平降低、高血压、高血糖、高血脂、高同型半胱氨酸、血管因素、心理社会危险因素等可干预因素。应急因素、神经系统疾病、不良生活方式可能会诱发阿尔茨海默病的发生。定期进行大脑智能的锻炼，延缓大脑衰退。

2. 用药指导　家属要帮助患者按时服药，不要漏服、多服，定时复查，遵医嘱及时调节药物剂量。

3. 预防指导　建议高危人群每年做记忆检查，尽早发现 AD 的早期记忆障碍；保持良好的用脑习惯和行为,积极用脑,经常下棋、打桥牌、参加社会公益活动,可以帮助维持大脑良好的功能。

4.运动指导　经常进行户外活动,如步行、慢跑、体操、打太极拳、太极剑及传统舞等让患者增强体质。

参考文献

[1]丁淑贞,丁全峰.神经内科临床护理[M].北京:中国协和医科大学出版社,2016.

[2]贾建平,陈生第.神经病学[M].8版.北京:人民卫生出版社,2018.

[3]贾建平,侯婷婷.阿尔茨海默病发病机制及治疗进展[J].中华医学杂志,2018,98(29):2351-2356.

[4]中国痴呆与认知障碍指南写作组.2018中国痴呆与认知障碍诊治指南(一):痴呆及其分类诊断标准[J].中华医学杂志,2018,98(13):965-969.

[5]中国痴呆与认知障碍指南写作组.2018中国痴呆与认知障碍诊治指南(三):痴呆的认知和功能评估[J].中华医学杂志,2018,9815:1125-1129.

[6]贾建平,王荫华,张振馨,等.中国痴呆与认知障碍诊治指南(三):神经心理评估的量表选择[J].中华医学杂志,2011(11):735-741.

[7]李晶卉,张巍.口腔微生物种群与阿尔茨海默病关系的新进展[J].阿尔茨海默病及相关病杂志,2020,3(1):204-209.

[8]刘思琴,罗斯莉,马莹,等.阿尔茨海默病病人护理的最佳证据总结[J].循证护理,2021,7(6):727-733.

[9]张燕,郭晨晨,张玉洁,等.阿尔茨海默病认知障碍神经心理学特征分析[J].阿尔茨海默病及相关病杂志,2021,4(1):69-72.

三、多系统萎缩

(一)定义

多系统萎缩(multiple system atrophy,MSA)是一组成年期发病、散发性的神经系统变性疾病,临床表现为不同程度的自主神经功能障碍、对左旋多巴类药物反应不良的帕金森综合征、小脑性共济失调和锥体束征等症状。

(二)病因

MSA的发病原因尚不明确,作为中老年起病的神经退行性疾病,可能与遗传因素和环境因素相关。MSA 包括 Shy-Drager 综合征(Shy-Drager syndrome,SDS)、纹状体黑质变性(striatonigral degeneration, SND)和橄榄脑桥小脑萎缩(olivopontocerebellar atrophy, OPCA)。目前 MSA 主要分为两种临床亚型,其中以帕金森综合征为突出表现的临床亚型称为 MSA-P 型,以小脑性共济失调为突出表现者称为 MSA-C 型。

(三)临床表现

MSA 首发症状多为自主神经功能障碍、帕金森综合征和小脑性共济失调,也有以肌萎缩起病的,当疾病进一步进展时会出现 2 个或多个系统的神经症状群。

1. 自主神经功能障碍(autonomic dysfunction)　是最常见的症状之一。斑纹和手凉是其特征性临床表现,其他表现有尿失禁、尿频、尿急和尿潴留、男性勃起功能障碍、直立性低血压、吞咽困难、瞳孔大小不等和霍纳综合征(Horner 综合征)、哮喘、呼吸暂停和呼吸困难等。男性最早出现的症状是勃起功能障碍,女性为尿失禁。

2. 其他症状

(1)帕金森综合征(parkinsonism):是 MSA-P 亚型的突出症状,也是其他亚型的常见症状之一。MSA 帕金森综合征的特点主要表现为运动迟缓,肌强直和震颤,双侧同时受累,但可轻重不同。

(2)小脑性共济失调(cerebellar ataxia):是 MSA-C 亚型的突出症状,也是其他 MSA 亚型的常见症状之一。临床表现为进行性步态和肢体共济失调,从下肢开始,下肢的表现较为突出,并有明显的构音障碍和眼球震颤等小脑性共济失调症状。

(四)辅助检查

影像学检查、直立倾斜试验、膀胱功能评价、肛门括约肌肌电图、^{123}I-间碘苄胍(^{123}I-MIBG)心肌显像等。

(五)治疗原则

目前尚无特异性治疗方法,主要是针对自主神经障碍和帕金森综合征进行对症治疗。

1. 直立性低血压　首选非药物治疗,如弹力袜、高盐饮食、夜间抬高床头等。无效时可选用药物治疗:①外周血管 α-受体激动剂盐酸米多君,能迅速升高血压(30~60 min),忌睡前服用(以免卧位高血压);②氟氢可的松:口服,也有改善低血压的效应;③另外有麻黄碱、非甾体抗炎药如吲哚美辛等。鉴于后两类药物不良反应较多,不推荐用于 MSA 患者直立性低血压的常规治疗。

2. 排尿功能障碍　曲司氯铵、奥昔布宁、托特罗定能改善早期出现的逼尿肌痉挛症状。

3.帕金森综合征　左旋多巴对少数患者有效,多巴胺受体激动剂无显著疗效;帕罗西汀可能有助于改善患者的运动功能。

4.肌张力障碍　可选用肉毒杆菌毒素。也可以用针灸按摩、理疗等改善肢体状况。

(六)护理评估要点

1.病史评估　成年期缓慢起病、无家族史、临床表现为逐渐进展的自主神经功能障碍、帕金森综合征和小脑性共济失调等症状及体征。

2.专科评估

(1)意识状态:护理人员通过观察法、交谈法、痛觉试验、神经反射判断患者有无意识障碍,推荐使用国际通用的格拉斯哥昏迷评分量表(Glasgow coma scale,GCS)、改进的昏迷康复量表、全面无反应评分量表等判断意识障碍程度。

(2)呼吸功能:结合患者血气分析中二氧化碳水平与血氧饱和度情况,可以更好地评估患者呼吸障碍情况,超声检查也有助于评估患者呼吸障碍情况。

(3)吞咽功能:尽早进行吞咽障碍筛查,可使用量表法、检查法和仪器监测。

(4)肢体功能:评估患者有无肢体运动和感觉障碍,采用肌力分级表评估肌力情况;评估有无步态不稳或不自主运动等情况;有无出现帕金森综合征和小脑性共济失调等症状及体征。

(5)自主神经功能评估:自主神经功能障碍表现为多汗、皮肤发红及肛门括约肌功能异常。还可出现直立性低血压、心动过速及便秘、失禁等,严重的可导致患者终身卧床不起。

(6)言语功能:评估患者有无失语及失语类型、有无构音障碍。

(7)认知功能:认知功能评估以及行为症状评估宜应用简易精神状态检查,使用蒙特利尔认知评估量表进行早期筛查。

3.心理社会评估

(1)心理状态:定期评估患者焦虑、抑郁和其他精神症状。部分患者因为逐渐增加的肢体功能障碍而出现抑郁、对社会活动缺乏兴趣,甚至有自杀倾向。

(2)社会支持:临床推荐应用社会支持量表评估家属对患者的关心和支持度,包括主观支持、客观支持、支持利用度。

(七)护理常规

1.执行神经内科一般护理常规。

2.休息和体位　早期或缓解期让患者取主动舒适体位,可进行适当运动或体育锻炼,注意劳逸结合;注意保暖、避免劳累、受凉、感冒、情绪波动等。若病情进行性加重,需卧床休息;出现呼吸困难时,可抬高床头。

3.饮食护理　根据患者营养筛查、评估结果,给予高营养易消化的食物保证机体足够的营养,多食瘦肉、豆制品、鱼虾、新鲜蔬菜和水果。

4.症状护理

(1)运动障碍的护理:密切观察病情的进展,评估肌无力有无加重。鼓励患者做力所能及的工作,注意劳逸结合;做好生活护理,进行主动和被动的肢体功能训练。应特别注意防止跌倒、坠床。

(2)呼吸障碍的护理:注意观察呼吸困难程度,呼吸频率,呼吸节律,胸腹活动度,辅助呼吸肌活动情况等。指导患者放松,缓慢深呼吸,减少呼吸肌做功。及时给予吸痰,保持呼吸道通畅。

(3)睡眠障碍的护理:筛查、评估患者的睡眠状况,为患者提供安静舒适的睡眠环境;当患者出现早期二氧化碳潴留征象,如睡眠紊乱、噩梦、清晨头痛、日间嗜睡等表现时应立即报告医生,必要时给予无创通气治疗。

(4)吞咽障碍的护理:吞咽障碍者进食时尽可能取坐位,不能取坐位者,可将床头抬高30°;单侧吞咽功能受损时,将头转向患侧,有助于健侧咽腔扩大,减少咽部食物残留。食物调成糊状,送到舌根部后,再嘱患者做吞咽动作,缓慢进食,逐渐增加喂入量;吞咽困难严重时给予鼻饲饮食。

(5)排尿障碍的护理:尿失禁的患者可作间歇性导尿或用采用集尿器。尿潴留患者需要进行尿量评估,根据病情可行间歇性导尿或永久性膀胱造瘘。

5.用药护理　服用激素治疗需注意防止钠潴留和水肿;使用外周血管 α-肾上腺素能受体激动剂盐酸米多君时要观察患者有无皮疹、寒战,心律是否规则等。

6.心理护理　应根据患者不同的心理,给予心理疏导,体贴关心患者,取得患者的信任,帮助患者积极配合治疗和功能锻炼,建立与疾病抗争的信心。

(八)健康教育

1.知识指导　注意安全,防止伤害事故发生。避免操作高速运转的器械,外出时需有人陪伴,精神智能障碍者应随身携带写有患者姓名、住址和联系电话的"安全卡片",以防患者走失。

2.预防指导　按医嘱正确服药,定期复查肝肾功能、血常规并定期监测血压变化。要坚持适当的运动和体育锻炼;加强关节活动范围和肌力的锻炼;加强日常生活动作、平衡功能及语言功能的康复训练。

参考文献

[1]高轶,吴娟,廖利民.多系统萎缩导致严重排尿障碍的尿动力学表现[J].中国康复理论与实践,2021,27(8):978-981.

[2]丁铭.多系统萎缩表型分析及 SNCA 基因多态性研究[D].北京:北京中医药大学,2019.

[3]江墨.123 例多系统萎缩临床观察[D].北京:北京中医药大学,2016.

[4]金平飞,丛树艳.神经免疫在多系统萎缩中的作用研究进展[J].卒中与神经疾病,2020,27(5):694-696.

[5]王雪梅,刘疏影,陈彪.多系统萎缩患者非运动症状临床研究进展[J].中华神经科杂志,2020,53(6):460-464.

第十节　神经肌肉接头和肌肉疾病的护理

一、重症肌无力

(一)定义

重症肌无力(myasthenia gravis,MG)是一种神经肌肉接头(neuromuscularjunction,NMJ)传递障碍性的获得性自身免疫性疾病,是由乙酰胆碱受体(AchR)抗体介导、细胞免疫依赖和补体参与而导致神经肌肉接头突触后膜上的 AChR 受损,常伴有胸腺瘤或胸腺增生。

(二)病因与发病机制

重症肌无力被发现与自身免疫功能障碍有关,即神经肌肉接头的突触后膜乙酰胆碱受体被自身抗体攻击而引起的自身免疫性疾病。本病主要为体液免疫介导的疾病,在补体参与下,体内产生的 AChR 抗体与后膜的 AChR 产生免疫应答,使 AChR 受到破坏,以致不能产生足够的终板电位,突触后膜端障碍而产生肌无力。AChR 是最常见的致病性抗体。家族性重症肌无力的发病与遗传因素有关。初次发病者一般没有明显的原因,部分患者或复发的患者可先有感染、精神创伤、过度疲劳、妊娠和分娩史。大多数为隐袭发病,呈进展性或缓解与复发交替性发展,部分严重者呈持续性。

(三)临床表现

1.全身骨骼肌　均可受累,表现为波动性无力和易疲劳性,症状呈"晨轻暮重",活动后加重、休息后可减轻。眼外肌最易受累,表现为对称或非对称性上睑下垂或双眼复视,是 MG 最常见的首发症状。

2.面肌 受累可致眼睑闭合无力、鼓腮漏气、鼻唇沟变浅、苦笑、咀嚼困难等。咽喉肌受累可出现构音障碍、吞咽困难等。颈肌受累可出现抬头困难或不能。呼吸肌无力可致呼吸困难。肢体无力以近端为著,表现为抬臂、梳头、上楼梯困难,感觉正常。

3.发病早期表现 可单独出现眼外肌、咽喉肌或肢体肌肉无力。常从一组肌群开始,逐渐累及到其他肌群,直到全身肌无力。部分患者短期内病情可出现迅速进展,发生肌无力危象。

（四）辅助检查

药理学检查、神经电生理检查、血清抗体检测、胸腺影像学检查、甲状腺功能测定等。

（五）治疗原则

治疗以胆碱酯酶抑制剂、糖皮质激素、免疫抑制剂、静脉注射免疫球蛋白（intravenous immunoglobulins,IVIG）、血浆置换（plasmaexchange,PE）以及胸腺切除为主。

1.急性加重期治疗 IVIG与PE主要用于病情快速进展、危及生命的情况,为达到持续缓解,可同时启动免疫抑制治疗。

2.药物治疗

（1）胆碱酯酶抑制剂:溴吡斯的明为初始治疗的首选药物,依据病情与激素及其他非激素类免疫抑制联合使用,妊娠期使用是安全有效的。

（2）免疫抑制治疗:免疫抑制药物包括糖皮质激素和其他口服非激素类免疫抑制剂,如硫唑嘌呤、他克莫司、吗替麦考酚酯、环孢素、甲氨蝶呤及环磷酰胺等。

3.其他治疗 ①靶向生物制剂,如依库珠单抗（eculizumab）、利妥昔单抗（rituximab,RTX）等。②胸腺切除:合并胸腺瘤或对其他治疗无效的MG。③自体造血干细胞移植:对于眼睑下垂者,可采用眼睑支架或胶带,或通过手术改善。

（六）护理评估要点

1.病史评估

（1）主要病史:询问既往是否有系统性红斑狼疮、类风湿关节炎,甲状腺功能亢进等免疫性疾病;既往吞咽咀嚼情况、四肢活动情况等;询问起病情况、起病形式、有无劳累、受凉、感冒、情绪波动等。

（2）其他病史:有无高血压、糖尿病、心脏病、感染、手术及妊娠病史等。

（3）药物史:询问患者服药情况,是否曾经进行或正在进行药物治疗;是否按医嘱正确服用抗胆碱酯酶药物及免疫抑制剂等。

2.专科评估

（1）评估患者意识、瞳孔和生命体征:重点评估呼吸情况,有无呼吸频率和节律改变;

观察患者表情,呼吸是否费力,有无鼻翼扩张、呼吸方式改变、呼吸声异常等;询问是否有心悸,必要时监测心率。

(2)评估全身肌肉情况:主要包括面肌、咽喉肌或肢体肌肉等。询问肌无力是否有"晨轻暮重"和疲劳后加重、休息后减轻等现象;评估患者的吞咽肌群功能、了解患者有无构音障碍、吞咽障碍;有吞咽功能障碍者需进一步进行吞咽功能评估及筛查。

3. 心理社会评估　评估患者是否因病程长、病情重、常有反复、影响面部表情和吞咽困难等产生不良情绪。评估患者及家属的教育程度与对疾病的认识程度,评估家属对患者的关心、支持度以及患者的社会环境。

(七)护理常规

1. 执行神经内科一般护理常规　早期或缓解期让患者取主动舒适体位,可进行适当运动或体育锻炼,注意劳逸结合;注意保暖、避免劳累、受凉、感冒、情绪波动等。若病情进行性加重,需卧床休息;出现呼吸困难时,可抬高床头。

2. 饮食护理　评估患者的营养状况,给予高维生素、高蛋白、高热量、易消化及富含钙、钾的软食或半流质饮食,如蛋类、瘦肉、鱼虾、新鲜蔬菜和水果、豆制品等,以增加患者的抵抗力。咀嚼无力、吞咽困难者遵医嘱给予鼻饲饮食。

3. 症状护理

(1)呼吸困难的护理:出现呼吸肌无力、有呼吸频率和节律改变的患者,应立即通知医师,及时给予吸痰、吸氧,保持呼吸道通畅,积极配合医生进行气管插管或气管切开、呼吸机辅助呼吸等抢救措施。

(2)吞咽困难的护理:给予患者软食或半流质饮食;吞咽动作消失或气管插管、气管切开者,给予鼻饲饮食。指导患者在用药后15~30 min药效较强时进食,进餐时取坐位,卧床患者抬高床头30°~45°,缓慢进餐,做好口腔护理,预防口腔感染,防止发生吸入性肺炎。

4. 重症肌无力危象(myasthenic crisis,MC)的预防、识别和处理

(1)MC预防:危象诱因包括感染、手术(包括胸腺瘤切除术)、精神紧张、全身疾病等,需积极采取相应控制措施(如控制感染等)。

(2)MC识别:及时识别危象并保证有效通气是抢救MC的关键。早期症状可有焦虑、烦躁、震颤或心率增快等;呼吸肌麻痹,可表现为呼吸无力、咳嗽无力、咳痰困难,胸闷等;血气分析可发现高碳酸血症。

(3)MC处理:患者一旦确诊为危象前状态或MC,需在重症监护病房进行抢救和观察,应积极给予快速起效治疗。同时评估其呼吸功能,监测动脉血气,一旦出现呼吸衰竭,应及时气管插管或气管切开,正压通气。

5. 用药护理　①严格遵医嘱给药,自小剂量开始,以防发生胆碱能危象,餐前30 min

给药。若患者出现呕吐、腹泻、腹痛、出汗等不良反应,遵医嘱应用阿托品拮抗或对症处理。②MG 患者禁用各种肌肉松弛和对神经肌肉传递阻滞的药物,如氨基糖苷类抗生素、奎尼丁、心得安、氯丙嗪等。

6. 心理护理　向患者及家属介绍疾病知识,解除紧张、焦虑情绪,保持患者情绪稳定,增强战胜疾病的信心。

(八)健康教育

1. 知识指导　①饮食应给予高蛋白、高热量、高维生素,富含钾、钙的饮食。告知患者和家属避免摄入干硬、粗糙食物;进餐时尽量取坐位;进餐前充分休息或在服药后 15 ~ 30 min,产生药效时进餐,为患者安排充足的进餐时间。②教会患者和家属自我观察营养状况的方法,出现摄食减少,体重减轻等营养不良表现时,及时就诊。③指导病人遵医嘱正确服用抗胆碱酯酶药物,避免漏服、自行停服和更改药量,防止因用药不足或过量导致危象发生或加重病情。

2. 预防指导　帮助患者认识疾病,指导患者建立健康的生活方式,规律生活,保证充分休息和睡眠,避免精神创伤、外伤,保持情绪稳定,勿受凉感冒。告知患者良好的心理状态和情绪对疾病治疗的重要性,保持乐观的生活态度。

参考文献

[1]贾建平.陈生弟.神经病学[M].8 版.北京:人民卫生出版社,2018.

[2]张清勇,张振香,郑蔚.重症肌无力临床医学与护理研究[M].上海:第二军医大学出版社,2009.

[3]Henry J. Kaminski.重症肌无力与相关疾病[M].2 版.张旭,译.北京:科学出版社,2017.

[4]李庆银,陈永强.中华护理学会专科护士培训教材:重症专科护理[M].北京:人民卫生出版社:2018.

[5]中华医学会神经病学分会神经免疫学组.中国重症肌无力诊断和治疗专家共识2020[J],中国神经免疫学和神经病学杂志,2021,28(1):1-12.

[6] CARR A S, CARDWEKK C R, MCCARRON P O, et al. A systematic review of population based epidemiological studies in myasthenia gravis [J]. BMC Neurol,2010,10:46.

[7] CHEN J, TIAN D C, ZHANG C, et al. Incidence, mortality, and economic burden of myasthenia gravis in China:anationwide population-based study[J]. Lancet Region Health, 2020,5:100063.

二、周期性瘫痪

(一)定义

周期性瘫痪(periodic paralysis,PP)也称为周期性麻痹,是以反复发作性的骨骼肌弛缓性瘫痪为主要临床表现的一组疾病,与钾代谢异常有关。发作时肌无力可持续数小时或数日,发作间歇期完全正常。根据发作时血清钾的浓度,分为低钾型、高钾型和正常钾3类,临床上以低钾型多见。下面重点介绍低钾型周期性瘫痪。

低钾型周期性瘫痪(hypokalemic periodic paralysis)为周期性瘫痪中最常见的类型,以发作性肌无力、血清钾降低、补钾后症状迅速缓解为特征。

(二)病因与发病机制

低钾型周期性瘫痪包括原发性和继发性,原发性系常染色体显性遗传疾病,继发性多由甲状腺功能亢进症、肾小管酸中毒、醛固酮增多症、肾衰竭或代谢性疾病引起。具体发病机制尚不清楚,可能与骨骼肌细胞膜内、外钾离子浓度的波动有关。

(三)临床表现

任何年龄均可发病,但以20~40岁男性多见,随年龄增长发作次数减少。常于清晨或夜间熟睡中突然发现四肢软瘫,近端重于远端,下肢重于上肢,可以从下肢逐步累及上肢,数小时至1~2 d内发展到高峰,常伴有肌肉疲痛、肿胀、麻痛等感觉,有的患者可有激动、恐惧、口渴、出汗、关节疼痛等前驱症状。

(四)辅助检查

血清电解质、心电图、肌电图等。

(五)治疗原则

1.发作期 给予10%氯化钾或10%枸橼酸钾40~50 mL顿服,24 h内再分次口服,总量为10 g;对于不能口服或病情较重者,可予10%的氯化钾注射液静脉输液滴注。

2.间歇期 发作频繁者,发作间歇期给予钾盐1 g,每天3次,长期口服预防;亦可口服服用乙酰唑胺、螺内酯(可预防发作)。

3.严重患者的治疗处理 严重患者出现呼吸肌麻痹时予以辅助呼吸,严重心律失常者给予积极纠正。

（六）护理评估要点

1. 病史评估

（1）评估患者发病情况：询问发病年龄、发病形式、时间和诱因，发病前是否有肢体麻木和疼痛、烦渴、多汗、少尿、面色潮红和恐惧等前驱症状。

（2）患者的既往史和用药情况：询问既往身体状况，是否有甲状腺功能亢进等相关疾病；是否有家族史；是否曾经进行过治疗或正在进行治疗，服用药物的情况。

（3）评估患者进食情况：是否有长期饱餐、烟酒嗜好；评估日常活动情况，是否常有剧烈活动的习惯。

2. 专科评估

（1）身体状况评估：询问患者病情，判断神志情况，观察生命体征的变化情况。

（2）病情评估：评估患者运动障碍的程度、范围、肢体肌力；注意呼吸频率、节律和深度的变化；观察有无呼吸肌麻痹和心律失常的表现。

3. 心理社会评估　评估患者是否有不良情绪，评估患者及照顾者对疾病的认识程度，评估照顾者是否可以帮助患者解除心理压力、树立治疗信心。

（七）护理常规

1. 执行神经内科一般护理常规。

2. 安全护理　保持环境安全，舒适。发作期卧床休息，取舒适体位；瘫痪症状较重时，保持肢体功能位，协助翻身；肌力恢复初期活动时，避免过急、过猛。如有明显的心功能损害应限制活动。患者活动时，要有人陪护在身边，防止受伤。

3. 饮食护理　患者宜进食低钠、高钾食物，少食多餐，忌高糖和高碳水化合物饮食，避免饱餐和酗酒。

4. 病情观察　①观察呼吸、脉搏变化，观察有无呼吸肌无力的表现。对于伴有严重心律失常或呼吸困难者，在严密心电监护下补钾，必要时给予吸氧及辅助呼吸。②遵医嘱定时复查电解质，观察血清钾浓度变化；评估记录患者肢体肌力改善的情况。③评估运动障碍的程度、范围。依据日常活动能力给予相应的辅助护理措施，包括仰卧位到床边坐起的活动、平衡能力、站立、行走、上肢功能、手运动、精细的手活动等。

5. 用药护理　①密切观察用药后的效果及反应：患者有无恶心、呕吐、腹泻等药物反应，及时监测血钾、尿钾，并认真做好记录。静脉补钾时需严格控制滴注速度，滴速不宜过快，并注意心、肾功能情况，记录 24 h 出入量。②建议在治疗前后均应监测血钾及心电图，以便为治疗提供依据。

6. 心理护理　为患者解释发作时病情及预后，让患者了解随着年龄增加，本病发作频率会逐渐减少，让患者解除心理压力和紧张情绪；鼓励患者表达自己的感受及顾虑，帮助患者保持乐观心态,配合治疗。

(八)健康教育

1. 知识指导 告知患者发作前的先兆表现和发作期及间歇期常用治疗药物,告知患者需在医护人员指导下选择用药,勿自行购买和服用药物;告知患者日常生活中避免摄入高糖和高碳水化合物,忌饮酒,限制钠盐摄入,适当增加富钾食物;告知患者及家属发作时病情和预后,减轻患者心理压力。

2. 预防指导 避免诱因,建立健康的生活方式,坚持适当运动,避免寒冷刺激、过劳、感染和创伤;患者需严格遵医嘱补钾或口服乙酰唑胺等药物预防发作,如出现口渴、出汗、肢体胀痛、疼痛、麻木感,以及嗜睡、恐惧、恶心等前驱症状时及时就医。

参考文献

[1]尤黎明,吴瑛.内科护理学[M].6版.北京:人民卫生出版社,2017.

[2]贾建平,陈生弟.神经病学[M].8版.北京:人民卫生出版社,2018.

[3]高峰利,杨琼,张维.健康教育联合饮食疗法在低钾型周期性瘫痪患者中的应用[J].临床医学研究与实践,2018,3(6):149-150.

[4]黄瑜林.低钾型周期性瘫痪的护理[J].吉林医学,2013,34(31):6593-6595.

[5]周少碧,邱俊霖.低钾性周期性麻痹研究临床特点研究进展[J].世界最新医学信息文摘(连续型电子期刊),2021,21(1):100-101.

第十一节　睡眠障碍的护理

一、失眠症

(一)定义

失眠症(insomnia)是频繁而持续的入睡困难和/或睡眠维持困难并导致睡眠质量或数量达不到正常生理需求而影响日间社会功能的一种主观体验,是一种常见的睡眠障碍性疾病。失眠症的患病率很高,欧美等国家患病率在20%～30%,中华医学会的资料表明,中国约有3亿成年人有失眠这一睡眠障碍,其中女性多于男性,脑力劳动者多于体力劳动者。

(二)病因与发病机制

1.病因　与多种因素有关,包括环境、行为、疾病、精神、年龄和药物等因素,可划分为原发性和继发性两类。失眠症常好发于精神压力大者、性格极端者、更换睡眠环境者等。焦虑、精神受刺激、怀孕等因素都可能诱发失眠症的发生。

2.发病机制　与特定脑区结构、功能和代谢异常、神经递质(GABA、5-HT、Glu等)、细胞因子(TNF-α、IL-1β、NF-kB、IL-2、IL-4、IL-6等)、TRL7等密切相关。

(三)临床表现

主要表现为入睡困难(入睡时间超过30 min)、睡眠维持障碍(整夜觉醒次数≥2次)、早醒睡眠质量下降及总睡眠时间减少(通常少于6 h),同时伴有日间功能障碍,出现日间困倦疲劳、注意力不集中、记忆力减退,伴有紧张、不安、强迫、情绪低落,多数患者因过度关注自身的睡眠问题产生焦虑,而焦虑又可加重失眠,形成恶性循环。主要症状有以下几个方面。

1.睡眠过程的障碍　入睡困难、睡眠质量下降和睡眠时间减少。

2.日间认知功能障碍　记忆功能下降、注意功能下降、计划功能下降从而导致白天困倦,工作能力下降,易出现日间嗜睡现象。

3.大脑边缘系统及其周围的自主神经功能紊乱　心血管系统表现为胸闷、心悸、血压不稳定,周围血管收缩扩展障碍;消化系统表现为便秘或腹泻、胃部闷胀;运动系统表现为颈肩部肌肉紧张、头痛和腰痛。情绪控制能力减低,容易生气或者不开心;男性容易出现阳痿,女性常出现性功能减低等表现。

4.其他系统症状　容易出现短期内体重减低,免疫功能减低和内分泌功能紊乱。

5.并发症　肥胖、糖尿病、高血压、心脑血管病等躯体疾病;焦虑症、抑郁症等精神障碍;内分泌紊乱,女性还容易增加患乳腺癌的风险;免疫功能下降,易发生各种继发疾病,例如流行性感冒、发热等常见疾病。

(四)辅助检查

多次睡眠潜伏期试验、多导睡眠图(polysomnography,PSG)、体动记录检查、病因学排除检查、甲状腺功能检查、性激素水平检查、肿瘤标记物检查、血糖检查、动态心电图夜间心率变异性分析等,部分患者需要进行头部影像学检查。

(五)治疗原则

1.总体原则　尽可能明确病因,强调综合治疗,治疗达到以下目标:增加有效睡眠时间和/或改善睡眠质量;改善失眠相关性日间功能损害;减少或消除短期失眠障碍向慢性失眠障碍转化风险;减少与失眠相关的躯体疾病或与精神障碍的共病风险;避免药物干预带来的负面效应。

2.认知行为治疗(cognitive behavioral therapy for insomnia,CBT-I) 主要是纠正失眠影响因素中的不良行为和信念,是失眠障碍的一线治疗方案。包括睡眠限制、刺激控制、认知疗法、放松训练和睡眠卫生。

3.药物治疗 目前临床治疗失眠的药物主要包括苯二氮䓬类受体激动剂、褪黑素受体激动剂和具有催眠效果的抗抑郁药物。

4.中医治疗 包括中医药物治疗和中医针灸治疗。

5.其他治疗 物理治疗(光照治疗、重复经颅磁刺激治疗、经颅直流电刺激治疗、生物反馈疗法等)、光照疗法、运动疗法、饮食调理等。

(六)护理评估要点

1.病史评估 包括具体的睡眠情况、用药史、精神心理状态以及可能存在的物质依赖情况;睡眠状况资料,包括失眠表现形式、作息规律、与睡眠相关的症状以及失眠对日间功能的影响等。

2.专科评估

(1)睡眠日记:睡眠日记是一种主观睡眠的"客观"评估方法。以 24 h 为单元,从当日早 8 点至第 2 日早 8 点,记录每小时的活动和睡眠情况,连续记录两周。可评估患者睡眠质量和睡眠-觉醒节律。

(2)睡眠评估:常用的量表包括失眠严重指数量表、匹兹堡睡眠质量指数、清晨型与夜晚型睡眠量表、睡眠信念与态度量表、Epworth 嗜睡量表(Epworth sleepiness score, ESS)。

(3)情绪评估:常用自评与他评失眠相关测评量表包括 Beck 抑郁量表、状态特质焦虑问卷。

3.心理社会评估 使用焦虑自评量表、抑郁自评量表、汉密尔顿焦虑量表、汉密尔顿抑郁量表等评估患者焦虑、抑郁和其他精神症状。应用社会支持量表评估家属对患者的关心和支持度,包括主观支持、客观支持、支持利用度。

(七)护理常规

1.执行神经内科一般护理常规。

2.环境护理 保持室内清洁、温湿度适宜。晨起室内通风换气,使空气清新、无异味,保持床褥的干净舒适。为患者营造良好的安静睡眠环境,提升睡眠质量。了解同病房患者睡眠情况,若互相干扰及时给予调整。光源不直射患者,睡前关灯或开地灯。

3.用药护理 ①全面了解患者的失眠情况,了解具体原因,并制订针对性的方案,确保更好地指导其使用催眠药物,减少患者对药物的依赖性。②为患者讲解催眠药物的不良反应,对于心理依赖催眠药物的患者,可以利用维生素代替药物,以此达到良好的用药效果。③药物的剂量使用原则:个体化、按需、间断、足量给药。连续给药一般不超过 4 周,如需继续给药,需每个月定期评估。④对于 65 岁以上、肝功能损害的患者,其自身的药物代谢能力有所降低,催眠药物需减半量服用,并选择服用作用时间短的药物。

4.心理护理

(1)失眠患者由于长期的失眠,其身心经受非常大的折磨,而心理问题往往会加重失眠患者的病情,形成恶性循环,导致患者的失眠问题更加严重。

(2)护理人员对于失眠的相关知识进行宣教,包括疾病本身的特点、治疗方式、注意事项,从而提高患者对失眠的重视程度。

(3)护理人员要与患者进行交流和沟通,并向其讲解成功治疗的案例,鼓励患者之间进行病情和经验的交流,鼓励患者采用日记等形式将自己的治疗过程进行记录,从而提升患者对于治疗的信心和决心。

(4)采取"亲情疗法",让患者感受到家属的关心和陪伴,并且家属也可以更多地监督患者,减少其他因素对于患者的刺激。

5.认知行为治疗护理 改变患者对失眠的认知偏差,改变患者对于睡眠问题的非理性信念和态度,发挥其自我效能,进而改善失眠症状。认知疗法常与刺激控制疗法和睡眠限制疗法联合使用。认知行为疗法的基本内容:保持合理的睡眠期望;不要把所有的问题都归咎于失眠;保持自然入睡,避免过度主观的入睡意图(强行要求自己入睡);不要过分关注睡眠;不要因为晚上没睡好就产生挫败感;培养对失眠影响的耐受性。

(八)健康教育

1.预防指导 主要是避免诱发因素,如避免压力过大、营造舒适的睡眠环境、纠正不良的睡眠习惯等,适当运动也有助于改善睡眠状况。如果是精神障碍或其他疾病导致的失眠,除了治疗失眠本身,还应积极治疗原有的疾病,才能避免失眠的持续。要喜怒有节,解除忧思焦虑,保持精神舒畅。

2.饮食指导 晚餐避免过饱,以清淡少量为宜,睡前 2 h 避免进食,睡前不喝浓茶、咖啡。

3.生活习惯指导 定期进行体育锻炼如练太极拳、瑜伽、跑步、游泳等,保持健康生活方式如戒烟、戒酒等;睡前可以用热水泡脚,可促进血液循环,改善睡眠质量。

4.睡眠卫生指导 保持睡眠环境安静,调节卧室光线使尽量暗淡,卧室温度调节至 24~28 ℃;睡前可以把手叠放在小腹上,采用腹式呼吸,把注意力转移到小腹,可以配合默念数数,加快入眠;养成规律的作息时间,不熬夜;纠正不良的睡眠习惯,睡前不看刺激性的电视、书籍等。

参考文献

[1]韩芳,唐向东,张斌.中国失眠症诊断和治疗指南[J].中华医学杂志,2017,97 (24):1844-1856.

[2]张继辉,刘亚平,潘集阳.失眠与抑郁关系 2008-2013 年研究进展及存在问题 [J].中国心理卫生杂志,2015,29(2):81-86.

[3]杨雪芳,钟运露.老年住院患者失眠的相关因素及护理进展[J].实用临床护理学 电子杂志,2018,3(24):191-193.

[4]李春深.常见病的治疗方法[M].天津:天津科学技术出版社,2018.

[5]艾德蒙·伯恩.焦虑症与恐惧症手册.[M].6 版.邹枝玲,程黎,译.重庆:重庆大 学出版社,2018.

[6]贾建平,陈生弟.神经病学[M].8 版.北京:人民卫生出版社,2018.

二、发作性睡病

(一)定义

发作性睡病(narcolepsy,NRL)是一种与睡眠障碍相关的慢性神经系统疾病,是中枢 性嗜睡的一种类型,临床以白天不可抗拒的睡眠过多为特征,常伴发作性猝倒、睡眠幻 觉、睡眠瘫痪及夜间睡眠障碍,好发于青少年,也可发生于成人。

(二)病因与发病机制

1.病因 目前仍不清楚,可能与免疫、遗传、环境、感染、中枢神经系统退行性病变等 因素有关,是一种具有遗传易感性、受到环境因素影响或触发的疾病,也有研究认为系常 染色体显性遗传性疾病。继发性发作性睡病多见于脑外伤后、脑干的其他肿瘤、下丘脑 的肉芽肿等。细菌、病毒感染会诱发发作性睡病,与链球菌通过广泛免疫应答、炎性介 质、发热、造成血脑脊液屏障通透性增加有关。此外,情绪、压力、疲劳、过饱等也是发作 性睡病的诱发因素。

2.发病机制 生理学基础是眼球快速运动(rapid eye movement,REM)睡眠相关的睡 眠异常,即在觉醒时插入了 REM 睡眠。核心病理机制是下丘脑食欲素神经元丧失,这条 通路向上参与上行激活系统,可影响大脑皮层的兴奋,向下调节延髓的运动输出,情感诱 发猝倒涉及脑神经通路的异常调节及高级神经情感中枢(如杏仁核)的参与,推测情感刺 激内侧前额叶皮质后作用于杏仁核,杏仁核信号输出抑制脑桥被盖区核团继而抑制脊髓运动神经,此通路对肌肉张力的调节是猝倒发作神经环路主要病理基础。

(三)临床表现

根据临床表现及脑脊液下丘脑分泌素-1(CSF hcrt-1)的含量,国际睡眠障碍分类第3版将发作性睡病分为2种类型。①发作性睡病1型:即猝倒型发作性睡病,也称为Hcrt缺乏综合征,患者脑脊液中Hcrt-1水平显著降低。临床特征为白天过度嗜睡、猝倒、入睡前幻觉和睡眠瘫痪。②发作性睡病2型:即非猝倒型发作性睡病,患者脑脊液中Hcrt-1水平下降不明显。其临床特征为白天过度嗜睡、夜间睡眠紊乱等。发作性睡病常见临床特征如下。

1. 日间过度睡眠(excessive daytime sleepiness,EDS) 绝大部分患者均有日间发作性过度睡眠,表现为白天出现难以遏制的困倦或陷入睡眠。

2. 猝倒发作(cataplexy attacks) 表现为清醒期间突然发生的双侧骨骼肌肌张力下降,发作期间意识清楚。

3. 夜间睡眠障碍(nocturnal sleep disturbance) 包括夜间睡眠中断、觉醒次数和时间增多、睡眠效率下降、睡眠瘫痪、入睡前幻觉、梦魇、异常睡眠及快速眼球运动睡眠期行为障碍等。其中最具特征性的是与梦境相关的入睡前幻觉和睡眠瘫痪,发生在入睡时或从睡眠向觉醒转换过程中出现发作性肢体不能活动,患者神志清楚,能听到外界的声音等,但无法自主运动或讲话,持续数十秒到数分钟,可自行缓解,常伴有呼吸困难的感觉和各种形式的幻觉,多为恐怖性体验。

4. 并发症 跌倒坠床、睡眠紊乱、焦虑抑郁、心理障碍、性早熟、肥胖、代谢综合征等。

(四)辅助检查

1. 多导睡眠监测与多次小睡潜伏期试验 在睡眠实验室进行标准的夜间多导睡眠监测(polysomnogram,PSG),并于次日白天行多次小睡潜伏期试验(multiple sleep latency test,MSLT)。

2. 基因亚型测定 基因亚型测定可以作为检测发作性睡病1型的辅助方法。

3. 脑脊液中Hcrt-1水平测定 通过放射免疫法检测脑脊液Hcrt-1浓度 ≥ 110 pg/mL,或<正常者平均值的1/3,是诊断发作性睡病1型的"金标准"。

4. 神经影像学及基因学检查 可用于排除继发性发作性睡病。

(五)治疗原则

1. 总体治疗目标 通过心理行为疗法和药物治疗减少白天过度睡眠、控制猝倒发作、改善夜间睡眠,尽可能减少发作性睡病伴随的症状或疾病;帮助患者尽可能恢复日常生活和社会功能;减少和避免药物干预带来的不良反应。

2.非药物治疗 行为学疗法放在首位,对于发作性睡病患者,应保证其夜间充足的睡眠时间和规律的作息,日间多次小睡。社会家庭的支持、心理辅导、增强患者信心等可以降低发作性睡病患者共患情绪障碍的发生。

3.药物治疗 主要包括精神振奋剂治疗日间嗜睡、抗抑郁药改善猝倒症状、镇静催眠药治疗夜间睡眠障碍3个方面。治疗日间嗜睡药物主要有莫达非尼、哌甲酯缓释片、司来吉兰等。抗猝倒药物主要有抗抑郁药。治疗合并睡眠瘫痪和睡眠幻觉的药物主要有氟米帕明、氟西汀、文拉法辛等。

(六)护理评估要点

1.病史评估 评估患者的临床特征,如嗜睡、猝倒发作、睡眠幻觉等主要症状的发作次数及持续时间、近期服药情况,症状发生前有无相关诱因,如情绪激动、进食等。询问是否存在暴饮暴食、性格改变及行为异常等,排除其他疾病因素。

2.专科评估

(1)发作性睡病量表评估:包括睡眠质量整体情况评估和嗜睡严重程度评估。

1)睡眠质量整体情况评估:①儿童睡眠习惯问卷(children's sleep habits questionnaire,CSHQ)适用于2~12岁儿童;②匹兹堡睡眠质量指数问卷(Pittsburgh sleep quality index,PSQI)主要用于评价患者的睡眠质量。

2)嗜睡严重程度评估:Epworth嗜睡量表用于评估患者日常活动中8项不同状态下患者的嗜睡情况。

(2)多导睡眠监测仪:根据多导睡眠监测结果,客观评价睡眠质量、进入睡眠时间、睡眠效率及睡眠各期的情况。

3.心理社会评估 使用焦虑自评量表、抑郁自评量表、汉密尔顿焦虑量表等评估患者焦虑、抑郁、病耻感和其他精神症状。应用社会支持量表评估家属对患者的关心和支持度。

(七)护理常规

1.执行神经内科一般护理常规。

2.病情观察 ①密切观察患者病情变化,如猝倒发作、睡前幻觉、是否存在暴饮暴食、性格改变及行为异常等,排除其他疾病因素。②记录睡眠日记:指导患者及家属每天观察并记录嗜睡、猝倒发作、睡眠幻觉等主要症状的发作次数及持续时间,重点是白天嗜睡次数、每次嗜睡时间、总睡眠时间、猝倒次数,夜间睡眠情况等。

3.行为疗法护理

(1)合理安排白天小睡:指导患者养成日间规律性睡眠习惯,每日安排2~3次小睡,每次15~20 min,小睡时间不宜超过30 min,可将小睡安排在茶休或午饭后,以不影响学习工作为宜。适当的小睡可缓解白天睡眠压力,恢复精力,还有助于减少药物剂量。

(2)保证夜间充足睡眠:营造舒适的睡眠环境,睡前2 h避免易兴奋的活动,如运动、饮茶等。睡前诱导放松,如腹式呼吸、肌肉松弛法等帮助入睡。保持良好的睡眠习惯,建立有规律的睡眠和觉醒时间,保证充足的夜间睡眠,延长夜间睡眠时间,避免睡眠剥夺,可有效缓解日间嗜睡。

(3)生活指导:避免酒精和其他镇静剂的使用;嘱患者开车前小睡,避免长时间或单独驾驶等,保证安全驾驶;均衡饮食,嗜睡症患者肥胖的风险更高,嘱患者低脂、优质蛋白、高纤维素饮食;嘱患者适量运动有助于预防肥胖,并有助于改善夜间睡眠。

4.多导睡眠监测及多次睡眠潜伏期试验的护理　保持睡眠监测室安静、温湿度适宜,患者不要太多被褥覆盖,尽量暴露面部及肢体,对适应性差的患者可连续监测两晚,保证患者舒适的同时注意固定好各个记录电极,监测过程中定时观察,防止电极掉落;多次睡眠潜伏期试验:通常于晨起后1.5~3 h安排患者在安静、舒适的暗室内进行,每2次之间的间隔期让患者室外自由活动,保持清醒状态。

5.用药护理

(1)主要有精神振奋剂治疗日间嗜睡,抗抑郁药改善猝倒发作症状,镇静催眠药治疗夜间睡眠障碍。主要药物有哌甲酯、莫达非尼等治疗白天过度睡眠。哌甲酯的不良反应有头痛、精神紧张、心悸、胃肠道不适等。剂量需个体化,从小剂量开始,剂量因人而定,可不断调整,并根据脑电图监测用药前后的变化。

(2)向患者介绍用药作用、服用方法及注意事项,指导患者遵医嘱长期、规律服药,避免自行停药、加药、减药、漏服药及自行换药,同时注意观察药物的不良反应,如有异常及时报告医生。

6.心理护理

(1)放松疗法:可通过积极音乐疗法、放松疗法等分散注意力,有助于改善患者焦虑、抑郁等负性情绪,保持情绪稳定。通过安排讲座、心理咨询、小组讨论和技能培训等方式,提高患者自我护理能力。

(2)心理支持:帮助患者认识发作性睡病的症状和症状出现后的应对措施,了解不同药物的疗效、不良反应及疾病预后,减少由于过度担忧造成的心理负担,增强患者信心,积极面对疾病。同时,指导家人的陪伴和关心,缓解患者的心理压力。鼓励与相同疾病患者间的经验分享,提高患者治疗疾病的信心。

(3)社会支持:发作性睡病患者发病年龄较小,病程贯穿学习和个性发展时期,患者常伴有负面的心理健康问题。社会支持很重要,尤其是学校教师、同学、同事应认识到患者的疾病状态,给予患者白天小睡的机会,不歧视或孤立患者等。通过社会支持,针对患者的学业、职业、生活等各方面给予理解和帮助,有助于患者回归正常的社会生活。

(八)健康教育

1. 预防指导　该病尚无有效预防手段,日常注意保持规律的生活作息和饮食习惯,对该病的预防有积极作用;积极参加文体活动,从事有兴趣的工作,调节好自身的情绪,可减少发作性睡病的发生;发作性睡病与流感病毒感染有关,因此在冬季的时候增强体质,预防感冒的发生,可减少发作性睡病的发生。

2. 情绪指导　进行心理指导,保持乐观情绪,正确面对疾病,树立战胜疾病的信心,以降低其社交退缩、抑郁和焦虑的风险。

3. 药物指导　指导患者按时服药,不要自行停药或漏服,告知患者服用药物的作用、服用方法,学会观察其不良反应,此病多持续终生;尽量避免服用镇静类的药物,以免增加发病。

4. 安全指导　患者外出最好有家人陪伴,以免发生意外,可随身携带病例卡,注明所患疾病、临床症状、相应处理、联系人及电话,以便及时进行救助;避免参加危险性活动如跳水、游泳、攀岩等。同时进行职业指导,避免从事高危险性工作如高空作业、驾驶等,防止不安全事件的发生。

参考文献

[1]中华医学会神经病学分会,中华医学会神经病学分会睡眠障碍学组,解放军医学科学技术委员会神经内科专业委员会睡眠障碍学组. 中国发作性睡病诊断与治疗指南[J]. 中华神经科杂志,2015,48(6):445-452.

[2]易启明,旷小军,张钦,等. 23 例伴猝倒发作性睡病患儿的护理[J]. 护理学杂志,2016,31(3):42-43.

[3]景珊,孙威. 发作性睡病的最新研究进展[J]. 卒中与神经疾病,2018,25(3):344-347.

[4]黄颜. 发作性睡病诊断和治疗指南解读:诊断方法的评估[J]. 中风与神经疾病杂志,2019,36(7):592-593.

[5]PLAZZI G, CLAWGES H M, OWENS J A. Clinical characteristics and burden of illness in pediatric patients with narcolepsy[J]. Pediatr Neurol,2018,85:21-32.

[6]MCCALL CA, WATSON NF. Therapeutic strategies for mitiga ting driving risk in patients with narcolepsy[J]. Ther Clin Risk Manag,2020,16:1099-1108.

[7]FRANCESCHINI C,PIZZA F,CAVALLI F,et al. Apractical guide to the pharmacological and behavioral therapy of Narcolepsy[J]. Neurotherapeutics,2021,18(1):6-19.

三、不安腿综合征

(一)定义

不安腿综合征(restless legs syndrome,RLS),又称不宁腿综合征,Willis-Ekbom 病(Willis-Ekbom disease,WED),是临床常见的神经系统感觉运动障碍性疾病,其主要表现为强烈的、几乎不可抗拒的活动腿的欲望,大多发生在傍晚或夜间,安静或休息时加重,活动后好转。流行病学调查显示,RLS 在欧美发达国家较为常见,患病率为 5% ~10%。亚洲人群的患病率较低,为 0.1% ~3.0%,我国的患病率为 0.69% ~1.4%。

(二)病因与发病机制

1.病因　原发性不宁腿综合征具有遗传性,继发性不宁腿综合征最常见的病因包括缺铁性贫血、慢性肾衰竭、睡眠剥夺、周围神经病、妊娠和特殊用药史(如抗抑郁药、多巴胺能阻滞剂)、咖啡因、烟草、酒精的摄入等。

2.发病机制　尚未阐述清楚,主要包括以下 3 种观点:多巴胺能神经功能异常学说、铁离子代谢异常、遗传学说。

(三)临床表现

1.典型临床表现　在夜间睡眠或休息时不可抗拒的强烈想要活动肢体的欲望,症状通常发生在夜间睡眠或休息时,患者对肢体深处不适感描述各异,如麻木感、酸胀感、灼烧感、疼痛等;感觉异常多位于下肢深部肌肉,呈对称性,尤其以小腿显著,也可累及大腿及身体其他部位,活动可使症状明显减轻。

2.临床症状　具有特征性昼夜变化规律,腿部不适感多出现在傍晚或夜间,发作高峰为午夜与凌晨之间,白天症状相对轻微。此外,患者也常伴随其他临床特征,21% ~75% 的患者表示有手臂的异常感受,也可累及躯干、面部等部位。60% ~90% 的患者存在睡眠紊乱,包括入睡困难、失眠等,常导致日间疲劳、困倦、抑郁及焦虑。

3.并发症　记忆力减退、注意力缺陷、药物依赖等。

(四)辅助检查

多导睡眠监测、暗示性制动试验、实验室检查、下肢神经电生理及血管超声检查、遗传学检查等。

(五)治疗原则

1.非药物治疗　①适当体育锻炼:渐进式有氧运动训练等,可改善原发性 RLS 腿部不适症状。②物理疗法:建议在每晚腿部不适症状发生前穿戴使用气动压缩装置。红外光照疗法可有效改善 RLS 严重程度。临床可使用重复经颅磁刺激、重复经颅电刺激、振动垫等。

2. 药物治疗 药物治疗前应首先评估可能加重 RLS 症状的潜在因素,避免使用可能诱发 RLS 的药物,如多巴胺受体拮抗剂、抗抑郁药、抗组胺药、钙通道阻滞剂等。主要用药包括以下几种。①铁剂:常用的口服铁剂包括硫酸亚铁、多糖铁复合物等;②多巴胺受体激动剂:普拉克索、卡麦角林、罗匹尼罗、罗替高汀等;③多巴胺能制剂:左旋多巴、卡左双多巴控释片(左旋多巴-卡比多巴)、多巴丝肼(左旋多巴-苄丝肼)等;④$\alpha_2\delta$ 钙通道配体:加巴喷丁-恩那卡比、加巴喷丁、普瑞巴林;⑤阿片类受体激动剂:长效羟考酮-纳洛酮缓释剂、羟考酮。

(六)护理评估要点

1. 病史评估

(1)主要病史:评估患者具体的临床特征,如下肢麻木、酸胀等主要症状的发作次数及持续时间;症状发生在安静状态还是运动状态;有无失眠等睡眠障碍表现。

(2)药物史:近期服药情况,尤其是有无服用辅助睡眠等相关药物。

(3)家族史:不安腿综合征具有高度的家族聚集性,尤其是早发性。询问患者近亲中是否确诊该疾病。

2. 专科评估

(1)量表评估:包括严重程度评估、生活质量评估和睡眠情况评估。

1)严重程度评估:国际不宁腿综合征研究组评估量表(International Restless Legs Syndrome Study Group Rating Scale,IRLS)用于评估患者最近 2 周不宁腿综合征症状(性质、强度、频率)及其对睡眠、生活质量和情绪变化的影响。

2)生活质量评估:不宁腿综合征生活质量问卷(Restless Legs Syndrome Quality of Life Questionnaire,RLSQoL)用于评估 RLS 的症状、睡眠障碍等对日常活动的影响。

3)睡眠情况评估:匹兹堡睡眠质量指数量表用于评价患者的睡眠质量。

(2)睡眠周期肢动:观察患者睡眠周期中有无重复、高度刻板性肢体活动的周期性发作。

(3)合并症:评估患者是否合并心血管疾病、帕金森、高血压、糖尿病、其他睡眠障碍等。

3. 心理社会评估 使用焦虑自评量表、抑郁自评量表评估患者焦虑、抑郁和其他精神症状等心理状态;应用社会支持量表评估家属对患者的关心和支持度,包括主观支持、客观支持、支持利用度。

（七）护理常规

1.执行神经内科一般护理常规。

2.睡眠护理　①给予良好的睡眠环境,保持环境安静,室温和光线适宜;②培养良好的睡眠习惯,按时休息,保证睡眠时间充足,保持睡前情绪良好;③每晚睡前用温水泡脚或冲热水澡,促进血液循环,冬天时间为 30 min,夏天为 15 min,睡觉时在膝盖间放置软枕以利于睡眠,必要时根据医嘱给予患者服用安眠药物。

3.症状护理　①RLS 常在休息或夜间发作,冬春季发作频繁,腿部受凉、劳累等均能增加患者发病的风险,应指导患者注意下肢防寒保暖,防止受凉劳累,避免诱发因素。②RLS发作时指导患者采取端坐位,缓慢深呼吸,节律均匀,持续 5~10 min。然后进行肢体按摩,或揉搓、捶拍,尽量使肌肉放松,以缓解患者的不适感。③根据患者体质、下肢功能等情况指导患者每天进行运动,以有氧运动为主,做踢腿、蹬车运动,每天进行肢体按摩 0.5~1 h,并长期坚持,改善血液循环,以缓解肢体不适。

4.用药护理　指导按医嘱服药的重要性,包括具体服药的时间及方法、观察药物作用和不良反应,勿随意增减药物剂量和使用频次,有不良反应出现及时报告医生。指导患者口服补铁治疗,监测血清铁蛋白含量,禁用加重症状的药物如(多巴胺受体拮抗剂),对于服用铁剂的患者,告知患者使用铁剂时大便颜色为黑色,以免引起恐慌。

5.饮食护理　脑内铁和维生素的缺乏被认为和原发性 RLS 发病有关,补充铁剂和叶酸可改善原发性 RLS 的症状。如患者存在贫血,可多食富含维生素和叶酸的食物,并进食含铁量丰富的食物,如大豆、海带、油菜、苋菜等。戒烟戒酒,晚餐禁止食用茶、咖啡、酒及过辣等具有神经刺激作用的饮食,利于帮助睡眠。

6.心理护理　由于不安腿综合征是发生在各个年龄段的长期慢性疾病,目前尚不可治愈,尤其是儿童与老年人患者更需要家庭的支持与帮助。多和患者沟通,鼓励患者表达,耐心倾听,关心和理解患者,向患者讲解疾病的过程,告知 RLS 通过正确治疗其可以明显缓解,鼓励家人陪伴,使患者树立战胜疾病的信心。

（八）健康教育

1.生活指导　养成良好的生活习惯,如培养良好的睡眠习惯、合理膳食调配、坚持锻炼身体等;保持良好睡眠卫生习惯,如腿部不适减轻一段时间后尝试在每天同一时间入睡,避免咖啡因、茶、酒精等摄入影响睡眠。

2.情绪指导　保持良好的心态,情绪改变与 RLS 发病有一定关系,平时应注意调节情绪,避免精神刺激。

3.预防指导　有 RLS 病史者要避免发病诱因,如双下肢要注意防寒保暖,避免潮湿,忌吃油腻、刺激性食物;避免使用可能诱发 RLS 的药物,如多巴胺受体拮抗剂、抗抑郁药、抗组胺药、钙离子通道阻滞剂等;寻找并治疗易致本病发生的基础疾病。

参考文献

[1]王玉平.提高对不宁腿综合征规范诊断与治疗的认识[J].中国现代神经疾病杂志,2017,17(9):629-632.

[2]中国医师协会神经内科医师分会睡眠学组,中华医学会神经病学分会睡眠障碍学组,中国睡眠研究会睡眠障碍专业委员会.中国不宁腿综合征的诊断与治疗指南(2021版)[J].中华医学杂志,2021,101(13):908-925.

[3]ZUCCONI M,GALBIATI A,RINALDI F,et al. An update on the treatment of Restless Legs Syndrome/Willis Ekbom Disease:prospects and challenges[J]. Expert Rev Neurother, 2018,18(9):705-713.

[4]WINKELMANN J,ALLEN R P,HOGL B,et al. Treatment of restless legs syndrome: evidence-based review and implications for clinical practice (Revised 2017)(section sign) [J]. Mov Disord,2018,33(7):1077-1091.

[5]DIDATO G,DI GIACOMO R,ROSA GJ,et al. Restless Legs Syndrome across the lifespan:symptoms,pathophysiology,management and daily life impact of the different patterns of disease presentation[J]. Int J Environ Res Public Health,2020,17(10):3658.

[6]ROMERO-PERALTA S,CANO-PUMAREGA I,GARCíA-BORREGUERO D. Emerging concepts of the pathophysiology and adverse outcomes of Restless Legs Syndrome [J]. Chest,2020,158(3):1218-1229.

[7]GOSSARD TR,TROTTI LM,VIDENOVIC A,et al. Restless Legs Syndrome: contemporary diagnosis and treatment[J]. Neurotherapeutics,2021,18(1):140-155.

第十二节　神经内科常见诊疗技术的护理

一、腰椎穿刺术

(一)定义

脑脊液(cerebrospinal fluid,CSF)为无色透明液体,主要产生于侧脑室脉络丛,充满在各脑室、蛛网膜下腔和脊髓中央管内,对脑和脊髓具有保护、支持和营养作用。腰椎穿刺术(lumbar puncture,LP)是通过穿刺第 3~4 腰椎或第 4~5 腰椎间隙进入蛛网膜下腔获取 CSF,用于中枢神经系统疾病的诊断和鉴别诊断,或以注入药物、行内外引流术进行治疗的技术。

(二)适应证

1.诊断性穿刺

(1)鉴别诊断:①出血性或缺血性脑血管病,尤其用于鉴别 CT 表现为阴性的蛛网膜下腔出血;②脊髓出血、肿瘤或炎症。

(2)辅助诊断:①颅内肿瘤;②脑膜炎、脑炎等中枢神经系统炎症性疾病;③阿尔茨海默病等神经退行性疾病;④非特异性炎症等诊断不明的疾病;⑤脑脊液循环障碍部位的确定。

2.治疗性穿刺

(1)缓解症状和促进恢复:①引流 CSF 降低颅内压;②颅内出血性疾病、炎症性病变和颅脑手术后的炎性或血性 CSF 引流。

(2)鞘内注射药物:①注射手术麻醉药物;②注射化疗药物用于治疗脑膜癌病;③注射抗菌药物用于控制颅内感染;④注射地塞米松减轻蛛网膜粘连等。

(三)禁忌证

1.颅内病变伴有明显颅内压增高或已有脑疝迹象,特别是怀疑后颅窝存在占位性病变者。

2.穿刺部位皮肤和软组织有局灶性感染、脊柱结核或开放性损伤者。

3.明显出血倾向、休克或病情危重不宜搬动者。

4.高颈位脊髓压迫性病变者。

(四)护理评估要点

1.术前评估患者的文化水平、合作程度以及是否做过腰椎穿刺检查等。

2.术后评估患者意识、瞳孔、生命体征,警惕出现并发症。

(五)护理常规

1.术前护理

(1)患者准备:指导患者做穿刺体位练习,排空二便,静卧 15~30 min。

(2)其他准备:关闭门窗、屏风遮挡以保护患者隐私。备好急救药物和设备,防止发生意外。

2. 术中护理

(1)体位管理:患者头部垫软枕以保持头部与脊柱水平一致,也可在两膝之间垫软枕,增加舒适感。协助固定患者肢体,避免因疼痛刺激改变体位而影响操作。接紧测压管后,指导患者缓慢伸直头部及下肢,充分放松。

(2)病情观察:密切观察患者意识、瞳孔、生命体征及面色变化,询问有无不适感,注意患者有无异常表现。患者出现紧张或疼痛时,嘱患者做深呼吸,分散注意力。如穿刺过程中出现脑疝征象,应立即停止操作,遵医嘱快速静脉滴注甘露醇。

3. 术后护理

(1)指导患者去枕平卧4~6 h,卧床期间不可抬高头部,但可适当转动身体。

(2)询问患者有无头痛、头晕、恶心、腰背痛,观察穿刺点有无渗液、渗血、局部感染等。出现腰背部疼痛时,协助患者变换体位,垫靠软枕,适当给予侧卧位、屈膝位。必要时给予镇痛药并监测镇痛效果。

4. 心理护理

(1)术前:向患者及家属介绍环境、参与人员,建立良好信任关系,指导采取合适的放松方式如深呼吸、散步、听音乐等,缓解紧张、恐惧心理。

(2)术中:根据患者需要及时告知穿刺进程,询问患者感受,给予安慰话语和心理支持,消除紧张恐惧等情绪。

(3)术后:肯定患者在操作过程中的配合及表现,告知穿刺是否顺利,为患者提供安静的休息环境。

(六)健康教育

1. 术前通过发放健康宣教手册、播放视频、PPT 集体授课、模拟演示 LP 过程等方式,告知患者和家属 LP 的目的、意义、体位、配合方法、操作过程中及术后可能出现的并发症,使患者及家属对此项操作有直观认识。

2. 术后向患者及家属耐心讲解术后休息及体位的重要性。告知患者保持穿刺部位敷料干燥,观察有无渗液、渗血,24 h 内不宜淋浴。

参考文献

[1]中华医学会创伤学分会颅脑创伤专业委员会. 颅脑创伤患者脑脊液管理中国专家共识[J]. 中华神经外科杂志,2019,35(8):760-764.

[2]陈金花,马雅英,单燕敏,等. 成年人诊断性腰椎穿刺后卧床时间和体位的最佳证据应用[J]. 中国实用护理杂志,2020,36(4):263-267.

[3]刘冰,刘雅莉,彭晓霞,等. 儿童诊断性腰椎穿刺术后管理循证实践指南[J]. 中国循证儿科杂志,2020,15(4):241-246.

[4]张顺娣,顾莺,胡菲,等.儿童医疗辅导照护缓解患儿腰椎穿刺疼痛和父母焦虑研究[J].护理学杂志,2020,35(24):30-32.

二、神经肌肉活检术

(一)神经肌肉活检术

1.定义　神经肌肉活检术(nerve biopsy,NB)指通过神经肌肉组织中取出样本组织,并进行组织化学及电镜技术获取诊断依据,分为周围神经活检和皮肤神经活检。皮肤神经活检可采用皮肤起泡法在其前臂、小腿、大腿及足背部切取泡的顶部皮肤,也可采用皮肤钻孔器在拟取材部位进行皮肤活检,获取直径3 mm的圆柱形皮肤标本。

2.适应证　①各种原因所致的周围神经病。②儿童的适应证包括疑诊异染性脑白质营养不良、肾上腺脑白质营养不良等。③轴突变性(神经细胞轴突部分的破坏)。④脱髓鞘(破坏部分覆盖神经的髓鞘)。

3.禁忌证　①活检局部皮肤感染或者重度感染者。②凝血功能障碍,严重出血倾向者。③严重心、肝、肾功能不全者。④严重贫血者。⑤长期大剂量应用激素、免疫抑制剂,糖尿病或恶病质患者要慎重决定。

4.评估要点　①术前:评估患者的文化水平、合作程度以及是否做过神经活检检查,是否出现紧张恐惧心理等。②术后:评估患者的生命体征,心理、疼痛及并发症。

5.护理常规

(1)术前护理:①向患者及家属解释神经活检术的目的、操作步骤及术中注意事项,并询问患者有无麻醉药物过敏史,征得患者和照顾者的同意并签手术知情同意书。②指导患者正确认识、接受疾病,介绍手术的安全性、必要性和手术成功的实例,以增强患者的信心,主动关心、体贴患者,以减轻其焦虑或恐惧心理。③完善患者各项检查,如磁共振、凝血四项、血常规等。④术前指导患者练习活检体位,并告知患者在术中保持该体位,避免随意活动、咳嗽或颤动,以免损伤活检部位周围神经。⑤术前监测并记录患者的生命体征。⑥患儿、精神紧张者必要时给予镇静药物或在全身麻醉下进行。⑦根据患者手术部位情况,必要时备皮。

(2)术中护理:①术中观察患者脉搏、呼吸、血压及面色,询问有无不适感。必要时行药物治疗。②对于年龄较小的患儿和精神紧张的患者,护士应协助固定术肢,必要时给予约束带约束。

(3)术后护理:①病情观察,监测患者的生命体征,密切观察术肢皮肤的温度、颜色及血运情况;观察切口有无渗血、皮下血肿等,必要时给予冰敷。②记录活检的时间、部位及患者术中的状态。③切口护理,切口处无菌纱布覆盖,弹力绷带加压包扎,术后 24 h 去除弹力绷带;切口换药 4~5 d/次,如无并发症 10~14 d 拆线。④疼痛护理,术后 2~3 d 内观察活检部位是否疼痛,必要时给予止痛药物使用。⑤健康指导,术后 2~3 d 术肢勿用力及剧烈运动,防止切口裂开;指导患者进行术肢关节伸屈运动以促进血液循环,防止静脉血栓形成。

（4）心理护理:①术前向患者及家属介绍环境、参与人员,建立良好信任关系,指导采取合适的放松方式如深呼吸、散步、听音乐等,缓解紧张、恐惧心理。②术中根据患者需要及时告知活检进程,询问患者感受,给予安慰话语和心理支持,消除紧张恐惧等情绪。③术后肯定患者在操作过程中的配合及表现,告知活检术是否顺利,为患者提供安静的休息环境。

6. 健康宣教

（1）术前通过发放健康教育手册、播放视频、PPT 集体授课、模拟演示神经活检过程等方式,告知患者和家属神经活检的目的、意义、体位、配合方法、操作过程中及术后可能出现的并发症,使患者及家属对此项操作有直观认识。

（2）术后向患者及家属耐心讲解术后休息及体位的重要性。告知患者保持穿刺部位敷料干燥,观察有无渗液、渗血,24 h 内不宜淋浴。

（二）肌肉活检术

1. 定义　肌肉活检术(muscle biopsy,MB)是一种通过手术从肌肉组织中获取标本组织,对肌肉组织进行显微镜镜检和生化指标测试的病理学检查方法。通常采用开放性活检,也可进行针刺活检。开放式活检通过肌肉组织切开取材,适用于需留取较大组织样本的患者,创伤性大,不宜反复操作。针刺活检则通过将活组织检查针插入肌肉来获取组织样本,操作较方便,患者创伤小,可反复和多部位进行。

2. 适应证

（1）肌肉疾病的诊断与鉴别诊断:如炎症性疾病包括多发性肌炎、皮肌炎等,肌营养不良,先天性肌病,代谢性肌病如脂质沉积病、糖原累积病、线粒体疾病等、蜡样脂褐素沉积症等。

（2）确定系统性疾病(如内分泌性肌病等):用于诊断伴有肌无力者有无肌肉组织受累、肌肉间质有无血管炎症或异常物质沉积等。

（3）鉴别神经源性或肌源性肌损害:如脊肌萎缩症的鉴别等。

3. 禁忌证　①原则上同神经活检术禁忌证。②急性感染期患者。

4. 评估要点　①术前:评估患者的文化水平、合作程度以及是否做过肌肉活检检查,是否出现紧张恐惧心理等。②术后:评估患者的生命体征,心理、疼痛及并发症。

5. 护理要点　术前、术中、术后护理,见上文"神经活检术患者的护理"。

6. 健康宣教

（1）术前：通过发放健康宣教手册、播放视频、PPT 集体授课、模拟演示肌肉活检过程等方式，告知患者和家属神经活检的目的、意义、体位、配合方法、操作过程中及术后可能出现的并发症，使患者及家属对此项操作有直观认识。

（2）术后：向患者及家属耐心讲解术后休息及体位的重要性。告知患者保持穿刺部位敷料干燥，观察有无渗液、渗血，24 h 内不宜淋浴。

参考文献

[1]费丽,杨小红,李扬.周围神经疾病行神经活检术患者的护理[J].解放军护理杂志,2013,30(23):64-65.

[2]李大年.开展骨骼肌及周围神经活检的一些思考[J].临床神经病学杂志,2004,17(2):81-82.

[3]李鑫,杨蓉,钟洁平,等.肌肉活检术术后并发症原因分析及护理[J].华西医学,2013,28(11):1778-1779.

[4]李西华.肌肉活检诊断技术在小儿神经肌肉疾病诊断中的应用[J].临床儿科杂志,2010,28(7):697-700.

[5]曲宁.多发性肌炎/皮肌炎的神经肌肉活检术病理诊断[J].中国现代药物应用,2011,5(24):44-45.

[6]埜中征哉.临床肌肉病理学[M].3 版(修订版).吴士文,马维亚,译.北京:人民军医出版社,2007.

[7]汪星孜,刘书娟,王林杰,等.肌肉活检在骨骼肌失重防护中的应用进展[J].航天医学与医学工程,2020,33(1):88-94.

三、视频脑电监测技术

（一）定义

视频脑电监测（video-electroencephalogram，VEEG）又称录像脑电监测，是在长程脑电监测基础上增加视频设备，同步拍摄患者的临床情况，以观察癫痫发作与脑电图（electroencephalogram，EEG）变化间实时关系的技术，是神经内科临床工作中最常用的诊疗技术之一。

（二）目的

（1）对发作性质不确定者，鉴别是否为癫痫发作。

（2）确定癫痫发作的类型。

（3）判断癫痫发作的起源。

（4）在癫痫频繁发作或持续状态时，观察抗癫痫药物对临床和脑电图的影响。

（5）诊断非惊厥性癫痫持续状态。

（三）护理评估要点

1. 患者　评估头部皮肤情况，评估发作的时间规律、诱发因素、主要发作表现及用药情况，评估受检者对操作的认知程度。

2. 环境　评估监测室环境是否安全舒适，温湿度是否适宜。

3. 仪器设备　评估仪器设备性能。

（四）护理常规

1. 监测前准备　①受检者准备做好头部皮肤准备，保持头皮清洁，充分暴露操作部位。长发者无须剃发，可根据电极放置要求进行分区编号；小儿、痴呆、昏迷、精神症状及进行术前定位的患者需剃发。②环境准备环境安静整洁，光线充足，室内温度 22 ~ 26 ℃，湿度 50% ~ 70% 为宜。床头、床尾、床挡海绵套包裹。床单位颜色与受检者衣物形成鲜明对比。

2. 监测中护理

（1）采用国际 10-20 系统安装电极，确认各导联线连接正确、图像清晰、基线稳定。睁闭眼试验：对闭眼不合作的婴幼儿，指导照顾者遮盖其双眼。过度换气试验：对不能很好掌握呼吸频率者，可指导其跟随节拍器进行呼吸运动，不合作时可令其吹纸条或吹纸风车。闪光刺激试验：在较暗环境下进行，房间背景光亮度以能够观察到患者情况为宜。

（2）协助受检者取舒适卧位，充分暴露面部及四肢，调整摄像头范围，保证受检者身体完全处于视频框内。

（3）做好巡视工作，观察电极有无脱落、移位及 EEG 图形质量，及时识别并处理伪差。

（4）定时检查受检者前额及耳后皮肤情况。对监测时间较长者，定时松动弹力网帽，并于前额及耳后放置纱布，避免局部皮肤出现压力性损伤。

（5）及时识别癫痫发作，发作时观察受检者眼神、瞳孔及发作表现（姿势、运动症状、自主神经症状等），并立即给予以下处置。

非癫痫持续状态：立即掀开盖被，暴露受检者头面部、躯干及四肢，保持呼吸道通畅，勿按压受检者肢体,勿对受检者进行不必要的搬动,避免遮挡摄像头;观察眼神、瞳孔及发作表现(姿势、运动症状、自主神经症状等);呼唤受检者姓名或要求其执行简单指令,注意意识和反应性;轻微活动受检者肢体,注意肌张力情况和有无局部抽动的发生;精神运动性发作的受检者防止自伤或他伤,必要时进行保护性约束;保护好导联线、电极及放大器盒,防止电极脱落和设备损害,有电极脱落者,及时重新安装。

癫痫持续状态:立即松解领口,头偏向一侧,及时清除口鼻分泌物,保持呼吸道通畅,给予氧气吸入;密切监测受检者意识、瞳孔及生命体征变化,遵医嘱给予药物治疗,记录给药时间、种类和剂量,并在给药后继续监测至少 1~2 h,以观察药物对 EEG 的影响和发作控制情况;勿强行按压抽搐肢体,避免造成骨折或脱臼。

3.监测后护理　①监测后做好信息存储,关闭仪器设备,取下电极、清洁头皮。②协助受检者穿好衣物、整理床单位。③清洁电极:常规可采用含75%乙醇的无菌纱布擦拭消毒;特殊感染受检者,推荐使用一次性电极帽或采用环氧乙烷对电极进行灭菌处理。

（五）健康宣教

1.告知受检者该检查无创伤,消除其紧张恐惧心理。

2.检查前一天避免服用镇静催眠药物和中枢兴奋药物。癫痫患者正在服用药物时,一般不应停药,除非有特殊诊断需要。

3.告知受检者监测时需关闭手机、电脑等电子设备,照顾者必须使用手机时,需远离患者及监测设备。

4.监测过程中照顾者避免大声喧哗,禁止在床旁1 m内频繁活动,禁止遮挡摄像头。

5.受检者及照顾者禁止拉扯导联线,碰撞放大器、摄像镜头等,保证仪器性能良好。

6.监测对象为儿童,照顾者进行安抚时避免频繁或习惯性拍打、摇晃等动作。

7.告知照顾者及受检者癫痫发作时配合要点,勿强行按压其肢体,勿遮挡摄像头。

参考文献

[1]刘晓燕,吴逊.临床脑电图学[M].2 版.北京:人民卫生出版社,2017.

[2]王玉平.癫痫中心工作手册[M].北京:人民卫生出版社,2017.

[3]中华护理学会神经病学分会.神经系统疾病诊疗指南及检查技术操作规范[M].北京:人民卫生出版社,2020.

[4]冯灵,鲁建英,王云慧,等.标准化管理在视频脑电图监测中的应用及效果评价[J].华西医学,2019,34(6):653-658.

第二章　脑血管病介入患者的护理

第一节　脑血管病介入护理常规

一、脑血管病介入一般患者护理

1. **分级护理**　按照医嘱、依据病情实行分级护理。

2. **病情观察**　根据患者的年龄和病情,密切观察患者意识状态、瞳孔、生命体征、肌力及视力状况变化。

3. **环境护理**　保持病房清洁、整齐、安静、舒适、通风良好,室温保持在 18 ~ 24 ℃,相对湿度为 50% ~ 60%,每周空气消毒机消毒 1 次。气管切开患者病房,给予每日空气消毒机消毒 2 次,每日用含氯消毒液擦拭病房物品表面及地板 2 次。患者出院、转科或死亡后给予终末消毒。

4. **入院宣教**　病区接到患者入院通知后,立即为患者准备床单元,主动热情地向患者及其主要照顾者介绍住院须知及病区环境,介绍病区内消防通道及消防设施位置,介绍科主任、护士长、主管医师、责任护士,为患者发放衣物及用品,通知主管医师查房,指导患者及主要照顾者扫描病房内粘贴二维码了解住院期间相关注意事项及健康宣教内容。

5. **体征监测**　新入院患者及转入患者,每日测量体温、脉搏、呼吸 2 次,连测 3 d,如体温均正常,则改为每日 1 次。体温≥38.5 ℃以上每 4 h 测量 1 次,体温≥37.5 ℃时,每日测量 4 次,连测 3 d 体温均正常者,改为每日 1 次。住院患者每周测量记录体重 1 次。

6. **护理评估**　对患者进行跌倒/坠床、营养测评单、静脉血栓栓塞症(VTE)、吞咽障碍评估表、压力性损伤等风险评估,根据评分结果采取相应措施。使用数字评分量表(NRS)及面部表情疼痛量表对患者进行疼痛评估,需在患者入院 8 h 内完成,住院患者每日 15:00 常规进行疼痛评估,病情变化引起疼痛时(性质、部位、程度),应及时动态进行评估并根据评分结果采取相应措施。

7.心理护理　根据患者病情和生活自理能力,实施分级护理及心理护理,针对性实施干预措施。了解患者焦虑及抑郁来源,采用焦虑自评量表、抑郁自评量表,了解患者焦虑及抑郁程度,及时发现其情绪及心理变化,针对性实施相应的干预措施,如认知行为治疗、音乐治疗、同伴支持、正念疗法等,以改善其负性情绪,提升疾病应对能力,增强其治愈疾病的信心。

8.饮食护理　根据患者的病情和手术情况给予饮食指导,急诊手术者暂禁食水。

9.排泄护理　每日记录大小便次数,保持患者大小便通畅。凡3 d无大便或每日大便次数增多者,及时通知医师给予对症处理。留置尿管者,每日会阴护理2次。长期卧床者鼓励其多饮水,防止泌尿系统感染或形成尿路结石。

10.基础护理　对住院患者进行卫生宣教,加强基础护理,督促患者定期洗澡,保证患者清洁舒适。为住院患者做好健康宣教,及时解决问题,出院前给予出院相关内容指导。

11.检验检查　正确留取各种检验标本,及时送检并注意查收检查结果。正确发放各种医技检查单,告知患者及家属检查项目的位置及相关注意事项,有特殊情况的患者告知管床医师,必要时医师护士陪同检查。

二、脑血管病危重患者护理

1.入院准备　急诊危重患者,立即通知值班医师,做好急诊手术及抢救准备,配合医师积极抢救的同时做好患者及主要照顾者的入院宣教。

2.病情评估　包括生命体征、主要症状、肢体活动、言语及吞咽情况、皮肤情况、辅助检查阳性结果、各种管道、药物治疗等,评估压力性损伤、跌倒/坠床、VTE、营养等,落实各项防范措施,预防压力性损伤、跌倒/坠床等不良事件的发生。

3.意识状态的评估　使用格拉斯哥昏迷评分量表进行意识水平障碍的评估,通过语言、疼痛等刺激和各种反射进行观察和判断意识障碍的程度。

4.瞳孔的观察　双侧瞳孔缩小,光反应迟钝,常见于脑桥或脑室、蛛网膜下腔出血;一侧瞳孔缩小,见于脑疝早期或交感神经麻痹;一侧瞳孔扩大,见于中脑受压;双侧瞳孔散大,对光反应消失,一般为脑干缺氧和脑疝晚期。对于瞳孔不等大或双侧瞳孔散大,常提示颅内压升高及脑疝可能。双侧瞳孔大小多变,见于脑干损伤或处于濒死状态。但有时患者服用镇静药物或全身麻醉未醒时可表现为双侧瞳孔缩小或对光反射减弱,应注意辨别。对于病情危重的脑卒中患者,应密切监测瞳孔变化,同侧瞳孔扩大、逐渐进展的瞳孔固定和运动反应下降可能是病情恶化的征象。

5.疼痛的评估　疼痛是出血性脑血管病最常见的首发症状,如突发剧烈头痛、恶心、呕吐、烦躁不安、瞳孔大小不等,常提示再次出血或脑疝的发生。

6.呼吸道护理　保持呼吸道通畅,备好负压吸引器,及时清除口鼻咽、气道分泌物,避免误吸。重症脑卒中伴舌后坠患者,可使用口咽通气道或改变体位来保持气道通畅。患者发生抽搐应立即移除可能损伤患者的物品,防止舌咬伤,用压舌板或牙垫置于患者上下臼齿之间,必要时放开口器,解开衣扣裤带,有义齿者去除。必要时行气管切开或气管插管术。根据病情为患者翻身叩背、吸痰及机械排痰,加强肺部物理治疗,预防坠积性肺炎。

7. 安全与卧位 根据病情给予良肢位设置,危重卧床患者每 1～2 h 协助翻身 1 次,定期对皮肤情况进行评估,预防压力性损伤发生。指导卧床患者下肢做主动和被动活动。对于下肢肌力大于 3 级无意识障碍患者,鼓励床上做踝泵运动等;对于肢体肌力小于 3 级或不能配合患者,进行动态评估,遵医嘱给予物理治疗,保持肢体功能位。对神志不清、烦躁不安的患者,应采用床档等保护性措施,经主要照顾者知情同意后适当使用约束器具,并定时查看约束带的松紧度,保护约束部位皮肤。

8. 用药护理 建立静脉通路,正确执行医嘱,观察药物的作用及不良反应。保持输液管道通畅,妥善固定,防止脱落、扭曲、堵塞,严格遵守无菌原则,预防感染。

9. 饮食护理 做好吞咽障碍的筛查及营养状态的评估,可使用营养风险筛查量表(如 NRS 2002)进行营养风险筛查,必要时给予补液和营养支持。吞咽障碍患者及时留置鼻胃管,做好管路及口腔护理。必要时记录患者 24 h 出入水量,保持水电解质平衡。

10. 保持大小便通畅 有排尿障碍者,应早期评估和康复治疗。有尿潴留者采取诱导方法帮助排尿,可配合物理按摩、针灸等方法促进排尿功能的恢复,必要时遵医嘱给予留置尿管。留置导尿管患者每日会阴护理 2 次。便秘患者视病情遵医嘱给予口服润肠通便药物或小剂量低压灌肠。

11. 基础护理 保持头发、胡须、指甲短,皮肤清洁,危重患者视病情而定。高热、昏迷、全麻术后、鼻饲及禁食的患者每日口腔护理 2 次。清醒患者指导其每日刷牙两次或进食后及时漱口。

12. 心理护理 及时巡视,关心患者,多与患者及主要照顾者交流沟通,消除患者恐惧、焦虑等不良情绪,以树立患者战胜疾病的信心。

三、脑血管病介入患者术前护理

1. 病史评估 了解患者现病史,包括发病诱因、过程、主要症状和体征、治疗情况等,评估患者发病的高危因素,并积极进行干预。询问患者既往有无高血压、糖尿病、高血脂、冠心病和既往手术史等。了解患者用药史包括抗凝药物、抗血小板聚集药物、他汀类药物、降糖药物和降压药物等应用情况。了解患者的食物、药物、对比剂过敏史。了解患者有无家族遗传性疾病。女性患者评估月经来潮日期,合理安排手术。

2. 专科评估

(1)神经功能的评估:评估患者意识状态、双侧瞳孔、言语、肢体活动的变化。

（2）生命体征的评估：动态监测患者体温、脉搏、呼吸、血压的变化。

（3）躯体症状的评估：评估患者有无肢体偏身感觉减退、肢体无力、步态不稳，评估四肢的肌力情况。

（4）皮肤情况评估：观察皮肤有无瘀斑及血肿等出血倾向，有无过敏症状。

（5）心理社会评估：了解患者对疾病发生的相关因素、治疗和护理、预后等知识的掌握程度，评估患者术前焦虑、抑郁程度。

3．术前准备

（1）术前宣教：术前一天 16:00 根据手术治疗方式宣教，包括饮食指导、皮肤准备、合理卧位、翻身活动、有效咳嗽、床上使用便器等，并发放手术告知卡及手术衣并记录护理记录单。检查拟穿刺部位远端足背动脉搏动的情况，并做好标记，便于术后对照。做好手术区域的皮肤准备。告知局麻手术患者，术中如有不适，需及时告知医护人员。术前评估对比剂肾病的高危因素，主动跟患者及主要照顾者详细讲解水化治疗的方案及重要性。

（2）术前检查：血标本、大小便常规，胸部 X 线、心电图等。

（3）术前生命体征监测：术前晚 20:00 和术日早 7:00 各加测生命体征 1 次。全麻手术后患者每日测量体温、呼吸、脉搏 4 次，连测 3 d，体温均正常者改为每日 1 次，脑血管造影术后患者无需加测。

（4）心理护理：帮助患者了解脑血管介入手术的相关知识。向患者介绍治疗目的、优点、手术过程、成功案例，做好心理疏导，增强其对手术治疗的信心。

（5）睡眠管理：保证患者充分休息，必要时术前一天晚上遵医嘱给予镇静剂或安眠药。

4．手术当日准备

（1）用药准备：术日晨做好患者生命体征监测与记录，发放口服药物，患者若有其他疾病时，指导患者勿擅自停药、增药、减药，遵医嘱规范用药。全麻手术患者降糖药物暂停发放。

（2）皮肤准备：术晨协助患者更换清洁手术衣裤，取下患者义齿及贵重物品等，交给主要照顾者保管。

（3）建立静脉通路：责任护士根据麻醉方式，在患者左上肢建立静脉通道。

（4）术前交接：查看手术知情同意书签署情况。病房护士和介入手术室护士需做好交接，内容包括身份识别、术中用药、意识状态、管路情况、静脉输液、皮肤情况等，并书写护理记录单。

（5）其他准备：整理床单位，根据病情及麻醉方式准备氧气、心电监护仪、微量泵、负压引流装置等。

四、脑血管病介入患者术后护理

1. **体位管理** 根据麻醉情况选择合适体位。全麻患者术后应去枕平卧,头偏向一侧,以防止呕吐物误吸,发生窒息或吸入性肺炎。

2. **病情观察** 密切观察患者意识、瞳孔、言语及肢体等神经功能情况,监测生命体征,如有头痛、恶心、呕吐、视物模糊、大汗等,应立即告知医师,遵医嘱给予对症处理。

3. **穿刺点护理**

(1)股动脉穿刺点护理:穿刺肢体制动,穿刺部位沙袋压迫,观察穿刺部位绷带松紧情况,有无渗血、血肿,穿刺侧肢体足背动脉搏动情况,皮肤颜色、温度等,及时减压或重新包扎。指导患者进行踝泵运动,翻身时避免或减少增加腹压的动作。

(2)桡动脉穿刺点护理:观察穿刺点有无渗血,穿刺侧肢体有无肿胀及手指末梢循环情况,指导患者行手指操,根据情况及时给予减压或重新包扎。

(3)穿刺点并发症的护理:解除穿刺处绷带后,评估穿刺点有无皮下硬结、血肿、假性动脉瘤、出血、腹膜后血肿、骨筋膜室综合征等,如有异常及时通知医生。

(4)管道护理:正确连接各种管道并妥善固定,保持管道通畅。各管道标识清晰,按照有效期定期更换。观察引流液颜色、性质、量等并记录护理记录单。操作时动作轻柔细致,避免牵拉引流管。

4. **并发症的观察**

(1)脑出血:术后应密切观察患者的意识、瞳孔、肢体活动及生命体征变化,据实记录护理记录单,一旦发现颅内出血,立即给予控制血压、脱水降颅压治疗。

(2)血管痉挛:应用预防血管痉挛药物,如钙通道阻滞剂尼莫地平。

(3)脑过度灌注综合征:严密观察患者病情变化,监测生命体征。控制血压,颅内动脉支架植入或血管再通者血压控制在 120 ~ 140/70 ~ 80 mmHg 或较基础血压低 20% 左右。

(4)对比剂过敏反应:患者出现皮疹、荨麻疹、全身瘙痒、颜面部水肿、胸闷、气短等按过敏反应进行对症处理。

5. **水化治疗护理** 遵医嘱根据患者具体情况选择合适的水化方式、水化液、水化时机、速度及剂量进行静脉补液及口服补液。24 h 饮水量≥2000 mL。

6. **疼痛护理** 使用数字评分量表(NRS)进行评估、记录疼痛分级,做好疼痛护理。

7. **饮食护理** 全麻后 6 h、局麻后饮水无呕吐者,可进清淡易消化的流质饮食,逐渐过渡到普通饮食,宜少食多餐,避免过饱。昏迷或吞咽困难者,遵医嘱给予鼻饲饮食,呕吐频繁不能进食者,遵医嘱给予静脉营养补充。

8. **皮肤护理** 床铺保持平整柔软、干燥,肢体活动障碍的患者每 2 h 翻身 1 次,注意受压部位的皮肤护理,预防压力性损伤发生。

9.康复护理　病情允许者进行康复训练。肢体活动差的患者,应保持功能位置摆放,以防止肌肉萎缩、关节强直及足下垂。语言障碍者,应早期进行语言功能障碍的康复。轻度到中度的脑卒中患者,在发病24 h后可以进行床边康复、早期离床期的康复训练。

10.健康教育　内容涉及脑血管疾病的危险因素、主要治疗与护理配合、用药、食物调整与工具选择、喂食技能与防误吸技巧、误吸/窒息的识别和急救、正确的口腔卫生保健方法、简单的康复训练方法、患者常见心理问题的疏导及返院复诊等。

第二节　脑血管疾病专科护理

一、全脑血管造影术

(一)定义

全脑血管造影术又称数字减影血管造影术(digital subtraction angiography,DSA),是基于X线成像系统的血管造影方法,将对比剂进入血管前后的图像进行数字化处理,除去不变的组织结构,保留血管影像,使对比剂充盈的血管与血液的动态流动情况被显示出来,从而显示病灶,为临床提供真实立体的图像,实时指导微创介入手术,是目前脑血管疾病诊断的"金标准"。

(二)适应证

1.评估脑血管有无异常或寻找脑血管病病因。
2.实施脑血管介入治疗。
3.脑血管介入手术治疗后复查。

(三)禁忌证

1.有严重出血倾向或出血性疾病者。
2.对麻醉剂、对比剂、造影材料严重过敏者。
3.严重心、肝、肾功能不全或未能控制的严重高血压者。
4.全身感染未控制或穿刺部位局部感染者。
5.脑疝晚期、脑干功能衰竭等病情危重不能耐受手术者。

(四)护理评估要点

1.术前 ①评估患者现病史、既往史、过敏史、用药情况、各项检查结果、对比剂肾病的高危因素等。②评估患者生命体征、瞳孔、认知、言语、感觉、四肢肌力等。③评估拟穿刺部位及肢体血运情况。④评估患者及家属的文化程度、经济条件及社会支持系统等,了解患者的需求和心理状态。

2.术后 ①评估患者生命体征、瞳孔、认知、言语、感觉、四肢肌力等。②评估穿刺部位及肢体血运情况。③抗凝治疗时,注意观察患者有无出血倾向。④观察患者是否存在紧张、焦虑、抑郁等心理反应,评估其心理状态。

(五)护理常规

1.术前护理 执行脑血管病介入患者术前护理。

2.术后护理

(1)执行脑血管病患者术后护理。

(2)穿刺点并发症的护理:①血肿,局部疼痛者采用局部压迫止血,穿刺部位加压包扎6 h,注意观察患肢皮温、色泽及足背动脉搏动情况。②假性动脉瘤,对已经形成假性动脉瘤者,根据患者病情,选择适宜的治疗方案。③动静脉瘘,用彩色多普勒超声检查定位,可进行加压包扎或用手指小范围加压。④腹膜后血肿,指导患者绝对卧床,保持大便通畅,减少或避免使腹压增加的因素。动态监测血常规及凝血功能的结果,预防贫血和出血性休克的发生。⑤骨筋膜室综合征,指导患者患侧肢体制动,若疼痛明显遵医嘱给予镇痛药物,必要时手术切开减压,术后绷带包扎应松紧适度,严禁按摩及不必要的活动。

(六)健康宣教

1.指导患者及主要照顾者识别并发症 包括穿刺点并发症、神经系统并发症和对比剂并发症,下床活动时注意避免深蹲、跑步等剧烈活动,活动量应循序渐进。

2.危险因素控制 讲解疾病知识要点,告知患者发病时的临床表现及处理方法。

3.用药指导 告知患者用药种类,提醒患者不得私自增加或减少口服药物剂量、种类及使用时间。

4.生活指导 指导患者低盐低脂饮食,多食蔬菜、水果、粗纤维食物,注意休息。

5.其他指导 建立医护微信联络群,及时解答患者疑问,嘱患者3~6个月后来院复查,保持电话通畅,接受医护人员的电话随访;如有不适,随时复诊。

参考文献

[1]徐阳,王雪梅,李玫.急诊介入护理学[M].北京:人民卫生出版社,2020.

[2]中国医师协会介入医师分会介入围手术专业委员会.介入护理实践指南[M].南京:东南大学出版社,2019.

[3]郭启勇.介入放射学[M].北京:人民卫生出版社,2019.

[4]MARK R. HARRIGAN,JOHN P. DEVEIKIS.脑血管病和神经介入技术手册[M].北京:中国科学技术出版社,2019.

[5]中华医学会神经病学分会,中华医学会神经病学分会神经血管介入协作组.脑血管造影术操作规范中国专家共识[J].中华神经科杂志,2018,51(1):7-13.

二、缺血性脑卒中静脉溶栓

(一)定义

缺血性脑卒中是指各种脑血管病变所致脑部血液供应障碍,导致局部脑组织缺血、缺氧性坏死,而迅速出现相应神经功能缺损的一类临床综合征。发病时间窗内(6 h内)采用静脉溶栓是治疗超急性期急性缺血性脑卒中的首选方法。通过静脉输注纤维蛋白溶解酶原激活剂,以直接或间接激活血栓中的纤维蛋白溶解酶原,使其转变为纤维蛋白溶解酶,并降解纤维蛋白,从而达到溶解血栓的目的。静脉溶栓药物包括重组组织型纤溶酶原激活剂(rt-PA)、尿激酶和替耐普酶,其中rt-PA和尿激酶是我国目前使用的主要溶栓药。

(二)适应证

1.3 h内rt-PA静脉溶栓的适应证 ①有缺血性脑卒中导致的神经功能缺损。②症状出现<3 h。③年龄≥18岁。④患者或家属签署知情同意书。

2.3~4.5 h内rt-PA静脉溶栓的适应证 ①有缺血性脑卒中导致的神经功能缺损。②症状持续3~4.5 h。③年龄≥18岁。④患者或家属签署知情同意书。

3.6 h内尿激酶静脉溶栓的适应证 ①有缺血性脑卒中导致的神经功能缺损。②症状出现<6 h。③年龄18~80岁。④意识清楚或嗜睡。⑤脑CT无明显早期脑梗死低密度改变。⑥患者或家属签署知情同意书。

(三)禁忌证

1.3 h内rt-PA静脉溶栓的禁忌证 ①颅内出血(包括脑实质出血、脑室内出血、蛛网膜下腔出血、硬膜下/外血肿等)、既往颅内出血史、近 3 个月有严重的头颅外伤史或卒中史、颅内肿瘤、巨大颅内动脉瘤。②近期(3 个月)有颅内或椎管内手术、近 2 周有大型外科手术、近 1 周内有不易压迫止血部位的动脉穿刺、活动性内脏出血、主动脉弓夹层。③急性出血倾向:包括血小板计数低于 100×10^9/L 或其他情况、24 h 内接受过低分子肝素治疗、口服抗凝剂且国际标准化比值(INR)>1.7 或凝血酶原时间(PT)>15 s、48 h 内使用凝血酶抑制剂、Xa 因子抑制剂,或各种实验室检查结果异常。④血压升高:收缩压 ≥ 180 mmHg 或舒张压 ≥100 mmHg、血糖<2.8 mmol/L 或>22.22 mmol/L。⑤头颅 CT 或 MRI 提示大面积梗死(梗死面积>1/3 大脑半球)。

2. 3~4.5 h 内 rt-PA 静脉溶栓的禁忌证　同 3 h 内 rt-PA 静脉溶栓的禁忌证。

3. 6 h 内尿激酶静脉溶栓的禁忌证　同 3 h 内 rt-PA 静脉溶栓的禁忌证。

(四)护理评估要点

1. 溶栓前

(1)应迅速获取简要病史,包括症状开始时间(若于睡眠中起病,应以最后表现正常的时间作为起病时间)、起病特点、发病诱因等。询问患者有无心脏病、高血压、糖尿病、高血脂、偏头痛、痫性发作、感染、创伤及妊娠史等既往史,评估患者心、肺、肾等重要脏器功能。同时了解患者的用药史,如抗血小板药物、降脂药物、抗凝药物、降糖药物和降压药物等,是否存在药物滥用情况等。此外询问其食物、药物过敏史。

(2)评估患者的体温、脉搏、呼吸、血压。采用 FAST、BE-FAST 快速评估可疑脑卒中患者;采用美国国立卫生院卒中量表(National Institutes of Health stroke scale,NHISS)评估患者病情严重程度,主要包括患者意识、肢体运动、感觉、言语等症状。

(3)对疑似卒中患者应快速进行常规实验室检查,如病毒、血糖、血小板计数和心肌缺血标志物等。

(4)由于急性缺血性脑卒中治疗方案对患者及主要照顾者存在潜在的影响,包括治疗风险、费用、预期疗效等,应注意与患者及主要照顾者充分沟通,做好心理护理。

2. 溶栓中

(1)评估患者的生命体征、瞳孔、意识状态等,溶栓时需评估患者是否出现头痛及头痛的程度、有无恶心或呕吐等症状。

(2)应定期进行血压及神经功能评估,与医生共同关注患者 NIHSS 评分的变化。避免和积极处理引起颅内压增高的因素。如头颈部过度扭曲、激动、用力、发热、癫痫、呼吸道不通畅、咳嗽、便秘等。

3. 溶栓后

(1)评估患者体温、血压、脉搏、呼吸、瞳孔、意识状态及神经系统功能情况。溶栓结束 24 h 内,应与医师共同关注患者 NIHSS 评分。

（2）评估患者血糖、有无吞咽障碍风险、出血倾向、药物过敏等。

（3）采用营养风险筛查量表（如 NRS 2002）评估患者的营养状况，进行营养风险筛查。

（4）观察患者是否存在因疾病和溶栓所致紧张、焦虑、抑郁等心理反应，评估其心理状态。评估社会支持系统，了解患者出院后的继续就医条件等内容。

（五）护理常规

1. 溶栓前

（1）准备：在患者到达前保证溶栓床、溶栓药品、监护仪及微量泵等溶栓设备处于备用状态。

（2）快速识别：医务人员进行快速识别并询问发病时间，对疑似卒中患者进行准确快速的识别和评估，排除非血管性病因。当判定为疑似卒中时，可由首诊护士自主启动溶栓绿色通道，快速完成头颅影像学检查，明确出血性卒中或缺血性卒中。

（3）严密观察生命体征，尤其应监测血压、意识、肌力、言语、瞳孔等变化，关注患者NIHSS 评分的变化。

（4）应遵循患者进入医院到溶栓给药时间 ≤60 min 的原则，快速完成用药前准备。准备溶栓者，建立单独静脉通路输注溶栓药物；快速完成肝肾功能、血脂、血糖、电解质、心肌缺血标志物、PT、INR、活化部分凝血活酶时间（APTT）等实验室检查。常规进行心电图检查，以便早期发现阵发性心房颤动或严重心律失常等心脏病变。必要时给予心电监护，监测可能的心律失常。

（5）必要时吸氧，应维持血氧饱和度>94%。气道功能严重障碍者应给予气道支持（气管插管或切开）及辅助呼吸，无低氧血症的患者不需常规吸氧。

（6）血糖控制：血糖低于 3.3 mmol/L 时，可遵医嘱给予 10% ~20% 葡萄糖注射液口服或注射治疗。血糖超过 10 mmol/L 时，遵医嘱给予胰岛素治疗，目标血糖控制在 7.8 ~ 10 mmol/L。

（7）血压控制：准备溶栓者，血压应控制在收缩压≤180 mmHg，舒张压≤100 mmHg。

（8）体温管理：对体温升高的患者应寻找和处理发热原因。如存在感染应遵医嘱给予抗生素治疗；患者体温>37.5 ℃时应增加监测频率；当体温> 38 ℃时应遵医嘱进行物理和药物降温处理。

2. 溶栓中

（1）溶栓中应监测神经功能和生命体征变化，包括意识、言语、体温、脉搏、心率、心律、呼吸、血压和血氧饱和度，始终维持血氧饱和度>94% ，血压（收缩压≤180 mmHg，舒张压≤100 mmHg），与医生共同关注患者 NIHSS 评分的变化。

（2）应遵医嘱给药，对于急性缺血性脑卒中（acute ischemic stroke，AIS）发病 4.5 h 内的患者,遵医嘱尽快给予阿替普酶静脉溶栓治疗,标准剂量为 0.9 mg/kg,最大剂量为 90 mg,总量的 10% 应在 1 min 内静脉注射完毕,剩余 90% 在 60 min 内持续静脉滴注。对于出血风险较高的 AIS 患者,结合病情严重程度、家属意愿等因素,可选择小剂量阿替普酶静脉溶栓,标准剂量为 0.6 mg/kg,最大剂量为 60 mg,总量的 15% 在最初 1 min 内静脉注射,剩余 85% 在 60 min 内持续静脉滴注。输注尿激酶时,持续静脉滴注 30 min 完毕。

(3)如出现严重头痛、血压骤升、恶心、呕吐,或意识水平、言语、肌力等神经功能恶化表现,应立即询问医生是否停用溶栓药物,并做好再次行 CT 检查的准备。

(4)及时听取患者主诉,做好患者心理安抚,消除负性情绪。

3. 溶栓后

(1)定时测量血压和评估神经功能。静脉溶栓开始至结束后 2 h,每 15 min 监测 1 次;血压静脉溶栓结束后 3～8 h,每 30 min 监测 1 次血压;静脉溶栓结束后 9～24 h,每 60 min 监测 1 次血压。静脉溶栓治疗后 24 h 内血压应≤180/100 mmHg。

(2)严密监测生命体征,关注患者 NIHSS 评分的变化。若突发意识水平下降、剧烈头痛、恶心、呕吐、血压骤升、瞳孔改变或神经症状体征恶化等表现时,应立即报告医师,并做好抢救准备。

(3)出现口、舌、咽部肿胀或呼吸困难时,应立即报告医师,并做好高流量吸氧及气管插管准备。

(4)出现寒战、心率增快、皮疹、荨麻疹及休克等药物过敏症状时,应立即报告医师,做好对症处理,预防过敏性休克的发生。

(5)当出现口腔、鼻腔、皮肤、呼吸道、消化道等出血表现时,应立即报告医师,并观察出血量及性质变化。警惕颅内出血及外周出血的发生。

(6)静脉溶栓后初次进食、水和口服药前,宜使用改良版洼田饮水试验筛查吞咽障碍风险。重视患者的营养支持,急性期伴吞咽困难者,应在发病 7 d 内接受肠内营养支持,吞咽困难短期内不能恢复者可早期放置鼻胃管进食,吞咽困难长期不能恢复者可行胃造口术进食。

(7)静脉溶栓 24 h 后,给予抗凝药或抗血小板药物前应复查头颅 CT 或 MRI。

(8)对可以耐受平卧且血氧饱和度无异常的患者,建议取仰卧位;对有气道阻塞或误吸风险及怀疑颅内压增高的患者,建议床头抬高 15°～30°。对压力性损伤高风险患者定期翻身,以防止皮肤长时间受压。阿替普酶或尿激酶输注完成的 24 h 后,在病情和血流动力学稳定的情况下(无神经功能恶化),在充分评估后可以循序渐进的方式进行早期离床活动,包括床边坐位到直立位、床旁站立、床椅移动和走动。

(9)对有排尿障碍者,应早期评估和康复治疗。尿失禁者应尽量避免留置尿管,可定时使用便盆或便壶。尿潴留者应测定膀胱残余尿量,可配合物理按摩、针灸等方法促进恢复排尿功能;必要时可间歇性导尿或留置导尿。

4.心理护理 应评估患者心理状态,对有卒中后焦虑、抑郁症状的患者行相应干预治疗。

(五)健康宣教

1.生活指导 指导患者积极主动改善生活方式和控制疾病危险因素。如进食低盐、低脂、足量蛋白质、丰富维生素饮食,多食新鲜蔬菜、水果、谷类、鱼类和豆类,忌食辛辣、油腻的食物,保持大便畅通,戒烟忌酒,合理安排休息,同时将体重、血压、血糖、血脂控制在理想的范围。

2.康复指导 在病情稳定的情况下应尽早开始康复治疗,轻到中度脑卒中的患者可在发病后 24 h 后进行床边康复,教会患者自我护理方法,如翻身、坐起、穿衣、行走及上下轮椅,尽早并最大限度恢复其生活自理及工作能力,使其早日回归社会。对于未遗留后遗症的患者,应坚持每天适量的有氧运动。

参考文献

[1]中国卒中学会.2019 年《中国脑血管病临床管理指南》[M].北京:人民卫生出版社,2019.

[2]肖淑立,林慧君,李清月,等.阿替普酶静脉溶栓联合预见性护理在脑梗死病人中的应用[J].护理研究,2021,35(2):334-337.

[3]彭斌,吴波.中国急性缺血性脑卒中诊治指南 2018[J].中华神经科杂志,2018,51(9):666-682.

[4]常红,张素,范凯婷,等.急性缺血性脑卒中静脉溶栓护理实践现状的调查分析[J].中国护理管理,2020,20(8):1266-1270.

[5]常红,赵洁,王晓娟,等.急性缺血性脑卒中患者静脉溶栓后出血预警模型的构建[J].中华护理杂志,2019,54(11):1648-1652.

三、缺血性脑卒中机械取栓

(一)定义

机械取栓是指通过导管经血管内到达闭塞的部位,使用特殊的取栓装置将血管内血栓取出,恢复闭塞部位血流,减少致残率,是颅内大血管急性闭塞患者的首选治疗方案。常用的方法有支架取栓和抽吸取栓。支架取栓是采用介入治疗微创方法将取栓支架放置在血栓部位,支架将血栓从脑血管中拉出,使得闭塞的血管再通。抽吸取栓是将抽吸导管送至血栓近端,再用注射器或者抽吸泵抽吸,抽吸的同时缓慢拔出抽吸导管。在静脉溶栓失败或不适合进行静脉溶栓的条件下,可以采用机械取栓治疗,其时间窗最长可达 16～24 h。

(二)适应证

1. 使用取栓支架进行机械取栓术　卒中前改良 Rankin 量表(mRS)评分为 0～1 分;大动脉闭塞;年龄≥18 岁;NIHSS 评分≥6 分;Alberta 卒中项目早期 CT 评分(Alberta stroke program early sore,ASPECTS)≥6 分;症状发作 6 h 内可接受治疗(股动脉穿刺)。

2. 机械取栓　因前循环大血管闭塞所致的急性缺血性脑卒中患者,若符合 DAWN 或 DEFUSE-3 标准的患者,在发病后 6～16 h 内可行机械取栓(Ⅰ/A);若只符合 DAWN 标准,也可在发病后 6～24 h 内行机械取栓。

(三)禁忌证

1. 活动性出血或已知有明显出血倾向者。
2. 严重心、肝、肾功能不全。
3. 血糖<2.7 mmol/L 或>22.2 mmol/L。
4. 药物无法控制的严重高血压。

(四)护理评估要点

1. 取栓前　①病史情况:简明了解患者的全身情况,包括患者现病史、既往史、过敏史及有无相关手术病史。②评估患者生命体征,采用 FAST 快速评估可疑脑卒中患者,采用 NIHSS 量表评估患者意识、肢体运动、感觉、言语等。③评估患者血糖、血压。

2. 取栓后　①评估患者生命体征、意识、瞳孔、言语、肌力、血氧饱和度等情况。②评估患者血糖、血压情况。③根据患者病情,对患者的吞咽功能情况进行专科评估。

(五)护理常规

1. 取栓前
(1)执行脑血管病危重患者护理和脑血管病患者术前护理。
(2)配合医生尽快全面了解患者的病史、过敏史及有无相关手术病史,迅速建立静脉通道,协助患者做好术前检查,如血常规、生化指标、凝血功能等检查。
(3)监测生命体征及神经功能:观察生命体征、瞳孔、意识、言语、肌力等,关注患者 NIHSS 评分的变化。
(4)气道管理:低流量吸氧,应维持血氧饱和度>94%。气道功能严重障碍者应给予气道支持(气管插管或切开)及辅助呼吸。对于能保持气道通畅的患者,仰卧位可将脑血流量提高 15%～20%。对于有误吸风险的患者,可以将床头抬高 30°。

(5)监测血糖:血糖低于 3.3 mmol/L 时,可遵医嘱给予 10%～20% 葡萄糖注射液口服或注射治疗。血糖超过 10 mmol/L 时,遵医嘱给予胰岛素治疗,目标血糖控制在 7.8～10 mmol/L。

2.取栓中

(1)病情观察:严密监测患者生命体征、意识、瞳孔、血氧饱和度的变化,及时发现病情变化及异常指标,并立即向医师报告,采取个体化护理措施。

(2)术中配合:术中快速准确传递物品、耗材,并及时做好使用耗材条码的粘贴、记录。遵医嘱给予肝素、对比剂等药物,并准确记录每次剂量和时间。

3.取栓后

(1)执行脑血管病危重患者护理和脑血管病患者术后护理。

(2)监测生命体征及神经功能:观察生命体征、瞳孔、意识、言语、肌力等,关注患者 NIHSS 评分的变化。发生病情变化时,立即报告医师及时处理。

(3)血压管理:密切监测血压变化,遵医嘱控制血压在目标范围,但也要避免过度降压。避免影响血压波动的因素,防止因血压突然或持续升高引起脑高灌注综合征发生。

(4)呼吸道管理:术后加强呼吸道管理,保持呼吸道畅通。痰液黏稠者应遵医嘱给予雾化吸入、翻身叩背、吸痰等处理,操作过程中注意动作轻柔。

(5)用药护理:患者服用抗凝药物期间,注意观察患者有无皮下瘀斑、牙龈出血、血尿以及大便颜色,一旦发现有出血倾向,立即报告医师。此外遵医嘱动态监测凝血功能和血常规。

(6)饮食护理:嘱患者多饮水,在患者病情允许的情况下,术后饮水 1000～2000 mL 或每日饮水量不少于 2000 mL。对存在吞咽障碍的患者,遵医嘱给予留置胃管,实施早期营养干预,保证机体营养平衡。若患者可进食,以低盐低脂、低胆固醇、高维生素、营养丰富、清淡易消化的食物为主。

(7)心理护理:充分告知患者及主要照顾者相关病情,并列举治疗成功案例,增强患者治疗信心。对患者进行心理辅导和疏导,消除其恐惧、紧张情绪,提高患者的治疗依从性。

(六)健康宣教

1.知识指导　告知疾病发生的原因、主要危险因素、早期症状和及时就诊的指征,避免诱发因素,学会自我监测血压。指导主要照顾者掌握肢体被动活动方法。

2.用药指导　指导患者按时按量坚持服药,定期与医师沟通进行药物的调整,提高服药依从性。告知患者及主要照顾者所服药物的基本作用和注意事项,同时学会观察药物不良反应。

3.复诊指导　此外指导患者定期门诊复查血常规、凝血功能、肝肾功能，或根据医师要求进行复诊。如有不适及时就诊。

参考文献

[1]朱洲明,李浩.急性缺血性卒中机械取栓的研究进展[J].中风与神经疾病杂志,2021,38(1):84-88.

[2]王岗,方邦江,于学忠,等.2018美国急性缺血性卒中早期管理指南解读[J].中华危重病急救医学,2018,40(4):289-295.

[3]孟晓宇,孙原,石秋艳,等.影响急性缺血性卒中机械取栓患者预后的因素分析[J].华北理工大学学报(医学版),2021,23(3):181-185.

[4]张瑞敏.缺血性脑卒中取栓患者围术期管理[J].齐鲁护理杂志,2019,25(6):4-6.

[5]朱青峰,孙奇,王国芳.急性脑梗死机械取栓术前术中评估研究进展[J].解放军医药杂志,2019,31(10):112-116.

四、颈内动脉狭窄

(一)定义

颈内动脉狭窄(internal carotid artery narrow,ICAN)是指血液由心脏通向脑和其他部位的主要血管(颈动脉)出现狭窄的症状,多数由动脉粥样硬化斑块形成,使中层组织变形、钙化,导致颈内动脉管腔狭窄。在60岁以上人群中,颈内动脉狭窄者约占9%,多发生于颈总动脉分叉处和颈内动脉起始段。

(二)病因与发病机制

动脉粥样硬化是颈动脉狭窄的主要病因,约占90%以上,也有小部分是由于大动脉炎、纤维肌肉结构不良、放疗后纤维化等。颈动脉粥样硬化病变主要累及颈内动脉起始部及颈内、外动脉分叉处,可具有斑块内出血、纤维化、钙化等原因引起各种动脉粥样硬化的病理特点。

(三)临床表现

无症状性颈动脉狭窄是指既往6个月内无颈动脉狭窄所致的短暂性脑缺血发作(TIA)、卒中或其他相关神经症状的颈动脉狭窄,主要表现为头晕或轻度头痛。

有症状性颈动脉狭窄是指既往 6 个月内有 TIA、一过性黑矇、患侧颅内血管导致的轻度或非致残性卒中等临床症状中一项或多项的颈动脉狭窄。主要表现为 TIA、缺血性脑卒中和其他脑缺血的症状。TIA 的表现主要包括患侧颈动脉狭窄导致的短暂性单眼黑矇或视野缺失、构音障碍、中枢性言语障碍、失语、肢体笨拙或偏瘫，肢体麻木或麻痹，大多数在数分钟内就可恢复；缺血性卒中的临床表现主要包括出现一侧肢体感觉障碍、偏瘫、失语、脑神经损伤、昏迷等相应的神经功能缺失症状；其他脑缺血的症状主要表现为体位性眩晕、双眼失明、共济失调、头晕、眩晕等症状。

（四）辅助检查

超声检查、MRI、TCD、CTA、DSA 等。

（五）治疗原则

药物治疗包括抗血小板聚集、控制危险因素等。外科手术治疗的方式为颈动脉内膜切除手术（CEA）。介入治疗的方式为颈动脉血管成形术（carotid angioplasty），包括颈动脉支架植入术、颈动脉球囊扩张术和颈动脉球囊扩张+支架置入术。

（六）护理评估要点

1.术前护理评估

（1）病史评估：①现病史，了解患者起病特点、发病诱因、发病时间、临床表现及治疗经过，评估患者发病的危险因素，有无吸烟、肥胖、酗酒、不良饮食习惯等；了解患者有无大小便失禁、便秘、腹泻等。②既往史，了解患者有无 TIA 史或脑卒中史，询问患者有无高血压、高血脂、糖尿病、心脏病等。③用药史，了解患者抗血小板药物、抗凝药物、降糖药物和降压药物等药物的应用情况。④过敏史，了解患者有无食物、药物过敏史及过敏药物的名称。

（2）专科评估：①定时监测患者生命体征，评估患者血压变化，如患者血压持续偏低，收缩压低于 90 mmHg 时，应及时告知医师，给予对症处理。②评估患者言语，有无构音障碍、中枢性言语障碍、失语等，如字音不准、声音不均、语流缓慢、说话词不达意、听不懂别人说的话甚至说不出话等，应及时告知医师。③对于有肢体障碍的患者，采用肌力分级表评估患者肢体肌力情况。④了解患者有无头晕、眩晕等症状，评估患者头晕、眩晕的严重程度。

（3）心理社会评估：了解患者的年龄、文化程度及工作性质，评估患者对疾病知识的接受程度及掌握程度，同时了解患者家庭成员及家庭收入、医保类型等，评估患者的医疗费用支付能力，评估患者焦虑、抑郁程度及社会支持情况。

2.术后护理评估

（1）一般评估：①术后持续监测患者生命体征，尤其是血压的变化，对于介入治疗术后的患者,建议血压维持在 140/90 mmHg 以内,如患者出现血压持续偏高,应及时告知医师,给予对症处理。②评估患者气道是否通畅、呼吸是否正常(呼吸的频率、节律),判断有无危急生命指标,保证有效通气。

(2)专科评估:具体如下。

1)介入治疗术后患者:①评估生命体征的变化,尤其是血压和心率,根据患者情况遵医嘱处理;评估患者的意识状态、言语功能;采用肢体肌力分级表评估患者肢体肌力情况。②评估患者自理能力、压疮、跌倒/坠床、VTE 等发生的风险。③评估穿刺部位及周围皮肤情况。

2)颈动脉切除术后患者:①评估患者呼吸情况,防止窒息或颈部出血发生。②评估患者意识状态和言语功能。③动态评估生命体征的变化。④评估引流液的性质和量。⑤评估颈部切口周围皮肤情况。

(3)心理社会评估:观察患者是否存在因疾病和手术所致紧张、焦虑、抑郁等心理反应,评估其心理状态。了解患者的主要照顾者情况、出院后就医条件及居住地社区保健服务等,评估患者的社会支持情况。

(七)护理常规

1. 术前护理常规 ①执行脑血管病患者术前护理常规。②根据患者肢体功能情况,急性期绝对卧床,病情稳定后鼓励患者早期活动及康复锻炼,指导患者进行良肢位摆放。③遵医嘱指导患者规范化服药,术前至少 4~5 d 服用阿司匹林(100~300 mg/d)加氯吡格雷(75 mg/d)进行双联抗血小板治疗。④对于有认知功能障碍的患者,应做好患者主要照护者的健康宣教,做好患者的安全管理。

2. 术后护理常规 ①执行脑血管病患者术后护理常规。②监测血压情况,个体化控压,及时对症处理。③观察患者有无心动过缓、低血压和血管迷走神经反应等颈动脉窦压力反射表现,根据患者症状及时对症处理,保持心率≥60 次/min,预防低灌注的发生。

(八)健康教育

1. 知识指导

(1)用药指导:指导患者术后遵医嘱正确用药,在用药期间观察患者用药后的反应。按时服用降血压、降血脂、降血糖药物,定期监测血压、血脂、血糖变化等。指导患者按时按量坚持服药,不能随意停药、减药。

(2)危险因素控制:向患者讲解疾病发生的危险因素,积极防治高血压、动脉硬化、糖尿病、心脏病,戒烟限酒。指导患者通过合理运动、调整饮食结构等良好生活习惯,控制高危因素,避免并发症的发生。

2. 预防指导

（1）生活指导：指导患者进食低盐、低脂、富含维生素及纤维素的食物，保持大便通畅。同时指导患者戒烟限酒，保持生活规律，避免劳累。

（2）定期随访：指导患者出院后定期门诊复查血常规、凝血功能、肝肾功能、头颅CTA、MRA等，术后3～6个月复查DSA，或根据医师要求进行复诊，如有不适及时就诊。

参考文献

[1]中华医学会外科学分会血管外科学组.颈动脉狭窄诊治指南[J].中华血管外科杂志,2017(2):78-84.

[2]林欢,王健,吕志宇,等.颅内前后循环缺血性卒中危险因素、卒中机制和梗死模式的对比分析[J].天津医药,2019,47(2):179-183.

[3]杨靖雯,惠品晶,丁亚芳,等.颈动脉多普勒超声评估颈内动脉颅内段重度狭窄性疾病的应用价值[J].中华医学超声杂志(电子版),2021,18(6):597-604.

[4]臧琳,樊露,仇建婷,等.症状性颈内动脉狭窄患者脑卒中复发影响因素的研究进展[J].中华老年心脑血管病杂志,2020,22(6):668-670.

[5]YASHA KAYAN,PHILIP M MEYERS,CHARLES J PRESTIGIACOMO,等.后循环大血管闭塞性卒中的血管内治疗策略:美国神经介入外科学会(SNIS)标准和指南委员会共识[J].中华介入放射学电子杂志,2019,7(4):263-272.

[6]时宝林,张淑云,苗艳霞,等.无症状颈动脉狭窄患者的认知功能及其与脑血管反应性的关系研究[J].中国全科医学,2019,22(6):668-672.

五、后循环缺血性卒中

（一）定义

后循环又称椎－基底动脉系统，由椎动脉（vertebralar－tery,VAT）、基底动脉（basilarartery,BA）和大脑后动脉（pos－terior cerebral artery,PCA）组成。后循环缺血性卒中（posterior-circulation ischemia,PCI），是指因后循环血管狭窄和/或闭塞引起低灌注、血栓形成或栓塞造成脑组织缺血性损害而导致的临床综合征，按症状和持续时间分为后循环短暂性脑缺血发作和后循环梗死。

（二）病因与发病机制

动脉粥样硬化是PCI缺血发生的主要病因。

（三）临床表现

与前循环缺血性脑卒中（anterior circulation ischemia，ACI）有很大的不同，其核心症状包括头晕/眩晕、复视、构音障碍、吞咽困难、跌倒发作、共济失调；其他症状还包括语言障碍、意识障碍、呕吐、头颈枕部疼痛、耳鸣、听力损失、口周麻木、肢体麻木无力等。

（四）辅助检查

TCD、超声检查、MRI、CTA、DSA 等。脉冲-眼震-眼偏斜试验（headimpulsetest，nystagmus，testofsskew，HINTS）三步检查法，MRI-DWI 序列被认为是诊断后循环缺血性脑卒中的"金标准"。

（五）治疗原则

治疗主要包括机械取栓、球囊血管成形术（percutaneous transluminal balloon angioplasty，PTBA）、球囊扩张式支架置入术、自膨式支架置入术。

（六）护理评估要点

1.术前护理评估

（1）病史评估：①现病史，了解患者的主要症状、发病经过、持续时间、发作频率、诱发因素及伴随症状等（如头痛、耳鸣及听力下降、复视、吞咽困难、饮水呛咳、共济失调等症状）。②既往史，询问患者既往有无梅尼埃病病史，有无眩晕和耳聋的急性发作史；有无凝视性方向变化的眼震或严重步态不稳，甚至行走时会倾倒，有无头痛史、头晕史、耳病史以及高血压病和糖尿病等因素。③用药史，了解患者抗血小板药物、抗凝药物、降糖药物和降压药物等的应用情况。④过敏史，了解患者的食物、药物过敏史。

（2）专科评估：①监测患者的生命体征，评估患者的意识、瞳孔、言语及肢体活动的变化，采用 NIHSS 量表来评估 PCI 的严重程度。②评估患者有无神经系统体征，包括共济失调、交叉体征、垂直凝视、构音障碍、吞咽困难、眼震、闭目难立征、霍纳综合征或表现为急性前庭综合征等。③对于意识清醒的患者，采用 EAT-10 问卷评估患者有无吞咽障碍，并采用营养风险筛查量表对患者进行营养风险筛查。④询问患者有无头颈枕部疼痛，评估患者的疼痛部位、程度、性质、持续时间及诱发因素等。⑤评估患者有无语言障碍、耳鸣或听力受损、复视、眩晕等表现。

（3）心理社会评估：采用 SAS、SDS 评估患者围手术期焦虑、抑郁程度。了解患者家庭及社会支持情况、出院后就医条件及居住地社区保健服务等。

2.术后护理评估

（1）一般评估：术后监测生命体征，尤其关注患者的血压和呼吸的变化。中枢呼吸异常被证明是 PCI 的常见并发症,持续关注患者的气道、呼吸和循环情况,关注患者血氧饱和度的变化,评估患者气道是否通畅、呼吸是否正常(呼吸的频率、节律),保证有效通气,如有异常,及时告知医师给予对症处理。

(2)专科评估:①评估患者的意识状态和神经功能,根据意识状态分类判断患者有无意识障碍,观察患者瞳孔、言语及肢体功能活动。②询问患者头晕/眩晕等症状有无缓解,了解患者有无恶心、呕吐等症状。③采用压力性损伤风险评估量表对患者进行压疮风险评估,评估穿刺部位周围皮肤情况,敷料是否干燥、有无渗血、渗液。桡动脉穿刺患者应注意观察穿刺侧手部皮肤、血运情况;股动脉穿刺者注意观察穿刺侧足背动脉搏动情况、肢端皮肤颜色及温度。

(3)心理社会评估:观察患者是否存在因疾病和手术所致紧张、焦虑、抑郁等心理反应,评估其心理状态。了解患者的主要照顾者情况、出院后就医条件及居住地社区保健服务等,评估患者的社会支持情况。

(七)护理常规

1. 术前护理常规　①执行脑血管病患者术前护理。②给予低盐低脂、易消化饮食,对于意识障碍及有吞咽障碍的患者及时给予肠内营养支持。③对于有跌倒/坠床风险的患者,要及时给予患者和主要照顾者健康指导,做好保护性措施,避免患者发生跌倒/坠床。④对于有头颈枕部疼痛的患者,根据患者的疼痛程度,给予针对性的处理措施。⑤遵医嘱指导患者正确、按时服药。对于 PCI 患者,围手术期采用术前及术后联合抗血小板治疗以预防支架内血栓的发生,即从术前 5 d 至术后 3 个月内,每日给予氯吡格雷 75 mg 和阿司匹林 100 mg,但急诊支架置入时需先给予负荷量抗血小板药物,即氯吡格雷 300 mg 和阿司匹林 100 mg,密切观察患者用药后的反应。

2. 术后护理常规　①执行脑血管病患者术后护理。②术后持续进行心电监护,尤其关注血压变化。血压管理应结合患者基础血压、手术类型、血管开通情况、侧支代偿情况等充分遵循个体化原则。③关注患者头晕/眩晕症状有无好转,术后有无恶心、呕吐等症状,如有异常,及时告知医师,给予对症处理。

(八)健康教育

1. 知识指导

(1)用药指导:患者术后需服用抗血小板药物如氯吡格雷和阿司匹林等,指导患者在服药期间定期监测凝血功能。按时服用降血压、降血脂、降血糖药物,定期监测血压、血脂、血糖变化等。指导患者按时按量坚持服药,不能随意停药、减药。

(2)控制危险因素:指导患者自我监测血压和血糖,做好记录,指导患者通过合理运动、调整饮食结构等良好生活习惯,控制高危因素,避免并发症的发生。

2. 预防指导

（1）饮食指导：指导患者平衡膳食，选择多种食物，达到营养合理，以保证充足的营养和适宜的体重。对于有吞咽功能障碍的患者，应给予留置胃管，并指导主要照顾者正确进行喂养及胃管维护，如有异常，及时就医。

（2）定期随访：指导患者术后1、3、6、9、12个月门诊随访复查血常规、凝血功能、肝肾功能、头颅CTA、MRA等，术后3~6个月复查DSA，或根据医师要求进行复诊，如有不适及时就诊。

参考文献

［1］曹学兵,张兆辉,彭小祥.急性后循环缺血性卒中早期识别与评估专家共识［J］.卒中与神经疾病,2021,28(2):245-252.

［2］YASHA KAYAN,PHILIP M MEYERS,CHARLES J PRESTIGIACOMO,等.后循环大血管闭塞性卒中的血管内治疗策略:美国神经介入外科学会(SNIS)标准和指南委员会共识［J］.中华介入放射学电子杂志,2019,7(4):263-272.

［3］中国医疗保健国际交流促进会血管疾病高血压分会专家共识写作组.锁骨下/颅外椎动脉狭窄的处理:中国专家共识［J］.中国循环杂志,2019,34(6):523-532.

［4］李琪,孙杨,王本琳,等.症状性椎-基底动脉重度狭窄或闭塞致后循环缺血性卒中的血管重建治疗［J］.中国现代神经疾病杂志,2021,21(7):553-561.

［5］吕超,谢非,李侠,等.LVIS支架辅助弹簧圈栓塞治疗后循环夹层动脉瘤的效果分析［J］.中国脑血管病杂志,2020,17(10):576-581.

［6］柯先金,蔡志荣,孙波,等.中青年和老年患者后循环脑梗死的相关危险因素特点分析［J］.南京医科大学学报(自然科学版),2019,39(12):1782-1786.

六、锁骨下动脉狭窄

（一）定义

锁骨下动脉狭窄是一种临床常见的阻塞性颅外脑血管疾病，锁骨下动脉狭窄或闭塞是因虹吸作用而导致患侧椎动脉血液逆流、健侧椎动脉血流被盗取进入患侧锁骨下动脉远心端，造成椎-基底动脉供血不足及患侧上肢缺血性症状，故又称为锁骨下动脉盗血综合征(subclavian steal syndrome,SSS)。

(二)病因与发病机制

主要病因是动脉粥样硬化斑块形成,其他病因包括血管炎(大动脉炎、巨细胞动脉炎以及其他炎性血管疾病)、先天性畸形、纤维肌性发育不良,神经纤维瘤病、放射线损伤、血栓形成或栓塞,以及机械性原因(胸廓出口综合征、外伤、主动脉夹层、覆膜支架覆盖等)。

锁骨下动脉或无名动脉狭窄或闭塞会使血管远端压力低于同侧椎动脉压力造成虹吸作用,血液从同侧椎动脉逆流入锁骨下动脉为其远端供血而发生盗血。锁骨下动脉狭窄程度较轻时,血流尚可保证同侧椎动脉供血;而当狭窄>50%时,90%的患者椎动脉将产生间断性或永久性逆向血流而发生盗血。

(三)临床表现

1. 上肢动脉缺血症状 体格检查可见左右侧肱/桡动脉搏动明显不对称或两侧肱动脉收缩压差值≥10 mmHg、锁骨上窝闻及明显血管杂音。主要表现为与上肢运动相关的跛行症状,一般表现为患肢运动耐力差,运动时加重,休息后缓解。缺血加重时出现患肢发凉或肩周部位酸胀不适,严重缺血时患肢远段苍白、冰冷、麻木、无力,晚期可出现静息痛和局部组织坏死。

2. 椎-基底动脉供血不足症状 表现为头晕/眩晕、呕吐、头痛、复视、视觉障碍、肢体/头面部麻木或感觉异常、构音/吞咽障碍、肢体无力或瘫痪、步态不稳或跌倒、短暂意识丧失、Horner综合征等临床表现。

(四)辅助检查

无创四肢动脉血压检测、MRA、CTA、DSA、多层螺旋CT血管造影(MSCTA)等。

(五)治疗原则

主要的血管内介入治疗包括经皮腔内血管成形术、支架置入术、旋切/旋磨术等,其中经皮腔内血管成形术联合支架置入是最常见的介入治疗方式。

(六)护理评估要点

1. 术前护理评估

(1)病史评估:①现病史,评估患者有无头晕、恶心、呕吐、平衡功能障碍、复视等症状,患肢是否出现无脉、发凉、乏力、疼痛、指端发紫等症状,评估患者有无吸烟史、明显超重或肥胖、缺乏运动等不良生活习惯。②既往史,询问患者有无高血压、糖尿病、高血脂、心房颤动、脑卒中家族史等,评估患者心、肺、肾等重要脏器。③用药史,了解患者抗血小板药物、降脂药物、抗凝药物、降糖药物和降压药物等的药物应用情况,关注患者有无对比剂相关不良反应的发生风险。④过敏史,了解患者的食物、药物过敏史。

(2)专科评估:①评估患者双上肢血压及双侧血压差变化、双侧肱/桡动脉搏动强度及是否对称。②锁骨上窝听诊是否有明显血管杂音。③关注患者患侧肢体手指、手掌皮温,依据辅助检查评估缺血严重程度。

(3)心理社会评估:评估患者的心理状态,有无焦虑、恐惧心理,评估患者对疾病相关知识的了解程度,评估其心理状态,评估患者的家庭组成、经济状况、文化背景及社会支持系统等。

2. 术后护理评估

(1)一般评估:①评估患者的体温、脉搏、呼吸、血压。②评估患者的营养状况,有无消瘦、贫血、脱水或衰弱等。

(2)专科评估:①评估患者言语、肢体功能、认知功能等情况。②评估患者双上肢血压、脉搏变化,并与术前进行对照。③评估患者头痛、头晕、视物模糊等症状是否缓解及术后患侧肢体血液供应缓解情况。

(3)心理社会评估:评估患者是否存在因手术所致紧张、焦虑、抑郁等心理状态及对预后的担心程度,评估患者出院后的继续就医条件及家庭照顾等内容。

(七)护理常规

1. 术前护理常规

(1)执行脑血管病患者术前护理。

(2)活动与体位:指导患者睡觉时枕头宜放低,上肢运动的强度和范围不宜过大,尽可能不要上举患肢,以减少盗血的发生。

(3)测量血压与脉搏:在患者平卧或安静状态下,测量双上肢血压、脉搏,并以健侧血压结果为准,遵医嘱定时测量,并准确记录。若患侧脉搏减弱或消失,指导患者减少患肢的活动或抬高,以缓解不适症状。

(4)预防跌倒:对于头晕、头痛症状明显的患者,嘱其尽量卧床休息,床档保护,避免跌倒、坠床。教会患者使用床旁呼叫器,及时应答,给予患者帮助。患者下床活动时应有主要照顾者或护士陪伴。

(5)药物护理:遵医嘱按时规律服用抗凝药物,告知患者服用药物的作用、服用方法,同时学会观察药物不良反应。

(6)心理护理:配合医生向患者讲解疾病病程、治疗方法和预后恢复,及时倾听患者主诉,主动关心患者,消除患者焦虑和紧张,积极配合各类检查和治疗,指导患者保持情绪稳定,避免情绪波动过大。

2.术后护理常规

(1)执行脑血管病患者术后护理。

(2)生命体征:监测患者生命体征,尤其是监测患者术后24 h内的心率、血压,注意观察患者有无意识、神经系统症状、体征的变化,防止并发症的发生。若有突然头晕、头痛、恶心、呕吐等异常症状,应立即联系医师,及时处理。

(3)穿刺点及肢体血运观察:观察患侧肢体皮肤温度、疼痛、麻木症状,定时检查双侧足背动脉以及桡动脉是否一致,比较双侧肢体的颜色、温度是否一致,询问肢体有无疼痛、感觉异常和活动障碍等,若有异常及时联系医师处理。

(4)心理护理:密切观察患者情绪状态,积极主动沟通,及时了解患者心理需求,给予心理疏导及情感支持;可引导主要照顾者、朋友等加强对其陪伴与交流力度,促使患者充分感受到被关怀,缓解其负面情绪。

(八)健康教育

1.知识指导

(1)向患者讲解降糖、降压、降脂治疗的重要性,加强高血压、糖尿病、血脂异常等可控危险因素的全面控制。指导患者进行积极的生活方式管理,如戒烟限酒、健康饮食、规律运动、控制体重等。

(2)指导患者自我监测双上肢血压、双侧脉搏,做好记录,如果发现一侧肢体的脉搏搏动相较于对侧减弱或消失,手臂收缩压相差过大,应警惕血管再狭窄的可能,及时就医。此外,对非动脉粥样硬化因素引起该病的患者,需继续原发病的治疗和进行疗效评估。

(3)指导患者进行肢体功能训练,患侧上肢活动不宜太多,幅度不宜太大,循序渐进,避免肢体疲劳。

2.预防指导

(1)指导患者按时按量坚持服药,不可随意停药、减药,教会患者及主要照顾者观察药物不良反应,例如有无鼻出血、黑便、血尿、皮肤黏膜下出血等,定期监测凝血功能。

(2)定期门诊复查或根据医师要求进行复诊,如再次出现头晕、上肢无力等症状应随时就诊。

参考文献

[1]蒋雄京,邹玉宝.锁骨下/颅外椎动脉狭窄的处理:中国专家共识[J].中国循环杂志,2019,34(6):523-532.

[2]刘丹丹,李茜楠,王腾玉,等.锁骨下动脉狭窄的诊治[J].心血管病学进展,2019,40(5):786-789.

[3]蓝玉,周少旦,韦馨娴,等.CT血管造影和经颅多普勒超声检查在锁骨下动脉狭窄中的应用价值[J].实用心脑肺血管病杂志,2019,27(10):69-72.

[4]蓝玉,兰雪婷,李宁,等.锁骨下动脉盗血综合征的临床研究进展[J].内科,2020,15(3):303-306.

[5]陈大伟,石进,尹延伟,等.血管内压力差对锁骨下动脉盗血综合征患者血管内治疗的指导价值研究[J].中华神经医学杂志,2019(5):515-521.

七、颅内静脉窦血栓

(一)定义

颅内静脉窦血栓形成(cerebral venous sinus thrombosis,CVST)是指由各种病因引起的颅内静脉或静脉窦血栓形成,使血液回流受阻或脑脊液循环障碍,导致颅内高压和局灶脑损害为特征的一类脑血管病,占所有脑血管病的0.5%~1%,多见于孕妇、口服避孕药的女性及青壮年。

(二)病因与发病机制

CVST在各年龄组均可发病,发病高峰年龄多在20~30岁,男女比例为1:(1.5~5)。病因多样,常见有感染,各种遗传性或继发性血栓形成倾向,妊娠,产后或口服避孕药,血液系统疾病,自身免疫性疾病,颅内外肿瘤或颅脑外伤,但部分患者原因不明。

(三)临床表现

其主要症状有头痛、出血、视神经乳头水肿、癫痫、神经功能缺失等。

(四)辅助检查

常规血液检查(如血常规、血生化、凝血功能、D-二聚体等)、心肺功能、CT、头颅MRA、腰椎穿刺及脑脊液检查等。

(五)治疗原则

药物抗凝治疗和血管内治疗。CVST血管内治疗主要包括静脉窦内直接接触溶栓术、经导管机械取栓术、球囊扩张成形术和静脉窦内支架置入术等。临床上有时将两种或以上治疗方法联合使用。

(六)护理评估要点

1.术前护理评估

(1)病史评估:包括现病史、既往史、用药史和过敏史。

1)现病史:评估是否存在可能导致 CVST 的相关疾病、药物或条件,如有无遗传性或继发性血栓形成倾向(如高同型半胱氨酸血症)、头面部或其他部位感染、自身免疫性疾病(如系统性红斑狼疮、白塞综合征)或颅内外肿瘤(如脑膜瘤、淋巴瘤)等;女性患者需关注是否处于妊娠期、产褥期。

2)既往史:询问患者有无高血压、高血脂、糖尿病、心脏病史等;有无人工流产史、口服避孕药史等;评估患者心、肺、肾等重要脏器功能。

3)用药史:了解患者抗血小板、抗凝、降压、降糖等药物的应用情况。

4)过敏史:了解患者的食物、药物过敏史。

(2)专科评估:包括神经功能评估和疼痛评估。

1)神经功能评估:评估患者意识、瞳孔、言语、肌力、认知等情况。

2)疼痛评估:疼痛管理可提高 CVST 患者生活质量,避免抑郁、焦虑等不良情绪。临床常见评估方法包括患者自我报告法、行为观察法和生理指标评估法 3 种,多采用数字评分量表(numerical rating scale,NRS)、面部疼痛表情量表(faces pain scale revised,FPS-R)、语言等级评定量表(verbal rating scale,VRS)等评估患者疼痛的部位、性质、程度、有无进行性加重及有无颅内压升高表现。

(3)心理社会评估:使用焦虑自评量表、抑郁自评量表等工具评估患者有无因持续头痛、疾病知识缺乏、妊娠或产褥期导致的焦虑、抑郁等负性情绪,使用社会支持量表评估其主观支持、客观支持和支持利用度。

2.术后护理评估

(1)一般情况评估:评估患者意识、瞳孔、生命体征等较术前有无改变。

(2)专科评估:①神经功能评估,评估患者认知、语言、感觉、运动功能较术前有无改变。②疼痛评估,评估患者疼痛的部位、性质、程度、有无进行性加重及有无颅内压升高表现。③管道评估,评估患者留置鞘管(导管)及尿管功能、置入时间及固定情况,有无打折、移位、滑脱等。

(3)心理社会评估:评估患者术后有无因持续头痛、术后长期留置鞘管(导管)导致的焦虑、抑郁等负性情绪。

(七)护理常规

1.术前护理常规

(1)执行脑血管病介入患者术前护理。

（2）病情观察：严密监测其意识、瞳孔、生命体征、血氧饱和度、神经功能及病情变化。

（3）颅内压增高护理：①急性期绝对卧床休息，头部抬高 15°～30°，避免颈部扭曲，以利于静脉回流，减轻脑水肿。②严密观察 CVST 患者是否有进行性意识障碍、血压升高、头痛、恶心、呕吐、视力障碍、精神萎靡等临床表现，如有应立即通知医师，并遵医嘱给予脱水降颅压、镇痛或镇静药物，防止脑疝发生。③保持情绪稳定，避免剧烈咳嗽，保持大小便通畅。

（4）安全护理：备齐急救物品，如压舌板、口咽通气道、负压吸引装置，避免癫痫发作时发生舌咬伤、吸入性肺炎等；癫痫发作时，应保持患者呼吸道通畅，遵医嘱给予抗癫痫药物；对抽搐肢体切勿暴力按压，以免骨折脱臼；采取安全保护措施，如病床加保护床栏，避免坠床。

（5）用药护理：告知患者使用药物的作用，指导其正确用药。如患者使用甘露醇脱水降颅压药物，应定期监测其尿量、电解质、肾功能，防止电解质紊乱。如患者使用抗凝药物，应严密观察有无牙龈出血、皮肤黏膜出血、血尿、血便等，并定期监测凝血酶原时间、活化部分凝血活酶时间及血小板计数。如患者使用抗癫痫药物，应密切监测血药浓度以动态调整药物使用剂量，并关注患者用药依从性，避免其擅自增减剂量或停药。

2. 术后护理常规

（1）执行脑血管病介入患者术后护理。

（2）病情观察：遵医嘱监测生命体征，观察患者意识状态、瞳孔、语言、四肢肌力、手术部位、皮肤、管道等情况。如患者出现病情变化应及时告知医师。

（3）体位与活动：留置鞘管（导管）患者，需绝对卧床，术侧髋关节制动；协助其定时轴线翻身，交替变换体位，避免端坐位，防止管道打折、穿刺部位渗血和压力性损伤发生。指导患者床上进行踝泵运动，以利于静脉回流，预防下肢深静脉血栓发生。

（4）饮食护理：术后 6 h，患者可进食清淡、易消化的流质食物，逐渐过渡到低盐、低脂、高维生素、富含纤维素食物，建议少食多餐。

（5）留置鞘管（导管）护理：包括以下几方面。

1）安全管理：术后认真核对留置鞘管（导管）的名称、位置，正确识别导管与鞘管，避免给药途径错误；输入溶栓药物时，优先选用带螺口输液器，以防止接口处管道滑脱；定期冲封管，保持管道通畅，减少堵管发生率；在床头悬挂"预防管道滑脱"警示标识，以便随时提醒患者、照顾者和医护人员；妥善固定鞘管（导管），告知患者保持管道通畅固定的重要性，避免鞘管打折、移位、脱出。对烦躁、意识障碍、癫痫发作者，应采取预防性保护措施，必要时使用约束具或遵医嘱应用镇静剂。

2）用药管理（鞘管泵肝素）：尿激酶等溶栓药物应现配现用；遵医嘱应用输液泵输注溶栓药物，并正确设置输液速度和总量，保证药物按时、按量、准确输入；密切观察患者穿刺部位、皮肤、黏膜、消化道、泌尿系统、神经系统等有无出血倾向；同时，遵医嘱定时监测凝血功能,动态调整溶栓药物泵入速度。

3)拔管:根据 DSA 复查结果及溶栓情况遵医嘱拔管,拔管后穿刺部位护理同股动脉穿刺。

(6)并发症的观察与护理:常见的有颅内出血和导管相关血流感染。

1)颅内出血:颅内出血是术后最严重并发症,表现为头痛、恶心、呕吐、烦躁,可伴有意识障碍,需行 CT 明确诊断。术后护理人员应指导患者避免一切诱发因素,如用力排便、咳嗽、打喷嚏、情绪激动等,保证充分休息和睡眠。

2)导管相关血流感染:留置鞘管(导管)后,应每天观察患者穿刺部位及全身有无感染征象;当患者穿刺部位出现局部炎症或全身感染表现,怀疑发生导管相关血流感染时,建议综合评估后决定是否需要拔管。

(7)心理护理:术后患者常因妊娠期、产褥期、置管溶栓期间长期卧床、与孩子长时间分离导致焦虑和抑郁等负性情绪,影响临床预后。通过观察、交流、量表等评估患者心理状态,及时发现其情绪及心理变化,针对性运用积极心理干预(正念训练、希望疗法、音乐疗法)、同伴支持等心理韧性干预方案,改善其负性情绪,提升疾病应对能力。

(八)健康教育

1.知识指导

(1)饮食指导:指导患者进食低盐、低脂、高维生素、富含纤维素食物,注意避免大汗、腹泻等,增强机体抵抗力。

(2)用药指导:告知患者及其照顾者抗凝、抗癫痫药物的服用方法及常见不良反应,并定期监测凝血功能及血药浓度,遵医嘱调整药物用量;指导患者遵医嘱规律服药,避免漏服、忘服、乱服药等情况,必要时可借助智能药盒或手机提醒功能等。

(3)自我观察:告知患者 CVST 常见病因、危险因素和临床表现。教会患者及其照顾者 CVST 的早期识别和急救处理,提高有效救治率。指导患者如何观察全身出血倾向(如牙龈出血、皮肤出血点和瘀斑、血尿等)。

2.预防指导 积极控制危险因素,降低复发风险。如有头面颈部或全身性感染,应及早有效控制,禁止挤压面部"危险三角区"感染灶;口服避孕药者应避免再服用;妊娠期存在较高的 CVST 和流产风险,全孕期应定期监测凝血功能。

参考文献

[1]徐阳,王雪梅,李玫.急诊介入护理学[M].北京:人民卫生出版社,2020.

[2]贾建平,陈生弟.神经病学[M].8 版.北京:人民卫生出版社,2018.

[3]脑卒中病情监测中国多学科专家共识[J].中华医学杂志,2021,101(5):317-326.

［4］中国颅内静脉血栓形成诊断和治疗指南 2019［J］.中华神经科杂志,2020,53
(9):648-663.

［5］美国心脏协会卒中委员会,吉康祥,吴川杰,等.美国卒中协会/美国心脏协会脑
静脉窦血栓形成诊断和管理指南［J］.中国脑血管病杂志,2019,16(8):443-448.

［6］李燕,郑雯,葛静萍.下肢深静脉血栓形成介入治疗护理规范专家共识［J］.介入
放射学杂志,2020,29(6):531-540.

［7］王红光,范一木.颅内静脉窦血栓形成治疗研究进展［J］.中国现代神经疾病杂
志,2020,20(6):472-475.

八、颅内动脉瘤

(一)定义

颅内动脉瘤(intracranial aneurysm,IA)是颅内动脉由于先天性肌层缺陷或后天获得
性内弹力层变性等因素在血流动力学负荷和其他因素作用下,动脉壁逐渐膨出形成的异
常突起,是蛛网膜下腔出血(subarachnoid hemorrhage,SAH)最常见的原因,占 75% ~
80%,具有患病率高、破裂风险不明、破裂后致死率高和致残率高的特点,女性比男性更
容易患病,且随着年龄的增加而风险增加。

(二)病因与发病机制

主要病因与颅内动脉管壁局部先天性缺陷,合并腔内压力增高有关,高血压、动脉粥
样硬化、感染等均可导致颅内动脉瘤的发生。

(三)临床表现

未破裂动脉瘤可无症状,较大的动脉瘤可压迫邻近的脑组织或脑神经出现相应的局
灶症状,如癫痫、偏瘫、失语、动眼神经麻痹、视力视野障碍、头痛等。若患者出现眼睑下
垂、单侧或双侧眼眶疼痛、颈部疼痛、眩晕、眼外肌麻痹、运动感觉障碍等,提示有动脉瘤
破裂的风险。动脉瘤一旦破裂可引起蛛网膜下腔出血,表现为剧烈头痛、恶心、呕吐、畏
光、意识障碍、脑膜刺激征等,严重时可导致死亡。

(四)辅助检查

CT、CTA、MRI、DSA、腰椎穿刺等。DSA 是诊断颅内动脉瘤的"金标准"。

（五）治疗原则

颅内动脉瘤的治疗方式主要为介入治疗和外科手术治疗。介入治疗主要采用弹簧圈栓塞术、血流导向装置（flow diverter,FD）置入术和载瘤动脉闭塞术，常见的介入治疗方式有单纯弹簧圈栓塞、球囊辅助弹簧圈栓塞、支架辅助弹簧圈栓塞、FD 置入术和覆膜支架置入术。常见的外科手术治疗的方式为外科开颅夹闭手术。

（六）护理评估要点

1. 术前护理评估

（1）病史评估

1）现病史：了解患者疾病发生的时间、发病时的特点、临床表现及症状的发展和演变（如有无加重或持续进展等）、诊治经过等，同时需要重点了解患者发病前有无血压突然增高、情绪激动、剧烈运动、突然改变体位等，评估诱发出血的危险因素。

2）既往史：了解患者既往有无 SAH 史、家族性颅内动脉瘤史、多囊肾等，询问患者有无高血压、糖尿病、心脏病、手术史、外伤史、癫痫史等，评估患者有无心、肺、肾等重要脏器功能不全。

3）用药史：了解患者抗血小板药物、抗凝药物、降糖药物和降压药物等药物的应用情况。

4）过敏史：了解患者的食物、药物过敏史。

（2）专科评估

1）意识状态的评估：根据患者意识状态的分类，评估患者意识状态的种类，对于有意识障碍的患者，采用格拉斯哥昏迷评分量表评估患者的意识障碍程度，并准确记录，同时持续监测患者意识障碍的变化，如有意识障碍加深，应及时告知医师，给予对症处理。

2）神经功能的评估：密切关注患者神经功能的变化，评估患者言语、肢体，尤其对于动脉瘤性 SAH 患者，疾病进展快，需清晰和准确地记录神经功能的变化，可采用临床分级系统如 Hunt-Hess 量表和世界神经外科医师联盟量表（World Federation of Neurological Surgeons,WFNS）分级量表（表 2-1）等对 SAH 患者进行临床严重程度及预后评估。

表 2-1 Hunt-Hess 量表和 WFNS 量表

分级	Hunt-Hess 量表	WFNS 量表
1 级	无症状或有轻度头痛、颈项强直	Glasgow 昏迷评分 15 分,无运动功能障碍
2 级	中度至重度头痛、颈硬、脑神经麻痹	Glasgow 昏迷评分 13~14 分,无运动功能障碍
3 级	轻度局灶性神经障碍,嗜睡或意识错乱	Glasgow 昏迷评分 13~14 分,有运动功能障碍
4 级	昏迷,中度至重度偏瘫,去大脑强直早期	Glasgow 昏迷评分 7~12 分,有或无运动功能障碍
5 级	深昏迷,去大脑强直,濒死	Glasgow 昏迷评分 3~6 分,有或无运动功能障碍

3）生命体征的评估：对于未破裂动脉瘤患者，定时监测生命体征的变化，尤其是血压的变化。对于动脉瘤性 SAH 患者，应持续给予心电监护，监测患者生命体征变化。

4）疼痛评估：询问患者有无疼痛，评估患者疼痛的部位、程度、性质、持续时间及伴随症状（如恶心、呕吐）等，采用数字评分量表、视觉模拟量表或面部表情疼痛评估法评估患者疼痛程度。

5）视力、视野的评估：评估患者是否有眼睑下垂、视物不清、复视、眼底出血等，判断患者视力、视野情况，评估患者跌倒/坠床发生的风险。

6）吞咽功能的评估：对于清醒患者，采用 EAT-10 问卷，评估患者吞咽功能，对吞咽障碍的患者，及时留置胃管，给予患者营养支持。

（3）心理社会评估：评估患者围手术期焦虑、抑郁程度，了解患者对疾病发生的相关因素、治疗、护理和预后等知识的认知程度，评估其焦虑、抑郁来源。了解患者家庭及社会支持情况、出院后就医条件及居住地社区保健服务等。

（4）外科手术治疗术前评估：同第二章第二节"颅内动脉瘤"术前护理评估。

2. 术后护理评估

（1）一般评估

1）生命体征的评估：患者术后返回病房，给予心电监护，持续监测生命体征的变化，尤其是血压的变化。

2）营养评估：患者术后能进食后，评估患者进食情况，是否有恶心、呕吐等症状，采用 NRS 2002 进行全面的营养风险评估，对于营养风险评分低于 3 分的患者，及时给予肠内或肠外营养支持。

3）皮肤的评估：评估患者皮肤情况，是否存在压力性损伤的风险。

4）管道的评估：评估患者管道的种类、数量、位置、固定情况、是否通畅，评估引流液颜色、性质和量。

（2）专科评估

1）意识状态的评估：评估患者有无意识障碍及意识障碍的类型等，对于有意识障碍的患者，采用格拉斯哥昏迷评分量表评估患者的意识障碍的程度。

2）神经功能的评估：评估患者的言语情况，有无失语或言语不清，并判断患者失语类型；评估患者肢体活动情况，根据肌力分级表，评估患者肢体肌力情况，并在患者病情允许的情况下，尽早开始康复锻炼。

3）疼痛的评估：评估患者疼痛的部位、程度、性质、持续时间、伴随症状等，及时填写疼痛评估记录单，给予药物或非药物处理后，动态评估患者的疼痛程度及有无缓解。

4）穿刺点的评估：评估患者穿刺点加压包扎情况，评估穿刺点有无出血、血肿、假性动脉瘤等，去除弹力绷带后，评估穿刺点周围皮肤有无张力性水疱、皮下淤血等；评估穿刺侧肢体皮肤温度、颜色、足背动脉搏动情况。

5）视力、视野的评估：评估患者眼睑下垂、视物不清、复视、眼底出血等症状的缓解情况。

（3）心理社会评估：对于介入术后患者，应及时观察患者是否存在因疾病和手术所致紧张、焦虑、抑郁等心理反应，评估其心理状态。了解患者主要照顾者的文化背景，评估患者主要照顾者的知识接受能力，评估对患者主要照顾者进行健康宣教的接受度和执行效果。

（4）外科手术治疗术后评估：包含一般护理评估和专科评估。

1）一般护理评估：同第二章第二节"颅内动脉瘤"术后护理评估的一般评估。

2）专科评估：①意识状态评估，同第二章第二节"颅内动脉瘤"术后护理评估的意识状态评估。②神经功能评估，同第二章第二节"颅内动脉瘤"术后护理评估的神经功能评估。③疼痛评估，同本节第二章第二节"颅内动脉瘤"术后护理评估的疼痛评估。④手术切口评估，评估手术切口包扎是否完好，敷料有无渗血、渗液，包扎是否松紧适宜。⑤癫痫评估，判断患者有无癫痫发作，发作时，应及时评估患者癫痫发作的部位、类型、持续时间、缓解时间、有无伴随症状等，及时告知医师，遵医嘱给予对症处理，并评估用药疗效。

3）心理社会评估：同第二章第二节"颅内动脉瘤"术后护理评估的心理社会评估。

（七）护理常规

1. 术前护理常规

（1）介入治疗术前护理

1）执行脑血管病患者和危重患者术前护理。

2）出血急性期绝对卧床休息，床头抬高15°～30°，密切监测患者意识、瞳孔、言语、肌力及生命体征的变化，尤其应关注血压的变化，保持血压稳定，避免诱发再出血。

3）如患者突然出现剧烈头痛，应立即告知医师，遵医嘱给予对症处理。躁动者给予适当约束，并遵医嘱进行镇痛、镇静治疗，密切观察镇痛、镇静治疗过程中的效果及不良反应。

4）如患者出现眼睑下垂、单侧或双侧眼眶疼痛、颈部疼痛等，提示有颅内动脉瘤破裂的风险，嘱患者卧床休息，保持情绪稳定。

5）出血急性期卧床患者，应做好皮肤护理，保持床单位清洁，避免压力性损伤的发生。

6）营养支持：对于多数动脉瘤性SAH的患者，会出现恶心、呕吐等胃肠道反应，同时为减轻术前禁食时间长引起的术后应激反应和禁食对胃肠道功能的损害，根据《加速康复外科围术期营养支持中国专家共识（2019版）》的建议，对于术前不存在胃肠梗阻的患者，可组织麻醉医师、营养师、健康管理师进行多学科会诊，术前6 h给予患者营养素，术前4 h给予口服清水或葡萄糖口服液，缩短患者术前禁食禁水时间，减少手术前患者的饥饿、口渴、烦躁、紧张等不良反应。

7）心理护理：由于患者和主要照顾者对疾病知识的不了解、对介入治疗预后的担忧以及头痛的困扰，均会使患者产生焦虑情绪，使患者对疼痛更加敏感。因此，在患者入院后，应积极给予患者针对性的心理疏导，缓解患者的紧张、焦虑情绪。

（2）外科治疗术前护理：同第二章第二节"颅内动脉瘤"的介入治疗术前护理。

2. 术后护理常规

（1）介入治疗术后护理

1）执行脑血管病患者和危重患者术后护理。

2）密切观察患者生命体征、意识、瞳孔、言语及肌力等情况的变化，如有剧烈头痛、面色苍白、频繁呕吐、意识障碍加重、瞳孔不等大及肢体感觉异常，应警惕颅内出血或脑梗死的发生，遵医嘱给予对症处理，并及时记录。

3）对于疼痛患者，密切关注疼痛的变化，可适当抬高床头 15°～30°；保持病房安静、舒适，限制人员探视，治疗、护理操作尽量集中，保持患者情绪稳定；教会患者缓解疼痛的方法（如深呼吸、听舒缓的音乐、转移注意力等）；如患者疼痛未缓解或持续加重时，应及时报告医师，遵医嘱给予药物治疗，并密切观察用药后的反应。

4）对于 SAH 行腰大池外引流术患者的护理，应保持穿刺点敷料清洁干燥，妥善固定引流管，避免打折受压，引流管固定高度高于侧脑室平面 10～15 cm，引流量根据患者病情进行控制，平均引流速度<15～20 mL/h。密切观察患者引流液的量、颜色、性状，如果患者出现发热、低颅压头痛等，应及时告知医师，给予对症处理。

5）并发症的观察及处理：常见的有再出血、脑血管痉挛、脑梗死和颅内血肿。

• 再出血：主要表现为突然发作的剧烈头痛、恶心、呕吐、意识障碍加重、原有局灶症状和体征重新出现等，患者术后应绝对卧床，密切观察病情变化，并嘱患者保持情绪稳定，同时保持大便通畅，避免用力排便。

• 脑血管痉挛：表现为病情稳定后再出现神经系统定位体征和意识障碍。术后遵医嘱给予尼莫地平应用，预防脑血管痉挛的发生。

• 脑梗死：表现为一侧肢体麻木、无力及语言障碍，严重者可导致患者意识不清、抽搐及肢体瘫痪。应严密观察患者语言、运动和感觉功能的变化，如有异常情况，立即告知医师，遵医嘱给予对症处理。

• 颅内血肿：主要表现为头痛、恶心、呕吐、烦躁、颈项强直，可伴有意识障碍。术后严密监测血压变化，保证充分休息，避免情绪激动。

（2）外科治疗术后护理

1）病情观察：密切观察患者意识状态、瞳孔变化、生命体征及肢体活动变化，血压监测尤为重要。患者如出现意识加深，或者瞳孔大小及对光反射发生改变，应及时通知医师，遵医嘱给予对症处理。

2）体位管理:全身麻醉未清醒者取去枕平卧位,头偏向一侧,保持呼吸道的通畅,以防呕吐误吸,全身麻醉清醒后床头抬高 15°～30°。

3）呼吸道管理:保持呼吸道通畅,防止误吸。头偏向一侧,定时翻身叩背,促进痰液、呕吐物、口腔分泌物的排出。术后意识障碍或者使用人工气道的患者,需要准备吸痰装置,应正确指导清醒患者有效咳嗽,促进痰液排出。必要时行口腔护理。

4）伤口护理:观察伤口有无渗血渗液;若有伤口渗血渗液,应及时通知医生处理。

5）引流管护理:防止脱出、受压,保持引流通畅,并记录 24 h 引流量、性质及颜色,若引流管不通畅,或者引流速度过快,应及时通知医生处理。

6）预防颅内压增高:脱水剂的使用应快速、足量、准时,常用脱水剂为 20% 甘露醇及呋塞米。抬高床头 15°～30°,减轻脑水肿;避免患者头部的剧烈翻动,以免引起颅内压力骤升。

7）预防感染:严格无菌操作;严格执行病房管理制度;遵医嘱应用抗生素;保持伤口清洁干燥;密切监测患者的体温变化。

8）癫痫的护理:患者癫痫发作时,应立即解开患者的衣领,将头偏向一侧,保持呼吸道通畅,给予氧气吸入,并积极配合医生救治。详细记录抽搐发作持续时间和相关临床症状,发作时注意防止意外伤害的发生,同时做好床旁交接班。

9）并发症的观察及处理:同第二章第二节"颅内动脉瘤"介入治疗术后护理中的并发症观察及处理。

10）心理护理:给予适当心理支持,耐心听患者诉说,使患者及主要照顾者能面对现实,接受疾病的挑战,减轻挫折感,根据患者及主要照顾者的具体情况提供正确的通俗易懂的指导,告知疾病类型、可能采用的治疗计划及如何配合,帮助主要照顾者掌握对患者特殊照料的方法和技巧。

(八)健康教育

1. 知识指导

（1）疾病指导:向患者讲解疾病的病因、诱因、临床表现、应进行的相关检查、病程和预后、防治原则和自我护理方法。积极控制高血压、高血糖和高血脂等危险因素,降低复发风险。

（2）用药指导:指导患者遵医嘱正确服用药物,教会患者和主要照顾者观察药物不良反应,出现异常及时就诊。

2. 预防指导

（1）预防出血或再出血:嘱患者保持情绪稳定,避免重体力劳动和剧烈运动,保持大便通畅。出血患者绝对卧床休息,并积极配合治疗和护理。指导主要照顾者关心体贴患者,减轻患者的恐惧、焦虑等不良心理反应。向患者讲解出血或再出血发生的临床表现,如有异常,应及时告知医师。

(2)定期随访:指导患者定期门诊复查,或根据医师要求进行复诊。如患者出现剧烈头痛、肢体麻木无力等症状时,应及时就诊。

参考文献

[1]中国卒中学会. 中国脑血管病临床管理指南[M]. 北京:人民卫生出版社,2019.

[2]中国医师协会神经介入专业委员会出血性脑血管病神经介入专业委员会(学组). 血流导向装置治疗颅内动脉瘤的中国专家共识[J]. 中华神经外科杂志,2020,36(5):433-445.

[3]中华医学会神经病学分会,中华医学会神经病学分会脑血管病学组,中华医学会神经病学分会神经血管介入协作组. 中国蛛网膜下腔出血诊治指南 2019[J]. 中华神经科杂志,2019,(12):1006-1021.

[4]江荣才,石广志,魏俊吉,等. 神经外科脑脊液外引流中国专家共识(2018 版)[J]. 中华医学杂志,2018,98(21):1646-1649.

[5]徐跃峤,王宁,胡锦,等. 重症动脉瘤性蛛网膜下腔出血管理专家共识(2015)[J]. 中国脑血管病杂志,2015,12(4):215-224.

九、脑动静脉畸形

(一)定义

脑动静脉畸形(brain arteriovenous malformations,bAVM)是脑动脉和脑静脉之间的直接交通,即动脉血不经毛细血管网而直接流入静脉系统,也指局部脑血管发育障碍引起的脑血管局部数量和结构异常,并影响正常脑血流,是一种先天性局部脑血管发育异常,由扩张的在动静脉之间的杂乱血管积聚构成。年发生率为(1.12~1.42)/10 万人。

(二)病因与发病机制

bAVM 的病因尚不十分明确,目前普遍认为是多种原因导致的胚胎时期血管发育异常所致。动静脉畸形病灶中动静脉之间缺乏毛细血管结构,动脉血直接流入静脉,血流阻力骤然减少导致局部脑动脉压下降,脑静脉压增高,由此产生一系列血流动力学的紊乱和病理生理过程。

（三）临床表现

bAVM 的主要临床表现为出血（38% ~ 68%）、癫痫（12% ~ 35%）和头痛（5% ~ 14%），多见于儿童、青少年和青年。少部分有不同程度的意识障碍、神经功能障碍、颅内压增高。国内数据显示，发病年龄多为 10 ~ 40 岁，平均 27.9 岁。

（四）辅助检查

CT、MRI 或 MRA、TCD、DSA 等。

（五）治疗原则

外科手术治疗、血管内介入栓塞治疗、立体定向放射外科（SRS）治疗及多种方式联合治疗。对于无法立即外科切除的脑动静脉畸形，可采用手术前栓塞；对于中型、大型脑动静脉畸形，若不能单次完全消除，可考虑分次栓塞、靶向栓塞和姑息性栓塞。临床常用的栓塞材料包括固体栓塞材料（弹簧圈、球囊、聚乙烯醇粒子 PVA 和线段等）和液体栓塞剂（NBCA 胶和 Onyx 胶等）。

（六）护理评估要点

1. 术前护理评估

（1）病史评估

1）现病史：了解患者疾病的发生、发展、临床表现及诊治经过，发病前有无前驱症状，评估诱发出血的危险因素；使用临床分级系统如 Hunt-Hess 量表、WFNS 量表等对蛛网膜下腔出血患者进行严重程度及预后的评估。

2）既往史：了解患者既往有无高血压、糖尿病、冠心病、肾脏疾病等慢性疾病。

3）用药史：询问患者的用药史，有无使用抗凝、抗血小板、降压类药物等。

4）过敏史：询问患者有无药物、食物过敏史。

（2）专科评估：①神经功能评估，评估患者意识、瞳孔、言语、肌力、认知等情况。②疼痛评估，采用疼痛评分工具（如世界卫生组织疼痛分级法、视觉模拟评分表、数字评分表等）对患者疼痛程度进行评分，记录疼痛发生的部位、时间、性质、持续时间及规律等。

（3）心理社会评估：①心理状态评估，评估患者对疾病发生的相关因素、治疗和护理、预后、预防复发等知识的认知程度。评估患者焦虑抑郁程度、治疗意愿，了解患者焦虑、抑郁来源。②社会支持评估，了解患者工作及家庭经济状况、是否有医疗保险、照顾者心理情况、家庭及社会对介入治疗的支持及介入术后康复支持情况。

2. 术后护理评估

（1）一般情况评估：评估患者意识、瞳孔、生命体征等较术前有无改变。

（2）专科评估

1）神经功能评估：评估患者认知、语言、感觉、运动等神经功能较术前有无改变。

2）疼痛评估：评估患者疼痛的部位、性质、程度、有无进行性加重及有无颅内压升高表现。

3）管道评估：评估患者留置导管及尿管功能、置入时间及固定情况，有无打折、移位、滑脱等。

4）评估患者有无癫痫发作。

5）评估患者有无自理能力、跌倒坠床风险、下肢深静脉血栓风险等。

（3）心理社会评估：观察患者是否存在因疾病和手术所致紧张、焦虑、抑郁等心理反应，评估其心理状态。

（七）护理常规

1. 术前护理常规

（1）执行脑血管病介入患者术前护理。

（2）一般护理：保持环境安静舒适，嘱患者卧床休息，给予气垫床使用，避免压力性损伤的发生；避免剧烈活动，尽量减少搬动，限制探视，减少外界对患者的刺激。

（3）饮食护理：嘱患者低盐（每天<5 g）、低脂、低胆固醇、普通流质和富含纤维素饮食为宜，戒烟戒酒，保持大便通畅。

（4）血压管理：遵医嘱控制血压，禁止一切可升高血压的因素，如情绪激动、便秘、剧烈咳嗽等，必要时使用药物控制血压。《中国脑血管病临床管理指南（2019）》推荐静脉给予尼卡地平钙通道阻滞剂或拉贝洛尔 β 受体阻滞剂维持恰当的血压水平。

（5）疼痛管理：保持病房安静舒适，可适当抬高床头 15°～30°，限制家属探视，治疗护理操作尽量集中，保持患者情绪稳定；教会患者缓解疼痛的方法（如深呼吸、听舒缓的音乐、转移注意力等）；告知患者及家属不良情绪的刺激可使患者疼痛加剧、血压升高，给予心理疏导缓解其紧张、焦虑情绪，减轻患者疼痛；必要时遵医嘱给予药物治疗，如脱水、镇痛类药物等，并密切观察用药后的反应。

（6）安全护理：备齐急救物品，避免癫痫发作时发生舌咬伤、吸入性肺炎等；采取安全保护措施，如病床加保护床栏，避免坠床。

（7）用药管理：若患者使用降压药物（如乌拉地尔、尼卡地平），需密切监测血压水平；若患者使用脱水药，如甘露醇、甘油果糖，需要在使用过程中监测尿量、水电解质平衡；如患者使用抗癫痫药物，应密切监测血药浓度以动态调整药物使用剂量，并关注患者用药依从性，避免其擅自增减剂量或停药。

（8）心理护理：由于疾病的进展可能导致不良预后及头痛的困扰，患者极易产生恐惧、焦虑等负性情绪，应密切观察患者心理变化，及时给予心理疏导及同伴支持，同时给予患者放松疗法,如听音乐、冥想、深呼吸等正念减压疗法,使其建立信心,积极配合治疗。

2 术后护理常规

(1)执行脑血管病介入患者术后护理。

(2)病情观察:遵医嘱监测生命体征,观察患者意识状态、瞳孔、语言、四肢肌力、手术部位、皮肤、管道等情况。动态观察并记录术侧肢体血液循环、皮肤颜色、温度、感觉、足背动脉搏动变化,如患者出现下肢疼痛、足背动脉搏动减弱、意识状态改变等,应及时告知医师。

(3)饮食护理:术后推荐应用成品营养制剂以保证蛋白质摄入,逐渐过渡到低盐、低脂、高维生素、富含纤维素食物,建议少食多餐。对有意识障碍或不能经口进食的患者,可选择留置胃管进行肠内营养。

(4)管道护理:留置尿管及其他管道的患者,需明确管道名称、留置时间,保持引流通畅,妥善固定,避免打折、移位或滑脱,观察引流液的颜色、性质、量。

(5)并发症的观察及护理:常见的有颅内出血、脑血管痉挛、脑过度灌注综合征及脑梗死等。

1)颅内出血:是脑动静脉畸形患者介入治疗最严重的并发症,需严密观察患者意识状态变化,遵医嘱控制术后血压,防止过度灌注综合征。如有剧烈头痛、面色苍白、频繁呕吐、意识障碍加重、瞳孔不等大及肢体感觉异常,应警惕颅内再次出血。

2)脑血管痉挛:严密观察有无头痛、恶心、呕吐、张口困难、肢体活动障碍等症状,如发现有头痛、血压下降、短暂性意识障碍和肢体偏瘫,可能是脑血管痉挛所致,应及时汇报医师,进行扩容、解痉治疗,持续低流量吸氧,改善脑组织缺氧。

3)脑过度灌注综合征:主要表现为头晕、头痛、呕吐、肢体功能障碍、意识障碍或呼吸心搏骤停等。术后严密监测血压变化,同时给予患者心理疏导,缓解患者焦虑、恐惧等负性情绪,避免血压升高,若血压持续升高,遵医嘱给予甘露醇降低颅内压。

4)脑梗死:表现为一侧肢体麻木、无力及语言障碍,严重者可导致患者意识不清、抽搐及肢体瘫痪。应严密观察患者语言、运动和感觉功能的变化,如有异常情况,立即告知医师,遵医嘱给予对症处理。

(6)心理护理:由于疾病的进展可能导致的不良预后及头痛的困扰,患者极易产生恐惧、焦虑等负性情绪,应密切观察患者心理变化,及时给予心理疏导及同伴支持,同时给予患者放松疗法,如听音乐、冥想、深呼吸等正念减压疗法,使其建立信心,积极配合治疗。

(八)健康教育

1.知识指导

(1)危险因素控制:告知患者出血性脑血管疾病的常见病因、危险因素和临床表现。积极控制高血压、高血糖和高血脂等危险因素,降低复发风险,告知患者避免劳累和情绪激动,减少外界刺激。

(2)用药指导:遵医嘱按时服药,教会患者和家属观察药物不良反应,定期复查,不适随诊。

(3)饮食指导:指导患者进食低盐、低脂、高维生素、富含纤维素食物。加强营养,增强机体抵抗力,保持大便通畅。

2.预防指导

(1)血压管理:监测血压,维持血压正常水平,避免情绪波动。

(2)康复指导:适度进行康复锻炼,避免剧烈运动及从事高强度劳动,按时复诊。

参考文献

[1]徐阳,王雪梅,李玫.急诊介入护理学[M].北京:人民卫生出版社,2020.

[2]贾建平,陈生弟.神经病学[M].8版.北京:人民卫生出版社,2018.

[3]中华医学会神经外科学分会介入学组,《脑动静脉畸形介入治疗中国专家共识》编写委员会.脑动静脉畸形介入治疗中国专家共识[J].中华神经外科杂志,2017,33(12):1195-1203.

[4]刘聪,曹勇.出血性脑血管疾病的诊疗现状与展望[J].中华医学信息导报,2020,35(9):21-21.

[5]沈冬梅,陈健聪.血管介入不同入路方式及穿刺点术后护理研究进展[J].护理研究,2020,34(20):3661-3664.

[6]路孝美,王吉昌,孙静岚,等.踝泵运动预防深静脉血栓的研究进展[J].中华现代护理杂志,2021,27(4):447-450.

[7]广东省护士协会介入护士分会,广东省医师协会介入医师分会,崔虹,许秀芳,陈秀梅.脑动静脉畸形介入治疗围手术期护理专家共识[J].介入放射学杂志,2023,32(12):1163-1168.

[8]包明月,田学丰,顾生才,等.血管内治疗脑动静脉畸形的疗效分析[J].临床神经外科杂志,2023,20(3):249-252.

[9]巫秋霞,方丹,苏翠群.脑动静脉畸形术后病人心理弹性与焦虑、抑郁的相关性研究[J].护理研究,2018,32(22):3558-3561.

[10]国家神经疾病医学中心,中国医师协会神经介入专业委员会,世界华人神经外科医师协会放射神经外科专家委员会.脑动静脉畸形多学科诊疗专家共识[J].中华医学杂志,2024,104(15):1280-1309.

十、颈内动脉海绵窦瘘

(一)定义

颈内动脉海绵窦瘘(carotid cavernous fistula,CCF)是指颅内海绵窦段的颈内动脉本身或其在海绵窦段内的分支破裂,与海绵窦之间形成异常的动、静脉沟通,导致海绵窦内的压力增高而出现一系列临床表现。根据血管造影解剖学为基础的分类是直接型和间接型。根据病因可分为自发性和创伤性。根据血流动力学特征为基础的分类分为高流量型和低流量型。

(二)病因与发病机制

直接型常见病因为穿透性或钝性等创伤。间接型的病因及具体发病机制尚不明确。

(三)临床表现

临床表现多样,主要取决于供血动脉和静脉引流模式,表现为眶周或颅内杂音、搏动性突眼、球结膜水肿、充血、复视、头痛或眶周疼痛、眼球运动受限、视力下降、鼻出血、神经系统功能障碍及颅内出血。

(四)辅助检查

CT、CTA、MRI、MRA、多普勒超声、DSA 等。

(五)治疗原则

高流量 CCF 需行血管内治疗,应用介入微导管技术使用可解脱性球囊、弹簧圈、Onyx胶、覆膜支架等材料封堵瘘口。内科保守治疗包括手动压迫颈动脉、局部药物治疗降低眼内压等。

(六)护理评估要点

1.术前护理评估

(1)病史评估:①现病史,评估是否存在可能导致 CCF 的相关疾病或条件,了解患者发病的最初症状、疾病进展过程及治疗经过。②既往史,询问患者有无高血压、糖尿病、动脉粥样硬化等,评估患者心、肺、肾等重要脏器功能,了解患者有无外伤史。③用药史,了解患者的用药情况,有无对比剂相关不良反应的发生风险。④过敏史,了解患者的食物、药物过敏史。

(2)专科评估:①评估患者颅内血管杂音,搏动性突眼的程度。②评估患侧球结膜充血、水肿、外翻,视力减退情况。③评估患者头颅损伤情况,如多发性骨折、颅内血肿、软组织损伤等。④评估患者颈总动脉压迫训练是否正确有效。

(3)心理社会评估:使用焦虑自评量表、抑郁自评量表等工具评估患者有无因眼球突出、视力下降、长期颅内血管杂音导致的焦虑、抑郁等负性情绪,使用社会支持量表评估其主观支持、客观支持和支持利用度。

2.术后护理评估

(1)一般情况评估:评估患者意识、瞳孔、生命体征等较术前有无改变。

(2)专科评估:①评估患者认知、言语、感觉、运动等神经功能较术前有无改变。②评估患者颅内血管杂音,搏动性突眼的恢复情况,并与术前进行对照。

(3)心理社会评估:观察患者是否存在因疾病和手术所致紧张、焦虑、抑郁等心理反应,评估其心理状态。

(七)护理常规

1.术前护理常规

(1)执行脑血管病介入患者术前护理。

(2)眼部护理:①保持室内光线柔和,环境安静。不能用手揉眼,洗脸时注意不要将水溅到眼内。②对于存有眼球突出、球结膜水肿的患者白天可给予氯霉素眼药水点眼,一次1~2滴,一日3~5次,睡前给予红霉素软膏涂抹并覆盖无菌纱布防止眼角膜溃疡和结膜炎的发生,并注意视力的变化。对球结膜已发生感染者,应加强眼部护理及观察,可先用生理盐水清洗眼内分泌物,然后再滴药,一天数次,视患者具体情况而定。③检测视力,若出现眼压过高、疼痛剧烈、进行性视力下降或有失明风险时,应及时报告医生,采取降压措施。

(3)安全管理:对于视力下降、失明、眼球运动障碍和复视的患者,需加强安全护理,做好宣教。行走时需有人搀扶,不可独自行动,保证地面无水渍、障碍物,鞋底应防滑。卧床时床边加床栏,应防止其跌倒、坠床或烫伤等意外事件发生。

(4)颈总动脉压迫训练:积极督促颈总动脉压迫训练(单侧)每天1~2次,具体方法如下。患者取平卧位,用对侧手指压迫患侧颈总动脉,直到颞浅动脉搏动消失。开始每次压迫5 min,以后逐渐延长压迫时间,直至持续压迫20~30 min患者仍能耐受,不出现头晕、眼黑、对侧肢体无力麻木等表现。

(5)心理护理:患者可因外貌改变而敏感、自卑,针对性运用积极心理干预、同伴支持等心理韧性干预方案,以改善其负性情绪,提升疾病应对能力。

2.术后护理常规

(1)执行脑血管病介入患者术后护理。

(2)病情观察:动态观察患者的神志、瞳孔、生命体征、语言表达、四肢活动情况,发现患者有意识障碍、肢体偏瘫、麻木、病理反射等症状或体征时立即报告医生。观察患者突眼回缩程度、球结膜充血水肿、视物模糊较前是否好转。观察患者耳鸣及血管杂音有无消失。

(3)饮食护理:术后6 h患者可进食清淡、易消化的流质食物,逐渐过渡到低盐、低脂、高维生素、富含纤维素食物,建议少食多餐。

(4)体位与活动:术后3 d卧床休息,头颈部避免大幅度摆动,避免用力和剧烈活动,防止球囊移位、脱落,造成异位栓塞。

(5)管道护理:留置尿管及其他管道的患者,保持引流通畅,妥善固定。观察引流液的颜色、性质、量。

(6)并发症护理:常见的有脑血管痉挛、脑梗死、脑过度灌注综合征及脑神经损害。

1)脑血管痉挛:观察患者有无头痛、肢体无力、意识障碍等表现。如有上述症状应及时通知医生,并遵医嘱给予尼莫地平抗血管痉挛药物治疗。

2)脑梗死:观察患者神志变化,有无失语、神经功能障碍等。

3)脑过度灌注综合征:需严密观察意识状态变化,遵医嘱控制术后血压,防止过度灌注综合征。如有剧烈头痛、面色苍白、频繁呕吐、意识障碍加重、瞳孔不等大及肢体感觉异常,应警惕颅内再次出血或血栓形成。

4)脑神经损害:由于海绵窦内有第Ⅲ、Ⅳ、Ⅴ、Ⅵ对脑神经通过,血管内治疗后可能引起相应的脑神经损害,主要表现为眼睑下垂、瞳孔改变、眼球活动受限。术后应严密观察,若发现脑神经损害症状,给予神经营养治疗及高压氧治疗。

(八)健康教育

1.知识指导

(1)眼部护理:指导患者保持眼部清洁、干燥,勿用手揉眼,遵医嘱涂眼药膏,规律用药,防止感染。

(2)饮食指导:嘱患者进食低盐低脂、富含纤维素饮食,戒烟戒酒,保持大便通畅。

2.预防指导

(1)血压管理:指导患者自我血压监测,预防一切可升高血压的因素,如情绪激动、便秘、剧烈咳嗽等,必要时使用药物控制血压。

(2)定期随访:栓塞后颈动脉海绵窦瘘仍有复发的可能,定时复查,若有异常血管杂音或眼部症状应随时就诊。

参考文献

[1]江中中,喻孟强,张明铭.血管内介入治疗创伤性颈动脉海绵窦瘘的策略及预后分析[J].创伤外科杂志,2020,22(10):738-741.

［2］李亚兰，华莎，马廉亭.创伤性颈内动脉海绵窦瘘血管内治疗围手术期的护理
［J］.中国临床神经外科杂志，2020，25(12):879－880.

［3］中国医师协会介入医师分会(临床诊疗指南专业委员会)神经介入专业委员会，
中华医学会放射学分会介入学组.颈动脉海绵窦瘘诊治中国专家共识［J］.中华放射学杂
志，2023，57(8):827－835.

［4］王娟，张美霞，郝佩，等.自发性颈动脉海绵窦瘘介入治疗的围手术期护理［J］.中
国临床神经外科杂志，2021，26(9):720－722.

十一、硬脑膜动静脉瘘

(一)定义

硬脑膜动静脉瘘(dural arteriovenous fistula,DAVF)是一种发生在脑膜动脉和静脉窦
或皮质静脉的异常动静脉分流,占脑血管畸形的10%~15%,常见于梗窦－乙状窦区、海
绵窦区、小脑幕区和上矢状窦等区域。

(二)病因与发病机制

病因和发病机制目前尚无定论,有研究表明,DAVF多为后天获得性因素所致,如头
部外伤、血栓、颅内炎性反应、开颅手术、肿瘤、耐力运动等。少数DAVF患者由静脉窦发
育异常及自身基因突变等先天性因素导致。引起静脉窦高压的因素也有可能引起
DAVF,如静脉窦血栓形成引起的静脉流出道梗阻。

(三)临床表现

最常见的临床表现为颅内血管杂音,其他症状主要有头痛、颅内压增高,颅内出血,
少数可有癫痫、耳鸣等。海绵窦区硬脑膜动静脉瘘可出现突眼、复视、视力下降、眼球运
动障碍等。

(四)辅助检查

CT和CTA,MRI和MRA、DSA等。

(五)治疗原则

1.保守治疗　没有皮层引流的无症状或轻微症状的海绵窦的DAVF可出现自发性
闭塞,间断指压颈动脉被认为是有效的。

2.手术治疗　外科手术治疗、血管内介入栓塞治疗。

3.其他方式治疗　立体定向放射外科(SRS)治疗及多种方式联合治疗。

(六)护理评估要点

1.术前护理评估

(1)病史评估:①现病史,了解患者发病方式及过程、发病诱因、主要症状和体征、治疗情况等。②既往史,询问患者有无高血压、糖尿病、高血脂等,评估患者心、肺、肾等重要脏器功能,了解患者有无外伤、炎症或肿瘤史。③用药史,了解患者的用药情况,关注患者有无对比剂相关不良反应的发生风险。④过敏史,了解患者的食物、药物过敏史。

(2)专科评估:①评估患者颅内血管杂音的程度。②评估患者有无头痛,记录疼痛发生的部位、时间、性质、持续时间及规律等。③评估患者有无颅内压增高及颅内出血发生。④评估患者颈总动脉压迫训练是否正确有效。⑤外伤者评估患者颅脑损伤情况,如多发性骨折、颅内血肿、软组织损伤等。⑥海绵窦区硬脑膜动静脉瘘患者需评估有无球结膜充血、水肿、外翻,视力减退情况。⑦评估患者有无癫痫发作。

(3)心理社会评估:使用焦虑自评量表、抑郁自评量表等工具评估患者有无因持续性颅内血管杂音、头痛等导致的焦虑、抑郁等负性情绪,使用社会支持量表评估其主观支持、客观支持和支持利用度。

2.术后护理评估

(1)一般情况评估:评估患者意识、瞳孔、生命体征等较术前有无改变。

(2)专科评估:①评估患者认知、言语、感觉、运动等神经功能较术前有无改变。②评估患者颅内血管杂音较术前有无改善。③评估患者头痛情况,并与术前进行对照。

(3)心理社会评估:观察患者是否存在因疾病和手术所致紧张、焦虑、抑郁等心理反应,评估其心理状态。

(七)护理常规

1.术前护理常规

(1)执行脑血管病介入患者术前护理。

(2)一般护理:持续性颅内血管杂音、头痛影响睡眠,应保持病房安静舒适,调节室内灯光及医疗设备光源及运行声音,减少对患者的影响,限制家属探视,确保患者有良好的睡眠环境。保持患者情绪稳定,症状严重的患者予以助眠药物。

(3)疼痛管理:教会患者缓解疼痛的方法(如深呼吸、听舒缓的音乐、转移注意力等);告知患者及家属不良情绪的刺激可使患者疼痛加剧、血压升高,给予心理疏导,缓解其紧张、焦虑情绪,减轻患者疼痛;必要时遵医嘱给予药物治疗,如脱水、镇痛类药物等,并密切观察用药后的反应。

（4）安全管理：对于视力下降、失明、眼球运动障碍和复视的患者，需加强安全护理，做好宣教。行走时需有人搀扶，不可独自行动，保证地面无水渍、障碍物，鞋底应防滑。卧床时床边加床栏，防止其跌倒、坠床或烫伤等意外事件发生。

（5）眼部护理：对于存有眼球突出、球结膜水肿的患者眼部护理方法见第二章第二节"颈内动脉海绵窦瘘"术前眼部护理。

（6）颈总动脉压迫训练：积极督促颈总动脉压迫训练（单侧）每天 1～2 次，具体方法如下。患者取平卧位，用对侧手指压迫患侧颈总动脉，直到颞浅动脉搏动消失。开始每次压迫 5 min，以后逐渐延长压迫时间，直至持续压迫 20～30 min 患者仍能耐受，不出现头晕、眼黑、对侧肢体无力麻木等表现。

（7）心理护理：患者对疾病认识不足，持续性颅内血管杂音、头痛影响睡眠，眼球突出、眼睑下垂影响外在形象，极易产生焦虑、抑郁等负性情绪，针对性运用积极心理干预、同伴支持等心理韧性干预方案，改善其负性情绪，提升疾病应对能力。

2. 术后护理常规

（1）执行脑血管病介入患者术后护理。

（2）病情观察：动态观察患者的神志、瞳孔、生命体征、语言表达、四肢活动情况，发现患者有意识障碍、肢体无力、麻木、病理反射等症状或体征时立即报告医生，防止栓塞后出现神经功能缺失。观察患者头痛、球结膜充血水肿、视物模糊较前是否好转。观察患者搏动性耳鸣及血管杂音有无消失。

（3）休息与活动：术后卧床休息，24 h 后可适当抬高床头并下床活动，体位改变应循序渐进。头颈部避免大幅度摆动，避免用力和剧烈活动，防止球囊移位、脱落，造成异位栓塞。

（4）饮食护理：术后 6 h 患者可进食清淡、易消化的流质食物，逐渐过渡到低盐、低脂、高维生素、富含纤维素食物，建议少食多餐。

（5）管道护理：留置尿管及其他管道的患者，保持引流管通畅，妥善固定。观察引流液的颜色、性质、量。

（6）并发症护理

1）脑血管痉挛：脑血管痉挛是由于术中反复插管、栓塞及对比剂对血管壁刺激所致，观察患者有无头痛、肢体无力、意识障碍等表现。如有上述症状应及时通知医生，并遵医嘱给予尼莫地平抗血管痉挛治疗。

2）脑梗死：观察患者神志变化，有无失语、神经功能障碍等。

3）脑过度灌注综合征：需严密观察患者意识状态变化，遵医嘱控制术后血压，防止脑过度灌注综合征。如有剧烈头痛、面色苍白、频繁呕吐、意识障碍加重、瞳孔不等大及肢体感觉异常，应警惕颅内再次出血或血栓形成。

4）脑神经损害：该并发症是经动脉入路行硬脑膜动静脉瘘栓塞的常见并发症。主要表现为面瘫、面部麻木、饮水呛咳、声音嘶哑等。术后应严密观察,若发现脑神经损害症状,给予神经营养治疗,饮食应少食多餐,饮食速度易慢,避免饮水呛咳。

(八)健康教育

1. 知识指导

(1)危险因素控制:告知患者疾病的常见病因、危险因素和临床表现。告知患者避免劳累和情绪激动,减少外界刺激,防止外伤,降低复发风险。

(2)用药指导:遵医嘱按时服药,避免漏服、忘服、乱服药,教会患者和家属观察药物不良反应。

(3)饮食指导:嘱患者进食低盐低脂、富含纤维素饮食,戒烟戒酒,保持大便通畅。

2. 预防指导

(1)血压管理:指导患者血压自我监测,预防一切可升高血压的因素,如情绪激动、便秘、剧烈咳嗽等,必要时使用药物控制血压。

(2)定期随访:栓塞后硬脑膜动静脉瘘仍有复发的可能,需要定时复查,若有异常血管杂音应随时就诊。

参考文献

[1]宋子豪,马永杰,叶明,等.硬脑膜动静脉瘘影像学诊断研究进展[J].中国脑血管病杂志,2021,18(4):267-270,282.

[2]杨振兴,孙阳阳,苏芳琴,等.经股静脉-面静脉-眼上静脉入路治疗海绵窦区硬脑膜动静脉瘘的临床效果分析[J].中华神经外科杂志,2021,37(3):240-244.

[3]甘丽芬,李冬梅,郑小平,等.经动脉入路 Onyx 胶栓塞海绵窦区硬脑膜动静脉瘘患者的护理[J].中国实用护理杂志,2013,29(23):34-35.

[4]苏新,马永杰,涂天琦,等.硬脑膜动静脉瘘病因及其发病机制的研究进展[J].中国脑血管病杂志,2022,19(8):572-575,581.

[5]陆佳洁,赵红如.硬脑膜动静脉瘘的头痛表型及可能机制[J].中国卒中杂志,2022,17(5):461-465.

[6]常晗晓,沈榆棋,李征,等.复合手术在硬脑膜动静脉瘘治疗中的应用[J].中国临床神经外科杂志,2021,26(7):508-511.

十二、脊髓血管畸形

(一)定义

脊髓血管畸形是一种先天性的脊髓血管发育异常,约占所有中枢神经系统血管畸形的 5% ~9% 。脊髓血管畸形依据血管构筑可分为硬脊膜动静脉瘘、髓周动静脉瘘和脊髓动静脉畸形等。

(二)病因与发病机制

脊髓血管畸形是脊髓内、外血管先天性发育异常形成的,畸形血管团可因局部占位、血栓形成、盗血和出血等引起脊髓功能障碍。

(三)临床表现

临床症状往往由脊髓受压、缺血、出血和脊髓神经根受压引起,发病较急,呈进展性下肢无力和/或不同平面的感觉障碍、排便障碍、蛛网膜下腔出血或脊髓出血等。

(四)辅助检查

CT、MRI、脊髓 DSA 等。

(五)治疗原则

本病治疗的主要目的是闭塞和/或切除畸形血管团,防止再出血,减轻脊髓血管盗血、改善正常脊髓供血、降低静脉压,解除病变血管对脊髓的压迫效应。治疗的手段包括血管内栓塞、显微手术切除、栓塞后手术切除、放射治疗及保守治疗。

(六)护理评估要点

1. 术前护理评估

(1)病史评估:①现病史,了解患者疾病的发生、发展、临床表现及诊治经过,发病前有无前驱症状,评估患者预后。②既往史,询问患者有无高血压、糖尿病、高血脂等,评估患者心、肺、肾等重要脏器功能,了解患者有无外伤、感染、手术或肿瘤史。③用药史,了解患者的用药情况,关注患者有无对比剂相关不良反应的发生风险。④过敏史,了解患者的食物、药物过敏史。

(2)专科评估:①评估患者呼吸情况,高位颈段脊髓血管畸形患者尤其应注意有无呼吸困难。②评估患者是否急性起病、有无反复发作,有无进行性四肢无力及不同平面的感觉障碍。③评估患者有无腰背部疼痛,疼痛的部位、性质、程度和有无放射性。④评估患者有无排便障碍。

（3）心理社会评估：使用焦虑自评量表、抑郁自评量表等工具评估患者有无因疼痛、肢体肌力进行性下降、大小便失禁等导致的焦虑、抑郁等负性情绪，使用社会支持量表评估其主观支持、客观支持和支持利用度。

2.护理评估

（1）一般情况评估：评估患者意识、瞳孔、生命体征等较术前有无改变。

（2）专科评估：①评估患者呼吸情况，颈高段患者尤其应注意有无呼吸困难。②评估患者进行性下肢肌力下降及不同平面的感觉障碍较术前有无改善。③评估患者有无腰背部疼痛，疼痛的部位、性质、程度和有无放射性。④评估患者排便障碍较术前有无改善。

（3）心理社会评估：观察患者是否存在因疾病和手术所致紧张、焦虑、抑郁等心理反应，评估其心理状态。

（七）护理常规

1.术前护理常规

（1）执行脑血管病介入患者术前护理。

（2）病情观察：持续观察患者意识、瞳孔、生命体征的变化，高位颈段脊髓血管畸形患者要密切注意有无呼吸困难并保持呼吸道通畅。观察患者脊髓功能，包括感觉障碍平面、四肢肌力、大小便情况。

（3）生活护理：卧床患者因双下肢感觉功能障碍，受压部位血液循环障碍，局部组织营养缺乏，易出现皮肤压力性损伤，护理人员应 2 h 给予翻身 1 次，定时活动患者肢体，保持皮肤清洁，防止压力性损伤的发生。排便障碍患者应给予留置导尿、缓泻剂等应用。

（4）安全管理：因患者均有不同程度的肢体功能障碍，行走时需有人搀扶，不可独自行动，防止跌倒；卧床时应加装床栏，防止坠床；因患者存在不同程度的感觉障碍，嘱患者洗浴时调节合适水温，避免烫伤；为患者进行保暖时不可使用热水袋、暖水瓶等，避免高温烫伤。

（5）疼痛护理：教会患者缓解疼痛的方法，指导患者合理使用镇痛泵，防止镇痛药使用过多造成不良后果；疼痛不能耐受者遵医嘱应用镇痛药物。

（6）管道护理：留置尿管及其他管道的患者，保持引流管通畅，妥善固定。观察引流液的颜色、性质、量。

（7）心理护理：患者可因疼痛、排便障碍、肌力变化而焦虑、抑郁，针对性运用积极心理干预、同伴支持等心理韧性干预方案，以改善其负性情绪，提升疾病应对能力。

2.术后护理常规

（1）执行脑血管病介入患者术后护理。

（2）病情观察：严密观察病情变化，若患者出现肌力下降，感觉异常平面上升，应考虑为脊髓动静脉痉挛或血肿压迫导致脊髓供血障碍，应立即报告医生并及时处理。

（3）体位与活动：轴向翻身，保证头-颈-躯干同时转动，嘱患者挺胸直腰，绷紧腰背部肌肉，不要上身和下身分别翻转，避免脊柱屈曲扭转，加重损伤。侧卧位时要用翻身枕将全背顶住，避免上下身卧位不一致造成脊柱扭转损伤。

（4）安全护理：麻木或感觉障碍的肢体应防止烫伤，瘫痪肢体要保持功能位，尽早进行功能锻炼，预防关节畸形、足下垂等。

（5）血压管理：监测血压，保持血压稳定。防止血压波动过大对脊髓血流、灌注压产生直接影响。

（6）管道护理：留置尿管及其他管道的患者，保持引流管通畅，妥善固定。观察引流液的颜色、性质、量。

（7）监测凝血功能：包括血小板计数、凝血酶原时间、凝血酶原活动度、活化部分凝血活酶时间、国际标准化比值、血小板活化状态等，严密观察穿刺处、口腔黏膜、牙龈、皮肤有无出血倾向，警惕脊髓出血的可能。

（8）康复护理：术后应尽早进行功能锻炼，以便促进神经功能恢复。保持肢体处于功能位，初期积极进行床上锻炼，包括翻身训练、上肢主动训练、下肢被动活动、腹部肌肉锻炼等。留置尿管期间要及早进行膀胱功能训练，间断夹闭尿管，开始时 2~3 h 放尿液 1 次，逐渐延长夹管时间；大便失禁者应帮助其建立排便规律，教会患者做收缩肛门括约肌及仰卧抬臀动作，增加肛门肌肉紧张和收缩率。

（八）健康教育

1. 知识指导

（1）用药指导：遵医嘱按时服用抗凝药物，避免漏服、忘服、乱服药，教会患者和家属观察药物不良反应。

（2）饮食指导：加强营养，进食高蛋白、高维生素、高热量的饮食，多食水果、蔬菜，以增加肠蠕动。

2. 预防指导　栓塞后脊髓血管畸形仍有复发的可能，若有肌力及感觉异常应及时就诊。

3. 康复指导

（1）指导患者肢体功能锻炼，鼓励患者做腿部肌肉的等长收缩及踝关节、膝关节的活动，并辅以肌肉按摩及关节的被动活动，以促进血液循环，保持肌力和关节的正常活动度。

（2）恢复期继续加强床上锻炼，尝试离床锻炼，包括能自由坐起、床边站立、自由行走等。

参考文献

[1]张亮,贾文清,杨俊.脊髓髓内动静脉畸形显微手术14例疗效分析[J].中华外科杂志,2016,54(12):919-923.

[2]吴文颖,徐茜,杨昱.复杂性脊髓血管畸形复合手术的护理配合[J].中国医科大学学报,2020,49(5):475-477.

[3]苏宇,时博,高思佳.CTA与MRA在诊断脊髓血管畸形中的价值及其临床应用[J].中国临床医学影像杂志,2015,26(4):267-270.

[4]刘启飞,玉石.脊髓血管畸形介入治疗围术期护理进展[J].护理研究,2015,29(29):3588-3591.

[5]李杰,张艳艳,张晓,等.26例脊髓血管畸形的临床特征分析[J].河南医学研究,2021,30(14):2521-2524.

[6]白亚辉,陈鑫璞,刘建新,等.复合手术治疗脊髓血管畸形的初步观察[J].中华神经外科杂志,2024,40(5):482-486.

[7]樊欣鑫,纪祯龙.脊髓动静脉畸形的治疗研究进展[J].东南大学学报(医学版),2021,40(4):560-564.

[8]汤红艳,陈曦,牛香美,等.111例复杂性脊髓血管畸形复合手术的护理配合[J].中华护理杂志,2018,53(2):202-206.

第三章　神经外科患者的护理常规

第一节　神经外科护理

一、神经外科患者一般护理

1. 分级护理　按照医嘱、依据病情实行分级护理。

2. 病情观察　密切观察患者意识状态、瞳孔、生命体征变化。

3. 环境护理　病室环境安静,光线柔和,保持床单位整洁、干燥、无渣屑,以减少对皮肤的机械性刺激。

4. 卧位与安全　观察患者有无头痛、呕吐、视力障碍、癫痫及肢体活动障碍等,发现异常,及时通知医生。根据病情取舒适卧位。术前患者床头抬高15°～30°,以利于颅内静脉回流,降低颅内压。幕上开颅术后患者应健侧卧位,幕下开颅术后患者早期宜取去枕侧卧位,避免切口受压。昏迷患者取侧卧位,便于呼吸道分泌物排出。急诊外伤、颈髓损伤者注意保持头、颈、躯干直线状态。翻身及搬动患者时应避免动作粗暴,头颈部侧旋时应保持舒适及功能位。对有意识障碍、精神症状、烦躁不安、抽搐及癫痫病史患者应注意安全,采用保护性措施,如床档、约束带,以防坠床。

5. 饮食护理　视病情给予饮食指导,主要以高蛋白、高维生素、高热量饮食为主。如瘦肉、牛奶、鸡汤、青菜、水果等。昏迷、吞咽困难者及易呛咳患者,遵医嘱给予鼻饲饮食,呕吐频繁不能进食者,遵医嘱给予补充肠外营养。

6. 呼吸道护理　保持呼吸道通畅,定时翻身叩背,促进痰液、口腔分泌物的排出。术后清醒患者给予指导有效咳嗽,术后意识障碍或者使用人工气道的患者,应准备吸痰装置。

7. 体温管理　若出现术中损伤下丘脑功能、手术所致血性脑脊液刺激、感染等均可能引起发热,术后严密观察热型及持续时间。发热患者慎用冬眠药物,以防引起意识障碍。术后可给予冰块冷敷大血管处、温水擦浴或冰毯等物理方法降温,或遵医嘱给予用药。

8.伤口护理　观察伤口有无渗血渗液;若有伤口渗血渗液,及时通知医生处理。

9.引流管护理　防止脱出、受压,保持引流通畅,并记录24 h引流量、性质及颜色,若引流管不通畅,或者引流速度过快,及时通知医生处理。同时注意无菌技术操作,防止逆行感染。外出检查时夹闭引流管并妥善固定。

10.药物护理　遵医嘱按时使用抗生素及脱水剂,并观察用药后反应。

11.排泄护理　保持大便通畅,给予饮食指导,多食水果、粗纤维蔬菜,便秘者给予缓泻剂;必要时小剂量低压灌肠,以防颅内压增高而发生脑疝。留置尿管期间保持会阴部清洁,做好会阴冲洗,评估并尽早拔除尿管,饮水量至少2000 mL/d。

12.基础护理　保证患者卫生,三短九洁:即头发、胡须、指/趾甲短;眼、口、鼻、手、足、会阴、肛门、皮肤、头发清洁。保持口腔清洁,危重患者及留置胃管患者口腔护理每日2~4次。

13.预防卧床并发症　定时翻身叩背,预防压疮和坠积性肺炎的发生;保持肢体功能位;指导患者进行踝泵运动,遵医嘱应用气压治疗,预防下肢静脉血栓的发生。

14.心理护理　勤巡视,关心患者,多与患者交流沟通,消除患者恐惧、焦虑等不良情绪,以树立患者战胜疾病的信心。对于特殊心理患者要班班交接。

参考文献

[1]李乐之,路潜.外科护理学[M].6版.北京:人民卫生出版社,2017.

[2]丁淑贞,于桂花.神经外科临床护理[M].北京:中国协和医科大学出版社,2016.

[3]陶子荣,唐云红,范艳竹,等.神经外科专科护理[M].北京:化学工业出版社,2021.

二、神经外科患者危重护理

1.一般护理　执行神经外科患者一般护理常规。

2.病情观察　密切观察患者意识、瞳孔大小及对光反射变化,观察有无头痛、呕吐、视神经乳头水肿等颅内压增高的迹象;应用格拉斯哥昏迷评分量表正确评估患者的意识障碍得分;遵医嘱准确记录24 h出入水量。

3.呼吸道管理　观察口咽、鼻腔内有无分泌物,及时给予雾化吸入、吸痰护理等操作清除分泌物,保持呼吸道通畅;取下活动性义齿,若患者发生舌后坠时,留置口咽通气道。患者在机械辅助通气期间,应注意评估机械通气效果,及时发现并处理相关并发症,提高机械通气的安全性,防止呼吸道感染。

4. 基础护理

(1)预防感染:叩背时协助患者取侧卧位,从外向内,由肺底自下向上,手掌半握式有节奏地轻轻叩击患者背部,刺激患者有效咳嗽,及时给予充分吸痰护理,预防吸入性或坠积性肺炎的发生。保持口腔清洁,口腔护理每日2~4次;口唇干裂者,涂抹石蜡油;张口呼吸者,覆盖湿纱布。留置尿管期间,每日清洗或消毒尿道口2次,保持患者尿道口清洁,防止泌尿系感染。

(2)预防压疮:每2 h翻身叩背1次,更换患者体位。使用气垫床,保持床铺平整、干燥、柔软,及时更换潮湿的床单、被褥和衣服。保持皮肤清洁,骨隆突出处垫软枕。每班床旁仔细交接皮肤情况并记录,发现问题及时处理。

(3)营养支持:昏迷患者行早期肠内营养及肠外营养支持,遵医嘱给予鼻饲高热量、高蛋白、高维生素、易吸收的流质饮食,保证患者足够的摄入量。肠内营养液注入时,注意温度适宜,速度适当,防止呕吐、反流、腹泻、便秘的发生。

(4)预防颅内压增高:保持病室安静、舒适,床头抬高15°~30°。若患者出现大便干结、便秘,给予缓泻剂或低压小剂量灌肠通便。

(5)预防血栓:鼓励患者家属尽早进行瘫痪肢体的被动运动。动作要轻柔缓慢,有节律地进行,如踝泵运动,抬腿运动等,防止瘫痪肢体的畸形和挛缩。避免在下肢和瘫痪肢体穿刺,预防深静脉血栓形成。

(6)抢救:备齐抢救药品和物品,床旁常备吸痰装置,发现问题,及时给予处理。

参考文献

[1]夏欣华,张紫君,王宇霞,等.预防呼吸机相关性肺炎集束化护理方案的构建[J].中华护理杂志,2021,56(3):353-356.

[2]刘晓燕,刘建风,张侠.多感官促醒护理模式对高血压脑出血术后昏迷患者觉醒意识及神经功能的影响[J].中国实用神经疾病杂志,2021,24(3):247-252.

[3]李乐之,路潜.外科护理学[M].6版.北京:人民卫生出版社,2017:213-222.

三、神经外科患者术前护理

1. 宣教　向清醒患者或家属讲解手术的目的、意义及效果,取得配合。

2. 饮食　给予高蛋白、高热量、高维生素饮食,增强体质,以利于患者的快速康复;成人择期手术前遵医嘱禁食8~12 h,禁饮4 h,儿童遵医嘱禁食水。

3. 用药　术前1日遵医嘱行抗菌药物过敏试验、准备术中用药。

4. 备血　术前1日遵医嘱行交叉配血,更换带有血型的腕带。

5.测量生命体征　术前1日晚及术晨测量体温、脉搏、呼吸、血压并记录。

6.皮肤准备　术前1日修剪指甲、洗头、洗澡或床上擦浴,术晨遵医嘱备皮,取下活动义齿、发夹,更换手术衣。

7.心理护理　对于清醒患者及家属的紧张恐惧情绪,护理人员应进行针对性的心理疏导,讲解手术方式、预后情况以及可能发生的并发症及应对方法,让家属充分了解疾病知识,有相应的心理准备,从而积极主动配合治疗。

8.手术交接　交接手术时,与手术室人员共同核对患者信息、术中用药、影像资料、手术部位标识等,并做好交接。

9.其他准备　患者发热、月经来潮、术野皮肤破损或感染时,及时通知医生,遵医嘱处理,并做好解释;患者接往手术室后,准备心电监护、氧气装置、吸痰装置等。

参考文献

[1]隗清华,陆蓉,张娟.快速康复神经外科护理对颅脑外伤患者肢体功能及预后的影响[J].中国医药科学,2021,11(6):119-122.

[2]毛毅敏,黄伸伸,和雪改.围手术期静脉血栓栓塞症形成风险评估及抗凝药物管理[J].诊断学理论与实践,2019,18(1):16-20.

[3]谷冠英.细节护理在神经外科护理中的应用效果[J].实用医技杂志,2021,28(3):427-429.

四、神经外科患者术后护理

1.术后交接　责任护士与手术室护士交接患者,严密监测患者生命体征、意识、瞳孔、肢体活动、皮肤情况并记录。

2.卧位管理　全麻术后未清醒患者取平卧位,头偏向健侧,全麻清醒后取头高位,抬高床头15°~30°,以利于颅内静脉回流,减轻脑水肿,降低颅内压。脊髓肿瘤术后保持头颈、躯干在同一水平面,变换体位时,采取轴位翻身。

3.呼吸道管理　保持呼吸道通畅,定时翻身叩背,促进痰液的排出,并及时清除呼吸道分泌物,预防呼吸道感染。有气管插管或口咽通气道的患者注意观察呼吸的频率、节律、血氧饱和度、口唇及面部皮肤颜色及末梢循环。

4.伤口护理　观察伤口有无渗血及渗液情况。保持引流管通畅,遵医嘱正确固定引流管高度,防止引流管扭曲、折叠、脱出等。操作时严格执行无菌操作。密切观察引流液的颜色、量及性状并记录,发现异常立即遵医嘱处理。

5. 并发症观察及护理

（1）出血：为最严重的并发症，多发生于术后 24～48 h 内，密切观察患者意识，生命体征，引流液颜色、量的变化，发现异常立即遵医嘱用药，必要时复查 CT 或急诊手术。

（2）感染：颅内感染多发生在术后 3～7 d，患者出现头痛、呕吐、发热、嗜睡，甚至出现谵妄和抽搐等症状。伤口有脓性分泌物时，遵医嘱进行微生物检测，依据检测结果遵医嘱调整抗生素药物。

（3）癫痫：癫痫发作时，立即通知医生，同时松解患者衣领，头偏向一侧，取下活动义齿和眼镜；及时清除口鼻腔分泌物，保持呼吸道通畅；遵医嘱给予吸氧，应用抗癫痫药物；严密观察癫痫发作的类型、持续时间、用药效果，及时详细记录护理记录单。

6. 饮食　手术当日禁食，术后清醒患者 6 h 后可进食流质饮食，逐步过渡到普通饮食，摄入量根据肠道耐受情况逐渐增加，动态调整进食时间。对于影响后组脑神经功能的患者出现吞咽困难、饮水呛咳，经口进食难以达到目标摄入量时，遵医嘱给予鼻饲。体弱进食差的患者，遵医嘱给予肠外营养治疗，记录出入水量，必要时记录每小时尿量。

7. 基础护理

（1）口腔：保持口腔清洁，危重患者口腔护理每日 2～4 次。

（2）排泄：尿潴留患者，可采用诱导排尿、按摩腹部等方法辅助排尿，必要时遵医嘱留置导尿。留置尿管期间患者尿道口每日温清水擦洗 2 次。保持大便通畅，便秘者给予缓泻剂，必要时小剂量低压灌肠。

（3）皮肤：保持床铺清洁、干燥、平整，每 1～2 h 翻身 1 次，并按摩受压部位，枕部及骨突处垫棉垫或软枕。偏瘫患者被动活动肢体，防止瘫痪肢体的畸形和挛缩。

（4）活动：由医护人员评估后指导患者在床上端坐、床旁坐起、床旁站立活动，可协助患者下床活动。根据患者的自身状况逐渐增加活动量。

8. 疼痛护理　术后评估疼痛的部位、性质，结合生命体征等综合判断。遵医嘱给予镇痛药物或非药物治疗，加强心理护理。提供安静舒适的休息环境。

9. 康复护理　对恢复过程中出现的头痛、耳鸣、记忆力减退，给予心理护理。鼓励患者尽快适应社会及身体器官功能和外观的改变，学会自我照顾的方法，适当休息，劳逸结合，保持情绪稳定。

10. 其他　有精神症状患者，防止误伤和自伤，必要时给予抗精神障碍药物治疗。肢体活动障碍患者，加强患侧肢体主动和被动功能锻炼。视力、视野缺损患者，生活用品放在患者易于取放位置，防止跌倒和坠床。

参考文献

[1]葛东明,丁涟沭,周晓艳,等.床头抬高量表在神经外科 ICU 患者床头抬高依从性中的应用[J].中国临床研究,2016,29(5):699-701.

[2]蔡卫新,贾金秀.神经外科护理学[M].北京:人民卫生出版社,2018.

[3]中国医师协会脑胶质瘤专业委员会.中国神经外科术后加速康复外科(ERAS)专家共识[J].中华神经外科杂志,2020,36(10):973-983.

五、神经外科疾病一般临床观察内容及方法

(一)意识

意识是中枢神经系统对内外环境的刺激所做出的有意义的应答能力,其构成包括意识内容和觉醒状态。意识障碍是指意识清晰程度下降和意识范围的改变,是中枢神经系统损害的客观标志。

1.意识水平下降的意识障碍

(1)嗜睡:患者持续处于睡眠状态,可被言语或轻度刺激唤醒,醒后能正确、简单而缓慢地回答问题,但反应迟钝,停止刺激又可入睡。

(2)昏睡:轻度刺激不能唤醒,高声呼喊或较强的疼痛刺激时可有短时的唤醒,醒后可含糊、简单而不完全地回答提问,当刺激减弱后又很快进入睡眠状态。

(3)浅昏迷:表现为意识丧失,对高声无反应,对强烈的痛刺激或有简单反射,如压眶上缘可出现痛苦表情及躲避反应。角膜反射、咳嗽反射、吞咽反射及腱反射尚存在,生命体征一般平稳。

(4)昏迷:较浅昏迷重,患者表现为对疼痛刺激无反应,四肢完全处于瘫痪状态。角膜反射、瞳孔对光反射、咳嗽反射、吞咽反射等尚存在,但明显减弱,腱反射亢进,病理反射阳性。

(5)深昏迷:所有的深、浅反射消失,患者眼球固定、瞳孔散大、角膜反射、瞳孔对光反射、咳嗽反射、吞咽反射等消失,四肢瘫痪,腱反射消失、生命体征不平稳,患者处于濒死状态。

2.以意识内容为主的意识障碍

(1)谵妄:表现为意识水平明显波动和精神运动兴奋状态,症状昼轻夜重。通常自我定向保存,而地点、人物、时间定向障碍。行为无目的性,在恐怖的幻觉和妄想支配下可产生冲动性的行为,梦境与现实相混淆。

(2)意识模糊:表现为意识内容的缩窄,只注意目前关心的事物,对外界不能普遍关注,对总体的状态不能正确把握。可有幻觉、错觉,常突发突止,可持续数分钟或数日。

(3)精神错乱:类似于谵妄,特点是意识水平改变不明显,而思维混乱与定向力出现严重障碍,不能正确认识外界,可有持续的兴奋躁动。

（4）酩酊状态：由于酒精等的作用而产生的各种各样的意识障碍。

（5）镇静状态：使用药物后出现的一种意识狭窄。

3. 意识障碍观察方法　①语音刺激：语言刺激，如定时呼唤、简单对话等。②疼痛刺激：如针刺、压迫眶上神经等。③观察各种反射：角膜反射、瞳孔对光反射、咳嗽反射、吞咽反射、腱反射等。

4. 格拉斯哥昏迷评分　依据患者睁眼、语言及运动反应进行评分，三者得分相加表示意识障碍程度。最高 15 分，表示意识清醒，8 分以下为昏迷，最低 3 分，分数越低表明意识障碍越严重（表 3-1）。

表 3-1　格拉斯哥昏迷评分

分类		计分
睁眼反应	自发睁眼	4
	呼唤睁眼	3
	刺痛睁眼	2
	不能睁眼	1
言语反应	回答正确	5
	回答错误	4
	语无伦次	3
	只能发声	2
	不能发声	1
运动反应	遵嘱活动	6
	刺痛定位	5
	躲避刺痛	4
	刺痛肢屈	3
	刺痛肢伸	2
	不能活动	1

（二）瞳孔

1. 瞳孔大小　正常成人瞳孔直径 2～4 mm，双侧对称，通常差异不超过 0.5 mm。瞳孔散大见于动眼神经受压，多见于脑干损伤。瞳孔缩小多见于脑桥损伤。

2. 瞳孔形状　正常瞳孔呈圆形，两眼等圆。瞳孔出现三角形或多边形多见于中脑损伤。

3.瞳孔多变　如出现交替性瞳孔散大或缩小,多见于脑干损伤。

4.脑疝中的瞳孔变化

(1)小脑幕切迹疝:意识障碍进行性加重,同侧瞳孔散大,对侧肢体偏瘫,锥体束征阳性。

(2)枕骨大孔疝:呼吸突然停止,然后出现瞳孔散大,心搏停止。

(三)语言

1.类型

(1)运动性失语:又称表达性失语。表现为患者对书写或口头的语言有理解力,但自主语言能力差或无法复述。

(2)感觉性失语:主要表现为患者语言理解能力缺失,虽然言语发音清晰,表达流利,但用词错乱,内容空洞、无目的。常常因别人不能理解其语言而烦恼。

(3)命名性失语:又称遗忘性失语。表现为患者可对话,但对熟悉和认识的人和物不能命名。只知其人是谁,物品有何用,但别人说出名称也无法复述出来。

(4)完全性失语:又称混合性失语,是最严重的失语。表现为患者表达和理解言语的能力都丧失,既不能理解别人的话,也不能说出来。

(5)失读:表现为患者视力正常,但对书面语言的认识能力丧失,不能阅读,常伴有失写。

(6)失写:表现为患者无手部肌肉瘫痪,但不能书写,或书写的文字非常杂乱无章。

2.检查方法

(1)运动性失语:①嘱患者模仿语言,看能否做到,是否准确。②嘱患者说出指定物体的名称及颜色等。③嘱患者独立叙述一件事,检查其随意语言的能力。

(2)感觉性失语:①与患者交谈,从其对话中即可判断出患者是否能听懂别人的语言。②嘱患者指出眼前看到的某个物件。③嘱患者完成某项动作,也可以了解他是否理解别人的语言。

(3)完全性失语:将运动性失语和感觉性失语的检查方法同时使用。

(4)失读和失写:嘱患者阅读、抄写、默写或随意书写。

(四)活动

1.观察　患者有无肢体自主活动及肌张力。如肢体瘫痪进行性加重,提示病情恶化。四肢持续和阵发性强直抽搐或角弓反张样抽搐,多为脑干损伤。颅内血肿、脑挫裂伤、颅内肿瘤等均可引起癫痫发作,应观察抽搐时间、开始部位、眼球和头部转动方向及癫痫发作后意识障碍程度,有无一侧肢体活动障碍。

2. 肌力分级

(1)0级:肌肉完全麻痹。(触诊肌肉完全无收缩力)

(2)1级:肌肉有主动收缩力,但不能带动关节活动。(可见肌肉轻微收缩)

(3)2级:可以带动关节水平活动,但不能对抗地心引力。(肢体能在床上平行移动)

(4)3级:能对抗地心引力做主动关节活动,但不能对抗阻力。(肢体可以克服地心吸力,能抬离床面)

(5)4级:能对抗较大的阻力,但比正常者弱。(肢体能做对抗外界阻力的运动)

(6)5级:正常肌力。(肌力正常,运动自如)

3. 检查 患者做肢体伸缩运动,检查者从相反方向给予阻力,测试患者对阻力的克服力量,并注意两次比较。

(五)颅内压增高"三主征"

1. 头痛 颅内压增高的最常见症状之一,早晨或晚间较重,多位于额部及颞部,可从颈枕部向前方放射至眼眶。头痛性质以胀痛和撕裂痛多见。头痛程度随颅内压的增高而进行性加重,当用力、咳嗽、弯腰或低头活动时头痛加重。

2. 呕吐 常在头痛剧烈时出现,呈喷射状,可伴有恶心,与进食无直接关系,呕吐后头痛可有所缓解。

3. 视神经乳头水肿 是颅内压增高的重要客观体征之一,因视神经受压,眼底静脉回流受阻引起。表现为视神经乳头充充血,边缘模糊不清,中央凹陷消失,视盘隆起,静脉怒张、迂回,动、静脉比例失调,搏动消失,严重时视神经乳头周围可见火焰状出血。早期多不影响视力,若视神经乳头水肿长期存在,则可能导致视盘颜色苍白,视力减退,视野向心性缩小,甚至失明。

参考文献

[1]李乐之,路潜.外科护理学[M].6版.北京:人民卫生出版社,2017.

[2]丁淑贞,于桂花.神经外科临床护理[M].北京:中国协和医科大学出版社,2016.

[3]陶子荣,唐云红,范艳竹,等.神经外科专科护理[M].北京:化学工业出版社,2021.

[4]徐德保,唐云红.神经外科护理查房[M].北京:化学工业出版社,2020.

六、神经外科患者特殊检查及治疗的护理

腰大池引流是应用腰椎穿刺的方法向椎管蛛网膜下腔置入引流管以达到脑脊液引

流的目的,具有创伤小、可控制引流速度、避免反复腰椎穿刺痛苦等优点。腰大池持续引流不仅可以持续、安全、有效的引流血性或感染性脑脊液,还能鞘内注药,现已在神经外科中得到广泛应用。

1.适应证　部分改良 Fisher 3～4 级的蛛网膜下腔出血;部分脑室出血;中枢神经系统感染的抗菌药物治疗;脑脊液漏的辅助治疗;使脑组织松弛的颅内肿瘤围手术期准备等。

2.禁忌证　①绝对禁忌证:脑疝。②相对禁忌证:颅内压严重增高者;穿刺部位腰椎畸形或骨质破坏者;高颈段脊髓占位性病变者;穿刺部位皮肤和软组织有感染者;脑脓肿靠近脑室者;全身严重感染、休克或濒于休克以及生命体征不稳的濒死者;脑脊液循环通路梗阻者;躁动不安或精神行为异常不能配合诊疗者。

(一)评估要点

1.执行神经外科疾病一般临床观察内容。

2.患者有无颅内压增高或颅内压降低症状。

3.引流是否通畅,高度是否合适,导管固定是否安全。

4.引流量、颜色、性质和速度。

5.意识、瞳孔、肌力。

(二)护理

1.置管前准备　置管前先消毒房间,向患者及家属说明治疗的方法、目的、重要性及配合要点。消除患者恐惧心理,使患者情绪稳定、放松,更好地配合医务人员。

2.置管过程观察　置管过程中注意观察患者意识、瞳孔、面色、脉搏、呼吸等情况,如发现异常,及时通知操作者。

3.卧位管理　置管后绝对卧床。翻身或烦躁不安的患者,遵医嘱给予适当的镇静或约束,防止非计划拔管。

4.管路管理　引流管妥善固定,保持引流通畅,防止导管扭曲、折叠、脱出。

5.引流装置固定　引流装置应悬挂床头,引流袋入口处高于外耳道平面 10～15 cm 为宜。遵医嘱根据患者颅内压调整引流管高度。根据病情控制流速,一般不超过 500 mL,多数控制在全天引流 200 mL 左右。当患者改变体位时,重新调节引流管高度,使颅内压维持在正常水平,并告知患者及家属不能随意调节引流管高度。

6.引流管护理　每日观察引流液的量、颜色、性质和速度,并做好记录。倾倒引流液时、调节高度时、外出检查时,先夹闭引流管,防止脱出。

7.一般护理　保持床单位清洁干燥,定时翻身叩背,保持呼吸道通畅,鼓励患者咳嗽、排痰,按摩受压部位的皮肤,增加营养。

8.预防感染　严格无菌操作,避免引流管漏液,保持穿刺点敷料清洁干燥,倾倒引流液时应先夹闭,防止逆流感染,遵医嘱早期预防性应用广谱抗菌药物。

(三)健康教育

1.体位　引流期间绝对卧床休息,不可自行随意调整引流管高度。

2.活动　翻身、床上活动时,避免引流管受压、折叠,扭曲,防止导管脱出。

3.饮食　鼓励患者多饮水,预防尿路感染。指导患者合理饮食,应少量多餐,进食富含维生素和纤维素、低脂、易消化软食,必要时使用缓泻剂,保持大便通畅。

4.引流时间　持续腰大池引流,最佳引流时间7～10 d,一般不超过14 d,留置时间越长,感染的发生率越大。拔管后需去枕平卧6 h,注意观察穿刺处是否有脑脊液渗出。

参考文献

[1]江荣才,石广志,魏俊吉,等.神经外科脑脊液外引流中国专家共识(2018版)[J].中华医学杂志,2018,98(21):1646-1649.

[2]李银花,马青.个体精细化管理在腰大池引流病人中的应用[J].护理研究,2021,35(14):2627-2629.

[3]杨丽丰.持续腰大池引流在神经外科治疗中的应用[J].中国实用医药,2021,16(33):105-107.

第二节　神经外科疾病专科护理

一、原发性颅脑损伤

(一)定义

颅脑损伤是指脑膜、脑组织、脑血管以及脑神经的损伤。根据脑损伤病理改变的先后顺序分为原发性和继发性颅脑损伤。

(二)病因与发病机制

1.多见于交通事故、高处坠落、失足跌倒、工伤事故等。

2.自然灾害、爆炸、坠落、跌倒以及各种锐器、钝器对头部的伤害。

3.偶见难产和产钳引起的婴儿颅脑损伤等。

（三）临床表现

1.意识障碍　绝大多数患者伤后即出现意识丧失,时间长短不一。

2.头痛、呕吐　是伤后常见症状,如果不断加剧应警惕颅内血肿。

3.瞳孔　伤后一侧瞳孔立即散大,光反应消失,患者意识清醒,多提示为动眼神经损伤;若双侧瞳孔大小不等且多变,表示中脑受损;如果一侧瞳孔先缩小,继而散大,光反应差,患者意识障碍加重,为典型的小脑幕切迹疝表现;若双侧瞳孔散大固定,光反应消失,多为濒危状态。

4.生命体征　伤后出现呼吸、脉搏浅弱,节律紊乱,血压下降,一般经数分钟及十多分钟后逐渐恢复正常。如果生命体征紊乱时间延长,且无恢复迹象,表明脑干损伤严重;如果伤后生命体征已恢复正常,随后逐渐出现血压升高、呼吸和脉搏变慢,常提示颅内有继发血肿。

5.特殊临床表现

（1）新生儿颅脑损伤:几乎都是产伤所致,一般表现为头皮血肿、颅骨变形、囟门张力高或频繁呕吐。

（2）重型颅脑损伤:常常可以引起水、盐代谢紊乱,高渗高血糖非酮性昏迷,脑性肺水肿及脑死亡等表现。

（四）辅助检查

CT、MRI、腰椎穿刺等。

（五）治疗原则

主要包括手术治疗、非手术对症治疗。主要手术方式有去骨瓣减压术、开颅血肿清除术、清创术、凹陷性骨折整复术和颅骨缺损修补术。非手术治疗主要包括颅内压监测、亚低温治疗、脱水治疗、脑血管痉挛防治、常见并发症的治疗等。

（六）护理评估要点

1.术前护理评估

（1）病史评估:①健康史,评估颅脑损伤的原因、主要症状、自理能力、肢体功能状态、职业等情况。②既往史,评估患者有无癫痫史、高血压史、心脏病史、外伤史、过敏史、饮酒史等。③家族史,评估患者家族中有无癫痫史。

（2）专科评估:包括神经功能评估和疼痛评估。

1）神经功能评估:评估患者意识、瞳孔、言语、肌力、认知、记忆力等,有无口鼻、外耳道出血或脑脊液漏发生,有无视神经功能障碍和肢体活动障碍。

2)疼痛评估:采用世界卫生组织疼痛分级法、视觉模拟评分表、数字评分表等疼痛评估工具,对患者头部伤口疼痛程度进行评分,记录疼痛发生的部位、时间、性质、持续时间及规律等。

(3)心理社会评估:评估患者有无因颅脑损伤、应激状态、知识缺乏等导致的焦虑、抑郁等负性情绪。

2. 术后护理评估

(1)一般评估:评估患者意识、瞳孔、生命体征、头部伤口疼痛等较术前有无变化,评估切口敷料有无渗血渗液。

(2)专科评估:包括神经功能评估、管路评估和并发症评估。

1)神经功能评估:患者呼吸道是否通畅,患者有无颅内压增高症状,患者认知、语言、感觉、运动及四肢肌力是否正常。

2)管路评估:评估患者头部引流管引流及固定情况,有无打折、移位、滑脱风险等。

3)并发症评估:评估有无颅内出血、癫痫、感染等并发症。

(3)心理社会评估:患者术后有无因剧烈头痛、担心疾病预后、知识缺乏所导致的焦虑、抑郁等负性情绪。

(七)护理常规

1. 术前护理常规

(1)执行神经外科术前患者护理常规。

(2)病情观察:严密观察患者生命体征、意识、瞳孔,及时发现病情变化。

(3)术前准备:遵医嘱协助完善相关术前检查及术前准备。成人择期手术前遵医嘱禁食 8 ~ 12 h,禁饮 4 h,儿童遵医嘱禁食禁水。

(4)癫痫或者躁动不安患者护理:应加用床栏或遵医嘱使用镇静剂,做好床旁交接班;密切观察癫痫先兆症状、发作类型及持续时间,遵医嘱应用抗癫痫药物。

(5)呼吸道护理:及时清除口腔、鼻腔等上呼吸道分泌物,保持呼吸道畅通。头偏向一侧,注意观察呼吸的幅度、频率、有无呼吸困难、发绀、痰鸣音、有无舌后坠,如呼吸骤停,如有上述情况,立即请麻醉师气管插管、简易呼吸器辅助呼吸、心肺复苏,必要时备呼吸机辅助呼吸。

(6)中枢性高热护理:遵医嘱给予物理降温、药物降温,监测体温并做好记录。

(7)心理护理:患者产生紧张、恐惧、悲观等应激反应时,医护人员可在术前通过口头或书面形式向患者及家属介绍围手术期治疗的相关知识,尊重理解患者,及时解决其需求,缓解患者的负性情绪。

2.术后护理常规

(1)执行神经外科术后患者护理常规。

(2)病情观察:密切观察意识、瞳孔、生命体征、肌力变化及切口敷料有无渗血渗液。

(3)呼吸道管理:保持呼吸道通畅。术后意识障碍或使用人工气道的患者,准备吸痰装置;正确指导清醒患者有效咳嗽,促进痰液排出。

(4)预防颅内压增高:密切观察有无头痛、呕吐、视神经乳头水肿"三主征",遵医嘱快速、足量、准时应用脱水剂。若患者血压、病情稳定,术后 6 h 可将床头抬高 15°~30°,能够促进静脉血回流,降低颅内压。

(5)减压窗护理:密切观察减压窗张力,判断颅内压变化,若有触额骨感并有脑组织膨出说明颅内压增高,若有触鼻尖感,提示颅内压轻度增高,若有触唇感则表明颅内压正常。

(6)引流管护理:头部皮下引流管遵医嘱妥善固定,防止脱出、受压,保持引流通畅,并记录 24 h 引流液的颜色、量及性质。

(7)脑脊液漏护理:患者绝对卧床休息,等待漏口自行封闭愈合。避免用力咳嗽、打喷嚏等动作;禁止填塞鼻腔和耳道;保持局部清洁,枕上垫无菌垫巾,耳漏患者头偏向患侧,避免脑脊液反流。

(八)健康教育

1.知识指导

(1)轻型患者鼓励其尽早自理生活和恢复活动;瘫痪患者帮助其制订康复计划。

(2)原发性颅脑损伤患者可有不同程度的后遗症,某些症状可随时间的延长而逐渐消失。对有自觉症状的患者,给予适当的解释和宽慰,鼓励患者保持乐观情绪。

(3)脑脊液漏患者,禁止抠挖、填塞耳道和鼻腔,不向鼻腔内及耳道内滴药,避免用力咳嗽、打喷嚏、屏气等动作,防止发生颅内感染和积气。

2.预防指导

(1)有癫痫发作史的患者不能单独外出,应遵医嘱长期定时服用抗癫痫药物,不可随意停药。癫痫发作时注意保护患者安全,保持呼吸道通畅。

(2)减压窗处给予保护,勿碰撞硬物,避免剧烈运动。

(3)术后 3 个月至门诊行影像学复查,症状加重时及时复诊。

参考文献

[1]何鑫,贺亚龙,武秀权,等.成年重型颅脑损伤后加重继发性脑损伤的危险因素分析[J].中华神经创伤外科电子杂志,2021,7(3):132-136.

[2]李乐之,路潜.外科护理学[M].6 版.北京:人民卫生出版社,2017.

［3］疏龙飞,赵伟,代飞虎,等.控制减压技术在单侧开颅手术治疗对冲性颅脑损伤中的作用[J].中华神经外科杂志,2021,37(5):490-494.

［4］徐涛,刘玉洲,邹勇,等.前颅底骨折伴脑脊液鼻漏的颅底修复与重建治疗[J].中华神经创伤外科电子杂志,2019,5(2):114-116.

二、颅骨骨折

(一)定义

颅骨骨折指颅骨受暴力作用致颅骨结构改变,多由钝性冲击引起,可伴有受力点附近颅脑组织结构损伤。

(二)病因与发病机制

常见于意外事故。

(三)临床表现

不同的骨折类型对应不同的临床症状,其中颅底骨折分为颅前窝骨折、颅中窝骨折及颅后窝骨折。

1.颅前窝骨折 患者面部呈现"熊猫眼"征,可伴有嗅神经损伤和视神经管部损伤,伴有脑脊液鼻漏。

2.颅中窝骨折 患者出现耳后迟发性瘀斑、听力障碍,可有面神经周围性瘫痪,脑脊液耳漏。

3.颅后窝骨折 患者乳突、枕下部皮下及咽喉壁黏膜下有淤血,偶见有舌咽神经、迷走神经、副神经、舌下神经、延髓损伤的表现。

(四)辅助检查

X线、CT等。

(五)治疗原则

主要包括手术治疗及非手术对症治疗。手术治疗包括脑脊液漏修补术、视神经管减压术、颅内异物清除术、去骨瓣减压术等。单纯线性骨折和婴幼儿无症状骨折无需处理。

（六）护理评估要点

1.术前护理评估

（1）病史评估：①健康史，评估本次发病的特点和经过。②既往史，了解患者有无其他疾病史；有无传染病史；有无用药史、过敏史、吸烟及饮酒史；有无其他系统肿瘤等病史。③家族史，询问家族中有无患病史；有无类似病史者。

（2）专科评估：①评估意识、瞳孔、脑脊液漏、视力、视野、嗅觉、听力、肌力、肢体活动及有无其他身体部位的损伤。②评估有无头痛、呕吐、视神经乳头水肿、库欣综合征等颅内压力增高症状。

（3）心理社会评估：评估有无因创伤、颅骨骨折、脑脊液漏等导致的应激状态，由知识缺乏等导致的焦虑、抑郁等负性情绪。

2.术后护理评估

（1）一般评估：评估意识、瞳孔、生命体征、切口疼痛变化，及切口敷料有无渗血渗液。

（2）专科评估：包括神经功能评估、管路评估和并发症评估。

1）神经功能评估：评估患者认知功能、语言功能、视力、视野、嗅觉、听力、躯体感觉及运动功能较术前有无改变。

2）管路评估：评估头皮下引流管、脑室外引流管是否通畅，引流液的颜色、性状及量，有无管路打折、移位、滑脱风险。

3）并发症评估：评估有无颅内出血、癫痫发作、脑脊液漏、术后感染等并发症。

（3）心理社会评估：评估患者的社会支持系统、经济状况及术后有无焦虑、抑郁等负性情绪。

（七）护理常规

1.术前护理常规

（1）执行神经外科患者术前护理常规。

（2）病情观察：动态观察患者意识、瞳孔、认知功能、语言功能、视力、视野、嗅觉、听力、躯体感觉及运动功能变化及伤口有无渗血渗液。

（3）脑脊液漏护理：脑脊液漏患者，绝对卧床休息，头部垫无菌治疗巾；禁止向耳道内滴注药液、鼻腔内滴注药液；禁止行经鼻留置鼻胃管、吸痰等操作；可取半坐卧位，头偏向患侧。

（4）癫痫护理：癫痫发作时立即通知医生，同时松解衣领，头偏向一侧，保持呼吸道通畅，给予吸氧；详细记录抽搐发作持续的时间和相关临床症状；发作时预防意外伤害发生。

（5）饮食护理：成人择期手术前遵医嘱禁食 8～12 h，禁饮 4 h，儿童遵医嘱禁食禁水。

（6）术前准备：遵医嘱完善相关术前检查及术前准备。

2. 术后护理常规

（1）执行神经外科患者术后护理常规。

（2）引流管护理：头皮下引流管高度遵医嘱平床头，并妥善固定，防止脱出、受压，保持引流通畅，并记录 24 h 引流液的颜色、量及性质；引流管最高点高于侧脑室平面 10～15 cm（平卧：外眦与外耳道连线中点的水平面。侧卧：正中矢状面），观察引流液面是否有波动或者有脑脊液流出，每小时引流量控制在 10～15 mL，24 h 引流脑脊液不超过 500 mL。若引流管不通畅，或者引流速度过快，出现高颅压或低颅压性头痛、恶心、呕吐，及时通知医生处理。

（3）预防颅内压增高：及时、准确地遵医嘱应用脱水剂，控制颅内压。抬高床头，利于降低颅内压及减轻脑水肿。

（4）预防感染：遵医嘱应用抗生素，保持伤口及切口清洁无污染；监测体温；观察有无呕吐、头痛、颈项强直等脑膜刺激症状。

（5）癫痫护理：准确记录癫痫发作时的状态、持续时间及有无癫痫发作先兆症状。躁动或意识障碍患者升起床栏并遵医嘱使用镇静剂，详细进行床旁交接班。

（6）脑脊液漏护理：指导患者绝对卧床休息，避免头部剧烈运动，以免颅内压力骤升引起脑脊液漏症状加重。避免用力咳嗽、打喷嚏；禁止用手掏或者填塞鼻腔和耳道；保持局部清洁，枕上垫无菌垫巾，耳漏患者头偏向患侧。

（八）健康教育

1. 知识指导　①颅骨骨折部位避免长时间受压。②单纯线性骨折和婴幼儿无症状骨折无须处理。脑脊液漏患者一般可自愈，若 1 个月后患者病情迁延不愈，可进行手术治疗。

2. 预防指导　①遵医嘱使用抗癫痫药物，不可随意停药。②癫痫发作时注意患者安全，保持呼吸道通畅，预防意外伤害。③术后 3 个月门诊复诊。

参考文献

［1］赵继宗. 神经外科学［M］. 4 版. 北京：人民卫生出版社，2019.

［2］何川，陈勃，赵景伟，等. 小儿颅骨凹陷性骨折手术治疗的临床研究［J］. 中华神经创伤外科电子杂志，2017，3（1）：12-16.

［3］陆敏，张静. 急性脑损伤患者熵指数与格拉斯哥昏迷评分的相关性研究［J］. 中华危重病急救医学，2018，30（1）：47-50.

［4］李乐之，路潜. 外科护理学［M］. 6 版. 北京：人民卫生出版社，2017.

[5]徐涛,刘玉洲,邹勇,等.前颅底骨折伴脑脊液鼻漏的颅底修复与重建治疗[J].中华神经创伤外科电子杂志,2019,5(2):114-116.

三、颅内血肿

(一)定义

颅内血肿:由于外伤等多种原因导致脑组织与颅骨之间的血管破裂,破裂后出血积聚于颅内的脑组织以及颅骨之间的腔隙,对脑组织产生压迫。

(二)病因与发病机制

1.硬膜外血肿　出血积聚于颅骨和硬脑膜之间,因颅骨骨折撕破硬脑膜中动脉所致。

2.硬膜下血肿　出血积集于硬脑膜和蛛网膜之间,因脑挫裂伤引起脑皮质血管破裂所致。

3.脑内血肿　出血积聚于脑实质内,因脑挫裂伤引起脑实质内血管破裂所致。

(三)临床表现

根据血肿的部位分为硬膜外血肿、硬膜下血肿、脑内血肿。

1.硬膜外血肿　外伤后意识呈现昏迷-清醒-昏迷的过程,为典型的"中间清醒期",常伴头痛、恶心、剧烈呕吐、意识障碍、瞳孔变化等颅内压增高症状。

2.硬膜下血肿

(1)急性硬脑膜下血肿:颅脑损伤后3 d内出现,表现为颅内压增高症状出现较早,意识障碍进行性加深,无中间清醒期,脑疝症状出现较快。

(2)亚急性硬脑膜下血肿:颅脑损伤后3 d~3周出现,表现为神经体征逐渐加重,颅内压逐渐升高,意识障碍逐渐加深。

(3)慢性硬脑下血肿:颅脑损伤后3周以上出现,表现为慢性颅内压升高,出现头痛、恶心、呕吐、视神经乳头水肿等症状,意识淡漠,双侧瞳孔不等大。

3.脑内血肿　以进行性加重的意识障碍为主,若血肿累及重要脑功能区,可出现偏瘫、失语、癫痫等症状。

(四)辅助检查

X线、CT等。

(五)治疗原则

颅内血肿通常为手术治疗。主要手术方式包括颅内血肿清除术、颅内血肿钻孔外引流术。

(六)护理评估要点

1.术前护理评估

(1)病史评估:评估患者有无颅脑外伤史、抗凝药物服药史、既往史及家族史等。

(2)专科评估:①神经功能评估,评估意识、瞳孔、言语、肌力、认知。②颅内压力增高症状评估,评估有无头痛、恶心、呕吐、视神经乳头水肿、库欣综合征等症状。

(3)心理社会评估:评估患者及家属对疾病的认知,了解患者心理状况及对治疗的期望及需求,评估患者社会支持系统、经济状况及术后有无焦虑、抑郁等负性情绪。

2.术后护理评估

(1)一般评估:评估患者意识、瞳孔、生命体征、头痛的变化及切口敷料有无渗血渗液。

(2)专科评估:①神经功能评估,评估患者认知、语言、感觉、运动等功能障碍是否缓解。②管路评估,评估引流管的引流及固定情况,有无打折、移位、滑脱风险等。③并发症评估,评估有无癫痫、颅内感染等并发症。

(3)心理社会评估:评估患者术后有无因剧烈头痛、言语不利、偏瘫、知识缺乏等导致的负性情绪。

(七)护理常规

1.术前护理常规

(1)严密观察患者生命体征、头部疼痛、意识、瞳孔、言语、肌力及肌张力变化。

(2)保持呼吸道通畅,及时清除呼吸道分泌物和呕吐物,预防误吸。舌后坠患者遵医嘱留置人工气道。

(3)成人择期手术前遵医嘱禁食 8 ~ 12 h,禁饮 4 h,儿童遵医嘱禁食禁水。

(4)遵医嘱协助完善相关术前检查及术前准备。

2.术后护理常规

(1)引流管护理:硬膜下、脑室引流管应遵医嘱抬高至耳平面上 10 ~ 15 cm,观察引流液面是否有波动或者脑脊液流出,每小时引流量控制在 10 ~ 15 mL,24 h 引流脑脊液不超过 500 mL;头皮下引流管、硬膜外引流管高度遵医嘱平床头,并妥善固定;防止引流管脱出、受压,保持引流通畅,并记录 24 h 引流量、性质及颜色。

(2)颅内压增高护理:患者出现头痛、恶心、呕吐等颅内压增高症状时,遵医嘱及时、准确地应用脱水剂,控制颅内压。抬高床头,利于降低颅内压、减轻脑水肿。

(3)营养支持:术后6 h内禁食禁饮,6 h后给予少量流食,逐步向半流食、普通饮食过渡。鼓励患者进高蛋白、高维生素、易消化食物;避免辛辣、刺激性食物。意识障碍患者,遵医嘱给予鼻饲饮食,鼻饲前后注意观察患者有无腹胀、腹泻、呕吐等症状。

(4)并发症护理:包括颅内感染和癫痫。

1)颅内感染:保持切口清洁无污染;监测体温;观察及有无呕吐、头痛、颈项强直等脑膜刺激症状。观察切口愈合情况及有无红、肿、热、痛等感染迹象,根据医嘱合理使用抗生素。

2)癫痫:患者癫痫发作时要立即将其衣领解开,头偏向一侧,保持呼吸道通畅,遵医嘱给予抗癫痫药物及氧气吸入,积极配合医生进行救治;详细记录抽搐部位、发作持续时间及相关临床症状;发作时注意预防跌倒、坠床等意外伤害。

(八)健康教育

1.知识指导

(1)告知患者及家属颅内血肿的临床表现与观察方法,如有头痛、剧烈呕吐等症状应及时告知医务人员。

(2)避免情绪激动、用力咳嗽、便秘等。监测体温变化,如有高热不退等症状应及时就诊。

(3)告知患者及家属癫痫发作时需要预防意外伤害,保持呼吸道通畅。遵医嘱按时规律服药,不随意减量、停药。躁动患者适当约束,必要时遵医嘱使用镇静药物。

2.预防指导

(1)吞咽障碍患者食物不宜过稀、过硬、过稠,缓慢进食,避免就餐时出现呛咳,防止误吸。

(2)病情平稳后指导患者进行个体化康复锻炼。昏迷及瘫痪患者保持肢体良肢位,协助患者每日2~3次做四肢关节被动活动及肌肉按摩,防止肢体挛缩、畸形。

(3)避免头颅创伤等意外伤害,保持血压、情绪稳定,服用抗凝药物后密切观察口腔、黏膜、消化道是否有出血迹象,如发现异常,立即门诊就诊。

参考文献

[1]陈孝平,汪建平,赵继宗.外科学[M].9版.北京:人民卫生出版社,2018.

[2]傅世龙,袁邦清,魏梁锋,等.急性创伤性硬膜外血肿清除术后局部脑损伤进展的影响因素分析[J].中华神经医学杂志,2019,18(6):555-562.

[3]白金鑫,王跃彬,陈宁,等.慢性硬膜下血肿的治疗研究进展[J].临床医药实践,2018,27(3):210-213.

[4]陆敏,张静.急性脑损伤患者熵指数与格拉斯哥昏迷评分的相关性研究[J].中华危重病急救医学,2018,30(1):47-50.

[5]李乐之,路潜.外科护理学[M].6版.北京:人民卫生出版社,2017.

四、颅骨缺损

(一)定义

颅骨缺损是指颅骨的连续性及颅腔的密闭性被破坏。

(二)病因与发病机制

颅脑损伤、开放性颅脑损伤清创术、闭合性颅脑损伤去骨减压术后、骨瘤等颅骨病变切除后,均可造成颅骨缺损。

(三)临床表现

依照对颅骨层次的破坏程度不同,可以分为全层缺损及部分缺损(如外板缺损),其中全层缺损最常见。

1. 颅骨缺损处局部表现　局部有胀痛,缺损边缘疼痛。缺损部高位时,头皮向颅内陷入;缺损部低位时,头皮甚至合并部分脑组织向外膨出。

2. 颅骨缺损综合征　主要表现为头痛、头晕、恶心、肢体肌力减退,注意力不集中和其他精神症状等。

3. 长期颅骨缺损导致脑组织萎缩　小儿颅骨缺损影响正常脑发育而出现智力偏低;成年人可出现反应迟钝、记忆力下降甚至神经系统症状和体征。

(四)辅助检查

X线、CT、MRI等。

(五)治疗原则

颅骨修补术是治疗颅骨缺损的主要方法。缺损直径在3 cm以上者行颅骨修补术,一般在伤后3~6个月修补;若开放伤口已经发生感染,修补手术至少应推迟至伤口愈合1年以上再考虑。

（六）护理评估要点

1.术前护理评估

（1）病史评估:评估颅骨缺损原因、诊疗经过、既往颅脑损伤病史、癫痫史、过敏史及家族史。

（2）专科评估:①神经功能评估,评估意识、瞳孔、言语、肌力、认知。②颅内压力增高症状评估,评估有无头痛、恶心、呕吐、视神经乳头水肿、减压窗张力等。

（3）心理社会评估:评估患者及家属对疾病的认知,了解患者心理状况及对治疗的期望和需求,评估患者社会支持系统、经济状况及术后有无焦虑、抑郁等负性情绪。

2.术后护理评估

（1）一般评估:评估术后意识、瞳孔及生命体征,评估手术及麻醉方式、切口状况。

（2）专科评估:①神经功能评估,评估患者认知、言语、肌力、记忆力、智力、局灶性神经系统症状较术前有无改变,颅骨修补局部有无肿胀,有无颅内压增高等症状。②管路评估,评估皮下引流管引流及固定情况,有无打折、移位、滑脱等。③并发症评估,有无颅内出血、颅内感染等并发症。④疼痛评估,评估患者疼痛的部位、性质、程度、有无进行性加重、有无自行缓解。

（3）心理社会评估:评估患者有无因头部疼痛、言语不利、偏瘫、知识缺乏、担心预后等导致的负性情绪。

（七）护理常规

1.术前护理常规

（1）病情观察与护理:①观察颅骨缺损情况,如颅骨缺损的部位、面积、张力。②密切观察有无意识、瞳孔变化,有无头痛、恶心、呕吐等颅内压增高的表现。③观察言语、肌力、认知、记忆力、智力、局灶性神经系统症状有无变化。

（2）保护颅骨缺损部位,取健侧卧位,避免剧烈运动。

（3）成人择期手术前遵医嘱禁食 8~12 h,禁饮 4 h,儿童遵医嘱禁食禁水。

（4）遵医嘱协助完善术前检查及术前准备,备皮时动作轻柔,避免损伤颅骨缺损处皮肤。

（5）主动向患者和家属介绍手术的注意事项,给予关心和支持,消除或减少患者和家属的负性情绪状态,给予心理支持。

2.术后护理常规

（1）病情观察:密切观察患者意识状态、瞳孔、肌力、生命体征、颅骨修补处疼痛变化。

（2）伤口护理:观察伤口有无渗血渗液并记录,根据情况及时通知医生更换敷料;观察切口有无肿胀以及植入的颅骨修补材料有无浮动等情况。

（3）引流管护理:保持头部皮下引流管通畅,遵医嘱妥善固定,防止脱出、受压,记录

24 h引流量、性质、颜色。若引流不通畅或引流液过多,及时通知医生处理。

(4)营养支持:术后6 h内禁食禁饮,6 h后给予少量流食,逐步向半流食、普通饮食过渡。鼓励患者进高蛋白、高维生素、易消化食物;避免辛辣、刺激性食物。昏迷患者,遵医嘱给予鼻饲饮食,鼻饲前后注意观察患者有无腹胀、腹泻、呕吐等症状。

(5)并发症护理:包括颅内感染和癫痫。

1)颅内感染:观察切口愈合情况及有无红、肿、热、痛等感染迹象,保持切口敷料清洁,根据医嘱合理使用抗生素。

2)癫痫:患者癫痫发作时立即解开衣领,头偏向一侧,保持呼吸道通畅,遵医嘱给予氧气吸入,并积极配合医生进行救治;详细记录抽搐部位、发作持续时间及相关临床症状;发作时注意预防跌倒、坠床等意外伤害。

(八)健康教育

1. 知识指导

(1)头部保护:①在未达骨性愈合之前,外出时可佩戴帽子或发带保护颅骨修补局部处。②避免抓破修补部位皮肤,引起头皮感染。③避免头顶重物、碰撞头部,以免修补材料移位及颅骨骨折。④金属材质的修补材料可导热,不宜在高温环境下长期工作,夏天外出戴遮阳帽,头部不可长时间暴晒。

(2)休息与活动:避免用脑过度,保证睡眠,生活规律,饮食营养应均衡,戒烟戒酒;合并神经功能障碍时教会患者康复锻炼的方法,出院后坚持锻炼。

2. 预防指导

(1)癫痫预防:合并癫痫的患者,嘱其出院后继续遵医嘱服用抗癫痫药物,不可随意减量、停药,预防癫痫发作。

(2)活动:指导患者适当活动,循序渐进地进行神经功能康复锻炼。

(3)复查:术后3个月、6个月、1年复查头颅CT。

参考文献

[1]蔡卫新,贾金秀.神经外科护理学[M].北京:人民卫生出版社,2018.

[2]董振红.神经外科择期手术患者接受心理护理对其手术效果及预后的影响和应用[J].系统医学,2021,6(6):162-164.

[3]杨小锋,温良.创伤性颅骨缺损及修补的相关问题[J].中华创伤杂志,2019,35(5):385-388.

[4]许民辉,赵继宗.神经外科学[M].北京:人民卫生出版社,2019.

五、脑积水

(一)定义

由各种原因引起的脑脊液分泌过多、循环受阻或吸收障碍而导致脑脊液在脑室系统和/或蛛网膜下腔积聚,使脑室扩大、脑实质相应减少,称为脑积水。

(二)病因与发病机制

导致脑积水产生的原因有很多,总体上可归纳为脑脊液分泌过多、循环受阻、吸收障碍或三者兼而有之。病变性质可有先天性发育异常、炎症、出血、肿瘤和外伤等,一般在婴幼儿以先天性发育异常多见,在成人则以继发性病变为主。

1.脑脊液吸收功能障碍 颅内感染、外伤、蛛网膜下腔出血等引起蛛网膜粘连。

2.发育不良 蛛网膜颗粒发育不良、脑池发育不良和静脉窦闭塞。

3.脑脊液成分改变或浓缩 如先天性肿瘤等可引起脑脊液中蛋白质升高,影响脑脊液吸收。

4.脑脊液分泌过多 见于脑室内脉络丛乳头状瘤或癌以及少见的脉络丛增生者。

5.炎症或出血 如各种脑膜炎、外伤、手术、高血压脑出血、脑动脉瘤和血管畸形破裂等引起的颅内出血;血块堵塞室间孔、导水管或第四脑室出口而形成脑积水。

6.颅内占位性病变 如肿瘤、寄生虫、囊肿等,可阻塞脑脊液循环通道引起脑积水。

(三)临床表现

1.儿童脑积水临床表现 ①头围迅速增大,与身体比例失调,表现为头大脸小。②喂食困难、抓头抓脑、哭闹不止,严重者可引起呕吐、昏睡或嗜睡。③眼睛"落日征",眼球下垂至眼睑的下方,眼睛大部分为白色巩膜,像是太阳已落至地平线。④晚期可有生长发育缓慢,不能正常站立或坐稳。⑤智力下降,生长停顿。

2.青少年及成人临床表现 ①头痛、恶心、呕吐、视力障碍。②四肢无力、癫痫、语言及运动障碍。③表情淡漠、记忆力减退、精神不佳。

(四)辅助检查

CT、MRI、腰椎穿刺、颅内压监测等。

(五)治疗原则

1.非手术治疗 适用于早期或病情较轻,发展缓慢者,目的在于减少脑脊液的分泌或增加机体的水分排出,其方法如下:①应用利尿剂,如甘露醇、呋塞米、氢氯噻嗪等。

②经前囟或腰椎穿刺、腰大池引流放液。

2. **手术治疗**　手术方式有脑室腹腔分流术、脑脊液分流术、第三脑室造瘘术。

（六）护理评估要点

1. **术前护理评估**

（1）病史评估：①健康史,评估患者的年龄、性别和职业,发病的特点和经过。②既往史,评估患者有无颅内感染、出血、肿瘤等病史,小儿患者是否为早产儿。③家族史,评估有无高血压、脑血管性疾病家族史。

（2）专科评估：①神经功能评估,评估患者的生命体征、意识状态、瞳孔、肌力及肌张力、头围、认知功能、步态、尿失禁情况等。评估患者有无进行性颅内压增高及脑疝症状;有无神经系统功能障碍,是否影响患者自理能力,有无发生意外伤害的危险;营养状况及重要脏器功能。②疼痛评估,采用疼痛评分工具(如世界卫生组织疼痛分级法、视觉模拟评分表、数字评分表等)对患者疼痛程度进行评分,记录疼痛发生的部位、时间、性质、持续时间及规律等。

（3）心理社会评估：了解患者及家属有无焦虑、恐惧不安等情绪。评估患者及家属对手术治疗有无思想准备,对手术治疗方法、目的和预后有无充分了解。

2. **术后护理评估**

（1）一般评估：评估患者生命体征、意识状态、瞳孔等较术前有无变化。

（2）专科评估：①神经功能评估,评估患者认知、语言、感觉、运动及四肢肌力较术前有无变化。②疼痛评估,评估患者疼痛的部位、性质、程度、有无进行性加重及有无颅内压升高表现,是否存在腹膜刺激征,评估患者对疼痛的耐受程度。③管路评估,观察分流管周围皮肤是否有压痛或红肿,发现异常及时通知医生。

（3）心理社会评估：评估患者术后有无因持续头痛导致的焦虑、抑郁等负性情绪。

（七）护理常规

1. **术前护理常规**

（1）病情观察：观察患者生命体征、意识、瞳孔、肌力,及时发现病情变化。

（2）安全管理：癫痫和躁动不安的患者安排专人护理,发作时注意保护患者,加床档、适当约束,防止患者受伤;密切观察癫痫先兆症状、发作类型及持续时间。

（3）饮食护理：术前1 d可进食清淡易消化的流质和半流质饮食,晚上12点以后禁食禁饮,小儿术前4 h禁食禁水。

（4）心理护理：对于清醒患者及家属的紧张恐惧,护理人员应进行针对性的心理疏导,讲解手术方式,预后情况,以及可能发生的并发症及应对方法,让家属充分了解疾病知识,有相应的心理准备,从而积极主动配合治疗。

（5）遵医嘱协助完善相关术前检查及术前准备。

2.术后护理常规

（1）病情观察：观察患者意识状态、瞳孔变化、生命体征及肢体活动变化,如有意识加深,或瞳孔大小及对光反射发生改变,应及时通知医生,遵医嘱处理。

（2）体位管理：全身麻醉未清醒者取去枕平卧位,头偏向一侧,保持呼吸道的通畅,以防呕吐误吸；全身麻醉清醒后床头抬高15°～30°以利于引流,减轻脑水肿的反应。脑室外引流的患者应保持平卧位。

（3）呼吸道管理：保持呼吸道通畅,定时翻身叩背,促进痰液、呕吐物、口腔分泌物的排出。术后意识障碍或者使用人工气道的患者,需要准备吸痰装置以及吸痰盘；应正确指导清醒患者有效咳嗽,促进痰液排出。

（4）伤口护理：观察伤口有无渗血渗液；若有伤口渗血渗液,应及时通知医生处理。

（5）预防卧床并发症：定时翻身叩背,预防压疮和坠积性肺炎的发生；保持肢体功能位,防止足下垂；指导患者进行踝泵运动,遵医嘱应用气压治疗,预防下肢静脉血栓的发生。

（6）饮食护理：术后6 h内禁食禁饮,6 h后给予少量流食或普食,昏迷患者遵医嘱给予鼻饲饮食。

（7）分流管护理：观察分流管四周是否有压痛与红肿,有无腹膜刺激征（腹部压痛、反跳痛、腹肌紧张）。

（8）并发症的观察：常见的有出血、感染、颅内压增高和癫痫等。

1）出血：严密观察意识、瞳孔、生命体征、对侧肢体活动变化；重视患者主诉,结合多种症状做出正确分析,及时通知、提醒医生进行必要的检查,做出正确处理。

2）感染：观察患者的体温变化,观察患者有无呕吐、头痛、颈项强直等脑膜刺激症状。

3）颅内压增高：常因分流管堵塞或末端被组织嵌入所致。若患者出现头痛、呕吐、意识改变等表现,通知医生,遵医嘱可给予脱水药物应用,配合行脑室外引流或再次分流手术术前准备。

4）癫痫：严密观察癫痫发作的先兆,准确记录癫痫发作时的状态以及持续时间。强化安全知识教育,烦躁或者意识障碍患者,应加用床栏或遵医嘱使用镇静剂,做好床旁交接班。

（八）健康教育

1.休息　注意劳逸结合,进行适当锻炼,如慢跑、散步等,避免劳累和重体力活动。

2.饮食指导　多食高热量、高蛋白、富含纤维素、低脂肪食物,少食动物脂肪、腌制品；限制食用烟酒、浓茶、咖啡、辣椒等刺激性食物。

3.预防感染　注意保持伤口处皮肤的清洁干燥,不可随意抓破皮肤,避免切口感染。

4.定期复查 术后 3 个月常规复查 CT 或 MRI。定期复查,进行分流管测压、调压,不适时随诊。

5.知识指导 告知脑积水的临床表现与观察方法,如有头痛、剧烈呕吐等症状应及时就医,保持情绪稳定,心情愉快。

参考文献

[1]赵继宗.神经外科学[M].北京:人民卫生出版社,2019.

[2]李乐之,路潜.外科护理学[M].6 版.北京:人民卫生出版社,2017.

[3]GREENBERG M S.神经外科手册[M].8 版.赵继宗,译.南京:凤凰科学技术出版社,2018.

[4]丁淑贞,于桂花.神经外科临床护理[M].北京:中国协和医科大学出版社,2016.

[5]陶子荣,唐云红.神经外科专科护理[M].北京:化学工业出版社,2021.

六、脑膜瘤

(一)定义

脑膜瘤来源于脑膜上皮性蛛网膜细胞,也可原发于少见的非脑膜组织,是颅内常见肿瘤,仅次于胶质瘤,位居第二位,占所有颅内肿瘤的 20% ~ 30% 。

(二)病因与发病机制

脑膜瘤的发生原因尚不完全清楚。在胚胎发育过程中有些细胞或组织可停止生长而残留脑内,此后这些先天残留的胚胎细胞经病毒、放射线、化学物质及创伤等的作用,出现突变,向肿瘤的发生方向发展,最终导致脑膜瘤。常与局部创伤、电离辐射、生物学因素、激素、遗传因素相关。

(三)临床表现

1.局部情况 不同部位的脑膜瘤临床表现及定位体征不同。

(1)额叶肿瘤:表现为精神症状,可出现记忆力、注意力、理解力和判断力减退。癫痫发作以全身性多见。

(2)颞叶肿瘤:对侧同向性象限盲或偏盲。感觉性失语,癫痫发作以精神运动性发作为特征。有幻嗅、幻听、幻想及梦境等先兆。

(3)顶叶肿瘤:感觉障碍为主,以定位感觉及辨别感觉障碍为特征。

（4）枕叶肿瘤：幻视，对侧同向性偏盲，但中心视野常保留，视觉失认、失读。

（5）岛叶肿瘤：主要表现为内脏反应，如打嗝、恶心、腹部不适、流涎等。

（6）鞍区肿瘤：视力障碍、视野缺损，尿崩，嗜睡、眼肌麻痹等。

（7）中央区肿瘤：对侧中枢性面瘫、单瘫或偏瘫及偏感觉障碍。运动性失语；癫痫发作以全身性发作较多，发作后抽搐肢体可有短暂瘫痪。

2. 全身情况　可出现乏力、食欲减退、发热。注意观察有无嗜睡、表情淡漠、反应迟钝等颅内压增高症状。

（四）辅助检查

CT、MRI、PET-CT、DSA（可显示脑膜瘤的血供情况）等。

（五）治疗原则

手术治疗（脑膜瘤治疗首选方法）、放射治疗、药物治疗。

（六）护理评估要点

1. 术前护理评估

（1）病史评估：①健康史，询问患者一般情况，包括患者年龄、职业、民族、饮食营养是否合理，有无烟酒嗜好，有无排便异常，睡眠是否正常，生活是否能自理，有无接受知识的能力。②既往史，患者既往有无癫痫发作、颅脑外伤、病毒感染史、过敏史、用药史。③家族史，患者有无肿瘤家族史。

（2）专科评估：①询问患者疾病首发症状，是否出现头晕、头痛、呕吐、视力减退。②评估患者有无颅内压增高的症状和表现。③评估患者是否有癫痫发作。④评估患者是否有视野损害。⑤评估患者有无运动和感觉障碍。⑥评估患者有无精神症状、痴呆及个性改变。

（3）心理社会评估：了解患者文化程度、生活环境、宗教信仰。了解患者及家庭成员对疾病的认识和期望值。了解患者的个性特点，有助于对患者进行针对性的心理指导和护理支持。

2. 术后护理评估

（1）一般评估：评估术后意识、瞳孔及生命体征，评估手术及麻醉方式、切口状况。

（2）专科评估：①神经功能评估，评估患者认知、语言、感觉、视野、运动及四肢肌力较术前有无改变。②疼痛评估，评估患者疼痛的部位、性质、程度、有无进行性加重及有无颅内压升高表现。③癫痫评估，评估患者有无癫痫发作、发作时间及应用癫痫药物疗效。④管路评估，评估留置管道名称、放置位置、引流目的、引流液的量和颜色及性状。评估引流管是否通畅、固定是否妥当、有无管道标识。⑤并发症观察与评估，脑水肿与颅内出血是最常见的并发症,颅内出血常见于术后 24 h 内,术后 3～7 d 是脑水肿的高峰期,必须密切观察颅内压增高的先兆症状,及时进行对症处理。

(3)心理社会评估:评估患者术后有无因持续头痛、癫痫导致的焦虑、抑郁等负性情绪。

(七)护理常规

1. 术前护理常规

(1)观察患者生命体征、意识、瞳孔变化、肢体活动情况。

(2)观察患者有无颅内压增高的临床表现,避免颅内压增高的因素。如出现相关症状,及时通知医生并对症处理。

(3)有癫痫及精神症状者,按医嘱应用抗癫痫药及镇静药,保证患者安全,必要时加床档或约束带约束。

(4)心理护理,同情并安慰患者,言行谨慎,科学而委婉地回答患者所提的问题,强调心理对病情的作用,鼓励患者以积极的心态接受治疗。

(5)术前 1 日可进食清淡易消化的流质和半流质饮食,晚上 12 点以后禁食禁饮。

(6)遵医嘱协助完善相关术前检查及术前准备。

2. 术后护理常规

(1)一般护理:了解术中情况、手术方式、手术切口及引流情况,持续心电监护及低流量吸氧,保持呼吸道通畅,严密观察神志、瞳孔、生命体征的变化。

(2)体位管理:全身麻醉未清醒者取去枕平卧位,头偏向一侧,保持呼吸道的通畅,以防呕吐误吸,全身麻醉清醒后床头抬高 15°～30°以利于引流,减轻脑水肿的反应。

(3)呼吸道管理:保持呼吸道通畅,定时翻身叩背,促进痰液、呕吐物、口腔分泌物的排出。术后意识障碍或者使用人工气道的患者,需要准备吸痰装置;应正确指导清醒患者有效咳嗽,促进痰液排出。

(4)伤口护理:观察伤口有无渗血渗液;若有伤口渗血渗液,应及时通知医生处理。

(5)引流管护理:常见引流管为头部皮下引流管。头皮下引流管高度可遵医嘱平床头,并妥善固定,防止脱出、受压,保持引流通畅,并记录引流量、性质及颜色。若引流管不通畅,或者引流速度过快,应及时通知医生处理。

(6)并发症的观察:常见的有颅内压增高、感染、癫痫和尿崩症等。

1)颅内压增高:抬高床头 15°～30°,减轻脑水肿。常用脱水剂为 20% 甘露醇及呋塞米,脱水剂的使用应快速、足量、准时。避免患者头部剧烈翻动,以免引起颅内压力骤升。

2)感染:遵医嘱应用抗生素,保持伤口清洁无污染;观察患者的体温变化,观察患者有无呕吐、头痛、颈项强直等脑膜刺激症状。

3)癫痫:观察患者有无癫痫的先兆及表现,及时通知医师进行处理。出现癫痫大发作时的急救以迅速控制抽搐、预防再次发作为原则,做好保持呼吸道通畅、预防分泌物误吸、防止外伤等护理措施。

4)尿崩症:对于出现尿崩症的患者,遵医嘱监测术后24 h尿量或出入量,观察尿液颜色、量,观察患者有无烦渴症状及电解质水平变化。

(7)安全管理:对有视力障碍、听力下降、步态不稳的患者,协助做好各项生活护理,消除不安全因素,预防患者跌倒、坠床等意外伤害的发生;有精神症状者给予专人陪伴。

(八)健康教育

1.休息　注意劳逸结合,进行适当锻炼,如慢跑、散步等,避免劳累和重体力活动,保持情绪稳定,心情愉快。

2.饮食指导　多食高热量、高蛋白、富含纤维素、低脂肪食物,少食动物脂肪、腌制品;限制食用烟酒、浓茶、咖啡、辣椒等刺激性食物。

3.用药与安全　有癫痫史的患者遵医嘱按时、定量口服抗癫痫药物,不得自行减量或停药。癫痫患者不宜单独外出、登高、游泳、驾驶车辆及高空作业,应随时携带疾病卡。

4.定期复查　术后3个月常规复查CT或MRI。注意观察全身症状,如再次出现颅内压增高症状、局灶性症状或身体其他部位的不适,应及时就诊。

5.康复　神经功能缺损或肢体活动障碍者,可进行辅助治疗,如高压氧、针灸、按摩等,加强肢体功能锻炼与看护,避免发生意外伤害。

参考文献

[1]赵继宗.神经外科学[M].北京:人民卫生出版社,2019.
[2]徐德保,唐云红.神经外科护理查房[M].北京:化学工业出版社,2020.
[3]李乐之,路潜.外科护理学[M].6版.北京:人民卫生出版社,2017.
[4]陶子荣,唐云红.神经外科专科护理[M].北京:化学工业出版社,2021.

七、垂体腺瘤

(一)定义

垂体腺瘤(pituitary adenoma)主要指垂体前后叶和颅咽管上皮残余细胞产生的良性肿瘤。

（二）病因与发病机制

垂体瘤的发病机制仍不清楚。多数学者认为垂体腺瘤是下丘脑调节功能异常造成的。一直以来对垂体腺瘤的发病机制有两种假说：一是垂体细胞自身缺陷机制，即单克隆起源学说；二是下丘脑调控失常机制，即肿瘤是下丘脑、垂体功能失调的表现形式之一，下丘脑的促激素和垂体内的旁分泌因子可能在垂体瘤形成的促进阶段起作用。

（三）临床表现

根据垂体腺瘤是否具有分泌激素的功能可分为无功能性垂体腺瘤和功能性垂体腺瘤。无功能垂体腺瘤主要表现为占位压迫效应，而功能性垂体腺瘤则出现激素分泌超量效应。具体临床表现如下。

1. 占位压迫效应　各种类型的垂体大腺瘤可压迫、浸润垂体及其周围组织，压迫视神经、视交叉，引起视野缺损和视力减退；若肿瘤向两侧生长，引起眼睑下垂、瞳孔对光反射消失、复视；垂体巨大腺瘤可出现头痛、恶心、呕吐和颅内压增高表现。

2. 激素分泌超量效应　不同类型的垂体腺瘤会表现出不同的激素分泌紊乱症状。

（1）垂体泌乳素腺瘤：育龄期女性，多有自发或触发溢乳，可出现月经周期的改变，如月经稀少甚至闭经，引起不孕。男性患者可导致性欲减退、阳痿、射精量及精子数目减少、不育及骨质疏松等。

（2）垂体生长激素腺瘤：表现为肢端肥大的特征性外貌，如面容丑陋、鼻大唇厚、手足增大、皮肤增厚、多汗和皮脂腺分泌过多。另外，患者还会出现胰岛素抵抗、糖耐量减低、心脑血管系统受累和呼吸系统受累。

（3）垂体促肾上腺皮质激素腺瘤：向心性肥胖、高血压、糖尿病或糖耐量受损、低血钾、骨质疏松、宽大紫纹、皮肤瘀斑和儿童生长发育迟缓等。严重的低血钾、难以控制的感染及心脑血管并发症可以致命。

（4）垂体促甲状腺激素腺瘤：引发患者出现不同程度甲状腺功能亢进表现，包括心悸、多汗、大便次数增加、体重下降、易激惹、失眠、甲状腺不同程度肿大，伴有结节等。

（5）垂体多激素混合腺瘤：根据激素混合类型的不同，出现不同临床表现的组合，如肢端肥大症、闭经溢乳、甲状腺功能亢进、库欣病等。

（四）辅助检查

1. MRI　诊断鞍区肿瘤首选。
2. CT检查　可提供高分辨率鞍区放射影像。
3. 内分泌检查　包括生长激素、皮质醇、雌二醇、黄体生长素、黄体酮、卵泡刺激素、肾上腺皮质激素、睾酮、泌乳素、甲状腺激素等，可以确定肿瘤的性质。

（五）治疗原则

1. 手术治疗　经鼻内镜下垂体瘤切除术、经颅垂体瘤切除术。
2. 药物治疗　溴隐亭、卡麦角林、奥曲肽微球注射剂等。
3. 放射治疗　适用于手术未全切者、术后肿瘤复发且肿瘤不大者、年老体弱不能耐受手术者。

（六）护理评估要点

1. 术前护理评估

（1）病史评估：①健康史，询问患者一般情况，包括年龄、职业、民族、饮食是否合理，有无烟酒嗜好，有无尿便异常，睡眠是否正常，生活是否自理，有无接受知识的能力。②既往史，评估患者既往过敏史、用药史。③家族史，评估患者有无肿瘤家族史。

（2）专科评估：有以下几个方面。

1）首发症状评估：是否出现视力、视野改变，是否有头痛、呕吐、尿崩症、癫痫、下丘脑功能障碍、闭经溢乳或性功能低下，是否有肢端肥大、巨人症及库欣综合征，以了解肿瘤的类型及脑组织和神经受损的程度。

2）颅内压增高评估：评估患者有无颅内压增高表现。垂体瘤早期约 2/3 患者有头痛。

3）视力视野评估：评估患者是否有视力视野障碍。双颞侧偏盲为肿瘤压迫视交叉所致视功能障碍的表现，单眼偏盲或全盲多为腺瘤偏向一侧生长的表现。

4）内分泌评估：评估患者有无内分泌功能改变。不同类型肿瘤具体表现各异。闭经、溢乳、不育为催乳素腺瘤表现；巨人症、成人肢端肥大症提示生长激素腺瘤；高血压、向心性肥胖、满月脸提示促肾上腺皮质激素腺瘤；饥饿、多食多汗、畏寒、易激惹是促甲状腺激素腺瘤；促性腺激素腺瘤表现为性欲下降。

（3）心理社会评估：了解患者文化程度或生活环境、宗教信仰，了解患者及家庭成员对疾病的认识和期望值。了解患者的个性特点，有助于对患者进行针对性心理指导和护理支持。

2. 术后护理评估

（1）一般评估：评估患者意识、瞳孔、生命体征等较术前有无改变。

（2）专科评估：包括以下几个方面。

1）视力视野评估：视力视野较术前有无改变。

2）呼吸评估：经鼻入路患者术后是否耐受张口呼吸，是否有缺氧症状。

3）疼痛评估：采用疼痛评分工具（如世界卫生组织疼痛分级法、视觉模拟评分表、数字评分表等）对患者疼痛程度进行评分，记录疼痛发生的部位、时间、性质、持续时间及规律,有无进行性加重及有无颅内压增高表现。

4)尿量评估:尿量、颜色、性状及尿比重。

5)电解质评估:严格遵医嘱抽取血标本,监测患者电解质水平。

6)并发症评估:有无脑脊液鼻漏、垂体功能低下、颅内感染等。

(3)心理社会评估 评估手术后患者有无因不适症状导致的抑郁、焦虑等负性情绪。

(七)护理常规

1.术前护理常规

(1)病情观察:动态观察病情变化,重点观察有无颅内压增高症状;若患者出现瞳孔变化、视力下降、意识障碍、剧烈头痛、呕吐等症状,立即通知医生给予处理。

(2)疼痛与体位:向患者详细解释引起疼痛的原因,协助患者采取舒适的体位。及时评估患者疼痛的程度并报告医师,根据患者情况采用非药物干预或者药物干预。观察患者用药后的效果及不良反应并做好患者的心理安抚。

(3)安全管理:有视力视野障碍者,外出时要专人陪伴,以防止跌倒、坠床等意外伤害事件的发生,保证患者安全。禁止穿一次性拖鞋,常用物品放于患者触手可及的地方,方便使用,物品位置改变时,及时告知患者,避免发生外伤,影响手术。

(4)饮食护理:术前1日进清淡、易消化的流食或半流食。晚上12点以后禁食禁饮。

(5)口鼻腔护理:经蝶窦入路术者,加强口腔及鼻腔的护理,锻炼患者经口呼吸。术前1日剪鼻毛,清洁鼻腔,嘱患者勿用手挖鼻孔,以免污染鼻腔或损伤鼻黏膜引起术中感染。经额颞入路术者,术晨给予清洗头发并备皮。

(6)排泄护理:术前训练患者床上大小便;训练患者双下肢行踝泵运动,预防下肢静脉血栓。

(7)心理护理:以通俗易懂的语言向患者及家属讲解疾病病因、手术目的、方法及术后注意事项,解除患者的心理疑虑,正确认识和接受手术。

2.术后护理常规

(1)一般护理:包括以下几个方面。

1)病情观察:向麻醉师了解术中情况。严密观察患者生命体征、意识、瞳孔、格拉斯哥昏迷评分,严密观察患者视力视野变化,术后若出现视力视野障碍加重,应高度警惕是否出现术区出血或脑血管痉挛。及时巡视病房,并重视患者主诉,及早发现问题。

2)呼吸道管理:经鼻蝶入路手术患者,给予经口腔吸氧,口唇覆盖湿润纱布,全麻术后6 h期间,可用小喷壶间断向口腔喷洒温开水,提高患者舒适度。

3)伤口护理:经鼻蝶入路手术患者,观察患者鼻部敷料情况,保持敷料清洁干燥,嘱患者勿用力咳嗽、打喷嚏。经额颞入路手术患者,观察伤口有无渗血、渗液,若有渗血、渗液,应及时通知医生更换敷料。

4)体位护理:经额颞入路手术患者,取平卧位头偏向健侧,全麻清醒6 h后取头高位。经蝶窦入路手术患者,术后麻醉清醒后,去枕平卧6～8 h后采取半卧体位,抬高床头15°～30°,有利于鼻腔、鼻窦渗血及分泌物的引流,减轻头部充血,降低颅内压。

5)饮食护理:术后6 h内禁食禁水,6 h后可进流食,2～3 d进半流质饮食,以后逐渐过渡到普通饮食。忌食辛辣、烟酒、生冷等刺激性食物。每日给予适量含钠、含钾食物以补充电解质,给予高热量、高蛋白、富含维生素食物以增强机体免疫力,给予粗纤维食物以促进排便。

6)预防感染:遵医嘱应用抗生素,保持伤口清洁无污染;观察患者的体温变化,观察患者有无呕吐、头痛、颈项强直等脑膜刺激征。

7)预防卧床并发症:定时翻身叩背,预防压疮和坠积性肺炎的发生;指导患者进行踝泵运动,遵医嘱应用气压治疗,预防下肢静脉血栓的发生。

(2)尿量及电解质监测:严格记录尿液的颜色、性质、量(每小时尿量)、患者渴感程度,记录24 h尿量。若尿量持续超过300 mL/h,或连续两小时>200 mL/h,应遵医嘱给予药物治疗。遵医嘱动态监测血电解质,便于早期发现尿崩症及电解质紊乱,严密观察有无脱水指征,并遵医嘱补液。禁止摄入含糖高的食物、药物,避免血糖升高,产生渗透性利尿,使尿量增加。

(3)脑脊液鼻漏护理:经鼻蝶入路手术患者,若发现鼻腔流出清水样液体或患者自述有带咸味的液体流入咽部,提示有脑脊液鼻漏的可能,注意观察渗出液的性质、渗出量,可将鼻腔流出分泌物直接送检。若出现轻度脑脊液鼻漏症状时,可取半坐卧位,等待漏口自行封闭愈合。指导患者避免用力咳嗽、打喷嚏等动作;禁止用手掏或者填塞鼻腔;保持局部清洁,枕上垫无菌垫巾。若漏口经久不愈,可行手术进行修补。脑脊液漏患者如出现低颅压综合征时,应取平卧位,减少脑脊液的流出,适量补充体液。

(4)疼痛护理:术后及时评估患者疼痛评分,遵医嘱正确使用镇痛药,适时为患者进行镇痛治疗。

(5)内分泌监测:遵医嘱抽取血标本,监测患者激素水平变化,对于垂体功能低下者,做好用药指导,避免漏服。

(6)心理护理:向患者及家属讲解疾病相关知识。与患者建立互相信任的护患关系,稳定患者情绪,允许家属陪护以给予亲情支持。鼓励患者说出自己的担忧并及时为患者解决,使其建立战胜疾病的信心。

(八)健康教育

1.知识指导　告知垂体瘤的临床表现,如有头痛、视力视野下降、泌乳等症状应及时就医。避免用力咳嗽、打喷嚏等动作;禁止用手掏或者填塞鼻腔,如果有头痛,视力下降、视物模糊等症状应及时就诊。

2. 预防指导

(1)活动:注意劳逸结合,进行适当锻炼,如慢跑、散步等,避免劳累和重体力活动。

(2)饮食:多食高热量、高蛋白、富含纤维素、低脂肪饮食,少食动物脂肪、腌制品;限制食用烟酒、浓茶、咖啡、辣椒等刺激性食物。

(3)用药指导:①对于出院后尿量较多的尿崩患者,可以适量服用弥凝片,一般是在连续 2 h 尿量 250～300 mL/h 时,服用醋酸去氨加压素 0.5 片或 1 片,同时需定期检验电解质水平。②出院后继续激素替代治疗患者需要逐渐减量,如果减量或停药后出现乏力、精神萎靡、嗜睡、纳差等症状,需要加量或者重新服用,少数患者需要终身服药。需定期复查皮质醇水平帮助调整激素剂量。

(4)复查:经内镜手术者,术后 2～4 周行鼻内镜复查鼻腔情况,减少鼻腔并发症的发生。术后定期复查垂体区 MRI 及视力视野,术后 1 个月、3 个月、6 个月各一次。

参考文献

[1]中国垂体腺瘤协作组. 中国垂体腺瘤外科治疗专家共识[J]. 中华医学杂志,2015,95(5):324-329.

[2]赵继宗.神经外科学[M].北京:人民卫生出版社,2019.

[3]李乐之,路潜.外科护理学[M].6 版.北京:人民卫生出版社,2017.

[4]中国垂体腺瘤协作组,中华医学会神经外科学分会.中国难治性垂体腺瘤诊治专家共识(2019)[J].中华医学杂志,2019(19):1454-1459.

[5]沈明月,殷志雯,任琳,等.多学科融合精准治疗模式下垂体瘤患者的综合护理[J].护理学杂志,2020,35(24):49-51.

[6]GREENBERG M S.神经外科手册[M].8 版.赵继宗,译.南京:凤凰科学技术出版社,2018:852-902.

八、颅咽管瘤

(一)定义

颅咽管瘤是由外胚叶形成的颅咽管残余的上皮细胞发展而来的一种常见的胚胎残余组织肿瘤,是一种良性的先天性颅内肿瘤,常发生在鞍区,是儿童常见的颅内肿瘤。

(二)病因与发病机制

颅咽管瘤是鞍区复杂上皮来源的肿瘤,世界卫生组织将其分为 2 种类型,即成釉细胞型(aCP)和鳞状乳头型(pCP)。aCP起源于颅咽管和拉克特(Rathke)囊异位胚胎残留细胞转化,这种肿瘤与牙源性肿瘤具有共同特征,提示共同的起源。pCP的发病机制尚不清楚,但这些肿瘤可能起源于垂体前叶上皮细胞的化生转化,尤其是位于结节部的细胞。

(三)临床表现

1. 颅内压增高　头痛、恶心、呕吐、复视等。
2. 视力视野改变　表现为双眼视力障碍或视野缩小。
3. 垂体功能障碍　性功能减退,第二性征发育迟缓,水、脂肪代谢障碍。
4. 下丘脑损害　高热或体温低于正常,嗜睡,尿崩症等。
5. 有无邻近症状　向鞍旁生长可引起第Ⅲ、Ⅳ、Ⅵ脑神经障碍;向颅前窝生长可导致精神症状,如记忆力减退、定向力差、大小便不能自理、癫痫。向颅中窝生长可导致颞叶癫痫和幻嗅、幻味等精神症状。

(四)辅助检查

内分泌检查、视力及视野检查、CT、MRI等。

(五)治疗原则

1. 手术治疗　经鼻内镜下颅咽管瘤切除术、开颅颅咽管瘤切除术。
2. 非手术治疗　放射治疗、囊内近距离放化疗、干扰素治疗。

(六)护理评估要点

1. 术前护理评估
(1)病史评估:①健康史,评估患者的年龄、性别,饮食是否合理,有无烟酒嗜好,睡眠是否正常,生活是否自理。②既往史,评估患者有无癫痫史、过敏史、用药史。③家族史,评估患者有无肿瘤家族史。
(2)专科评估:①首发症状评估,是否出现视力视野障碍、头痛、多饮、多尿、身高体重异常。②神经功能评估,评估有无剧烈头痛、恶心、呕吐,有无邻近脑损害症状,有无下丘脑损害的表现,侏儒症、精神异常、步态不稳等表现。
(3)心理社会评估:了解患者及家属有无焦虑、恐惧不安等情绪。评估患者及家属对手术治疗有无思想准备,对手术治疗方法、目的和预后有无充分了解。
2. 术后护理评估
(1)一般评估:评估患者生命体征、瞳孔、意识状态等较术前有无改变。
(2)专科评估:①评估患者的尿量、颜色、性状及尿比重。②评估患者视力视野情况。

③评估患者术后激素水平。

（3）心理社会评估：评估患者术后有无焦虑、抑郁等负性情绪。

（七）护理常规

1. 术前护理常规

（1）病情观察：动态观察病情变化，重点观察有无颅内压增高症状；若患者出现瞳孔变化、意识障碍、剧烈头痛、呕吐时，立即通知医生给予处理。

（2）锻炼：术前训练患者床上大小便、张口呼吸、双下肢行踝泵运动。

（3）饮食：术前1日可进食清淡易消化的流质和半流质饮食，晚上12点以后要求禁食禁饮，小儿术前4h禁食禁水。

（4）口鼻腔护理：经蝶窦入路术者，加强口腔及鼻腔的护理，锻炼患者经口呼吸。术前1日剪鼻毛，清洁鼻腔，嘱患者勿用手挖鼻孔，以免污染鼻腔或损伤鼻黏膜引起术中感染。经额颞入路术者，术晨给予清洗头发并备皮。

（5）安全管理：对术前伴有视力视野障碍患者应嘱专人守护；护理人员及家属应共同协助患者日常生活，减少环境内的障碍物，外出时有人陪同；告知患者及家属呼叫器及床头灯的使用方法；保证公共区域地面无水渍，湿滑地板要有醒目标识。

（6）用药指导：术前存在垂体功能低下者，遵医嘱进行激素替代治疗。

2. 术后护理常规

（1）病情观察：严密观察患者生命体征、意识、瞳孔、格拉斯哥昏迷评分、视力视野变化，术后若出现视力视野障碍加重，应高度警惕是否出现术区出血或脑血管痉挛。

（2）体位护理：经额颞入路手术患者，取平卧位头偏向健侧，全麻清醒6h后取头高位。经蝶窦入路手术患者，术后麻醉清醒后，去枕平卧6~8h后采取半卧体位，抬高床头15°~30°，有利于鼻腔、鼻窦渗血及分泌物的引流，减轻头部充血，降低颅内压。

（3）呼吸道管理：保持呼吸道通畅，定时翻身叩背，促进痰液、口腔分泌物的排出。术后清醒患者指导其有效咳嗽，术后意识障碍或者使用人工气道的患者，需准备吸痰装置。

（4）预防感染：遵医嘱应用抗生素，保持伤口清洁无污染；观察患者的体温变化，观察患者有无呕吐、头痛、颈项强直等脑膜刺激征。

（5）尿量及电解质监测：遵医嘱监测术后24h尿量或出入量，关注尿液颜色、量、有无烦渴症状及电解质水平变化。当血钠大于145 mmol/L时，神志清楚患者可口服白开水补液，以促进血钠排出及防止水分丢失。不能进食患者经留置胃管注入白开水。当血钠小于145 mmol/L时，给予口服补盐或静脉补钠。禁止摄入含糖量高的食物、药物，以免血糖升高，产生渗透性利尿。出现尿崩症状时，遵医嘱进行抗利尿剂的使用，并观察用药效果。

（6）伤口护理：经鼻蝶入路手术患者，给予经口腔吸氧，口唇覆盖湿润纱布，全麻术后

6 h期间,可用小喷壶间断向口腔喷洒温开水,提高患者舒适度。观察患者鼻部敷料情况,保持敷料清洁干燥。观察伤口有无渗血、渗液,及时通知医生更换敷料。

(7)脑脊液鼻漏护理:经鼻蝶入路手术患者,若出现轻度脑脊液鼻漏症状时,可取半坐卧位,等待漏口自行封闭愈合。指导患者避免用力咳嗽、打喷嚏等动作;禁止用手掏或者填塞鼻腔;保持局部清洁,枕上垫无菌垫巾。若漏口经久不愈合,可行手术进行修补。脑脊液漏患者如出现低颅压综合征时,应取头低位,减少脑脊液的流出,适量补充体液。

(8)体温管理:若出现术中损伤下丘脑功能、手术所致血性脑脊液刺激、感染等均可能引起发热,术后严密观察热型及持续时间,区别中枢性高热,肺部、尿路感染或术后吸收热。发热患者慎用冬眠药物,避免引起意识障碍。术后可给予冰块冷敷大血管处、温水擦浴或冰毯等物理方法降温,遵医嘱给予用药。

(9)安全护理:对意识障碍和躁动不安的患者加强看护,强化安全知识教育,可给予适当约束,床档保护防坠床。必要时遵医嘱使用镇静剂,做好床旁交接班。

(八)健康教育

1.知识指导　告知患者及家属颅咽管瘤的临床表现与观察方法,如有头痛、剧烈呕吐等症状应及时就医。避免情绪激动、用力咳嗽等。监测体温变化,如有高热不退、尿量多等症状应及时就诊。

2.预防指导

(1)活动:注意劳逸结合,进行适当锻炼,如慢跑、散步等,避免劳累和重体力活动。

(2)饮食指导:多食高热量、高蛋白、富含纤维素、低脂肪饮食,少食动物脂肪、腌制品;限制食用烟酒、浓茶、咖啡、辣椒等刺激性食物。

(3)用药指导:①出院后继续予以激素替代治疗患者需要逐渐减量,如果减量或停药后出现乏力、精神萎靡、嗜睡、纳差等症状,需要加量或者重新服用。少数患者需要终身服药,需定期复查皮质醇节律水平帮助调整激素剂量。对于有甲状腺功能减退的患者,需适量补充甲状腺素,并定期复查甲状腺功能。②对于出院后尿量较多的尿崩患者,可以适量服用弥凝片,同时需定期检验电解质水平。

(4)复查:定期复查头颅MRI,了解肿瘤是否复发。经内镜手术者,术后2~4周行鼻内镜复查鼻腔情况,减少鼻腔并发症的发生。一旦出现肿瘤复发或内分泌检查异常,应返院进行检查和治疗。

参考文献

[1]赵继宗.神经外科学[M].北京:人民卫生出版社,2019.

[2]漆松涛.颅咽管瘤的现状与展望[J].中华医学杂志,2017,97(17):1281-1282.

[3]颅咽管瘤围手术期管理中国专家共识(2017)[J].中华医学杂志,2018,98(1):

5-10.

[4]李乐之,路潜.外科护理学[M].6版.北京:人民卫生出版社,2017.

[5]陶子荣,唐云红.神经外科专科护理[M].北京:化学工业出版社,2021.

九、侧脑室肿瘤

(一)定义

侧脑室肿瘤是指发生于侧脑室室壁或侧脑室周围组织结构甚至异位组织,全部或大部分占据侧脑室空间的肿瘤。

(二)病因与发病机制

肿瘤的病因尚未完全清楚,目前认为主要与以下因素有关:①基因及遗传因素;②电离辐射与非电离辐射;③职业暴露;④饮食、吸烟及饮酒等不良生活习惯;⑤既往史(脑外伤、病毒感染)。

(三)临床表现

1.颅内压增高　首发症状为颅内压增高所致间歇性头痛,占80%~92.5%。

2.生命体征变化及意识障碍　颅内压急性增高时患者可出现进行性意识加深,甚至发生脑疝,生命体征出现库欣反应;颅内压慢性增高患者可表现为反应迟钝,表情呆滞、淡漠。

3.邻近脑损害症状　肿瘤累及内囊、基底节,或向脑实质内生长,患者出现对侧肢体偏瘫和感觉障碍,同向性偏盲等。如果左侧颞、顶、枕交界区受到侵犯,患者将出现失认及失语症。

4.眼部症状　早期患者可出现视神经乳头水肿,后期发展为继发性视神经萎缩。患者视力逐渐减退,甚至失明。由于颅内压增高影响或肿瘤压迫中脑及四叠体区造成眼肌运动障碍,部分患者表现为复视。

5.癫痫发作　少数患者可出现癫痫大发作或一过性强直性痉挛性发作,一般认为由颅内压增高引起。

(四)辅助检查

脑室造影、脑脊液检查、CT检查、MRI检查等。

1.脑脊液检查　脑脊液压力升高,蛋白含量增高,有时可查到瘤细胞。

2.头颅 CT 和头颅 MRI　是主要的诊断方法,可显示肿瘤大小、形状及位置,有时可作出定性诊断。

3.脑电图　可见局灶性慢波,α节律减少或消失。

(五)治疗原则

1.手术治疗　开颅手术切除肿瘤是主要的治疗方式。

2.放射治疗　作为辅助手段。

3.化学药物治疗　作为手术治疗的辅助手段。

(六)护理评估要点

1.术前护理评估

(1)病史评估:①健康史,评估本次发病的特点和经过。②既往史,了解患者有无其他疾病史;有无传染病史;有无用药史、过敏史、吸烟及饮酒史;有无其他系统肿瘤、头部外伤等病史。③家族史,询问家族中有无患病史;有无类似病史者。

(2)专科评估:①神经功能评估,评估有无剧烈头痛、恶心、呕吐、反应迟钝、淡漠等急慢性颅内压增高症状。有无邻近脑损害症状、眼部症状、癫痫发作史等。②疼痛评估,采用疼痛评分工具(如世界卫生组织疼痛分级法、视觉模拟评分表、数字评分表等)对患者疼痛程度进行评分,记录疼痛发生的部位、时间、性质、持续时间及规律等。

(3)心理社会评估:评估患者的精神、心理状态,了解患者及家庭成员对疾病的认识和期望值。评估患者的个性特点,有助于对患者进行针对性的心理指导。

2.术后护理评估

(1)一般评估:评估术后意识、瞳孔及生命体征,评估手术及麻醉方式、切口状况。

(2)专科评估:包括以下几个方面。

1)神经功能评估:评估患者认知、语言、感觉、运动及四肢肌力较术前有无改变;评估术后有无并发症,如颅内出血、颅内压过高或过低等。

2)疼痛评估:评估患者疼痛的部位、性质、程度、有无进行性加重、有无自行缓解。

3)管路评估:评估患者留置中心静脉导管的功能、置入时间及固定情况,有无打折、移位、滑脱等。评估脑室外引流管的高度,引流液颜色、性质、量等。

(3)心理社会评估:评估患者术后有无焦虑、抑郁等负性情绪。

(七)护理常规

1.术前护理常规

(1)病情观察:动态观察病情变化,重点观察有无颅内压增高症状;若患者出现瞳孔变化、意识障碍、剧烈头痛、呕吐,立即通知医生给予处理。

(2)疼痛与体位护理:取平卧位或患侧卧位,头部、身体避免过度活动,以免造成侧脑室内肿瘤移动阻塞室间孔引起剧烈头痛;当患者剧烈头痛时,指导患者改变体位以解除梗阻,缓解头痛,必要时遵医嘱应用脱水降颅压药物。

(3)安全管理:肢体活动障碍患者,给予护理安全风险评估,并采取措施预防跌倒、坠床、外伤的发生。

(4)心理护理:进行个体化心理疏导及术前宣教,鼓励亲属给予患者关心支持,帮助患者树立信心。

2. 术后护理常规

(1)一般护理:了解术中情况、手术方式、手术切口及引流情况,持续心电监护及低流量吸氧,保持呼吸道通畅,严密观察神志、瞳孔、生命体征的变化。

(2)伤口护理:观察伤口有无渗血渗液并记录,根据情况及时通知医生更换敷料;观察患者有无头痛、呕吐等,评估头痛部位、性质,遵医嘱给予镇痛药物或非药物治疗。

(3)脑室引流管护理:头部脑室引流管妥善固定,平卧时高于耳平面 10~15 cm,防止引流管扭曲、阻塞、折叠,注意观察引流液颜色,早期为血性,24 h 后为淡血性,2~3 d 后逐渐清亮,引流量 24 h<500 mL。

(4)并发症的观察:观察有无出血、感染、颅内压过高或过低、癫痫、脑疝等并发症。

1)出血:严密观察意识、瞳孔、生命体征、对侧肢体活动变化;严密观察脑室引流液颜色、性质及量;重视患者主诉,结合多种症状做出正确分析,及时通知、提醒医生进行必要的检查,做出正确处理。

2)感染:注意监测体温变化,若体温高于 38.5 ℃ 及时通知医师采取物理或药物降温措施,若伤口分泌物培养、脑脊液培养、血培养或痰培养等显示有病原菌感染,则根据药敏试验结果遵医嘱选用合适的抗生素。

3)颅内压过高:观察意识、瞳孔、脑室引流量变化,有无"头痛、呕吐、视神经乳头水肿"三主征以及库欣反应出现;遵医嘱行脱水治疗,注意观察尿量、准确记录;保持情绪稳定,给予心理护理,避免因情绪激动引起颅内压增高;保持脑室引流管通畅,准确记录引流量,若引流量过少应告知医师调整引流管高度。

4)颅内压过低:若脑室引流液颜色清亮或引流液过多,伴有头部挤压性疼痛、头昏、恶心、呕吐、乏力、脉搏细弱、血压偏低等临床表现时,应及时通知医师,适当抬高引流管高度。

5)癫痫:观察患者有无癫痫的先兆及表现,及时通知医师进行处理。出现癫痫大发作时的急救以迅速控制抽搐、预防再次发作为原则,做好保持呼吸道通畅、预防分泌物误吸、防止外伤等护理措施。

6)脑疝:严密观察意识、瞳孔变化,对头痛、呕吐、血压高等症状的判断及处理要慎重,预防颅内压骤然增高,若出现意识障碍、一侧瞳孔进行性散大等脑疝症状,应做到及早发现、及时抢救与对症处理。

（5）环境管理：提供安全舒适的环境，保持床铺、衣物清洁，必要时加用床档。

（八）健康教育

1. 知识指导　告知颅内压增高的临床表现与观察方法，如有头痛、剧烈呕吐等症状应及时就医。避免情绪激动、用力咳嗽、便秘等。监测体温变化，如有高热不退等症状应及时就诊。

2. 预防指导

（1）饮食：饮食规律，少食多餐；忌辛辣、刺激食物。

（2）活动：根据体力，适度锻炼，劳逸结合。

（3）生活习惯：戒烟酒，远离辐射；注意保暖，避免感冒，保持良好生活习惯。

（4）复查：术后定期门诊随访，检查肝功能、血常规、头颅 CT；术后每 3 个月复查一次；6 个月后每半年复查一次，至少复查 5 年。

参考文献

［1］贾建平，陈生弟.神经病学［M］.8 版.北京：人民卫生出版社，2018.

［2］宁宁，朱红，刘晓艳.神经外科护理手册［M］.8 版.北京：科学出版社，2015.

［3］张丽，付伟伟，林琳，等.脑室内脑膜瘤临床病理学特征［J］.中华病理学杂志，2019，48（2）：137-140.

［4］闫惠颖，张顶顶，阎朝龙，等.Endoport 辅助神经内镜技术在侧脑室肿瘤手术中的应用［J］.临床神经外科杂志，2020，17（6）：616-620.

［5］呼虹宇，景治涛，王运杰.显微手术治疗侧脑室肿瘤 78 例临床分析［J］.中国医科大学学报，2018，47（11）：964-968.

十、第三脑室肿瘤

（一）定义

第三脑室肿瘤是指原发于第三脑室内或由第三脑室外突入第三脑室内生长的肿瘤。原发于第三脑室内的肿瘤较易堵塞脑脊液循环通路，造成颅内压增高；由第三脑室外突入第三脑室内生长的肿瘤，除有上述症状外，还具有其原发部位脑组织受侵犯所产生的局灶症状和体征。

（二）病因与发病机制

肿瘤的病因尚未完全清楚,目前认为主要与以下因素有关:①基因及遗传因素;②电离辐射与非电离辐射;③职业暴露;④饮食、吸烟及饮酒等不良生活习惯;⑤既往史(脑外伤、病毒感染)。

（三）临床表现

1.颅内压增高 由于肿瘤压迫使脑脊液循环通路受阻而导致颅内压增高,患者表现为剧烈头痛、恶心、呕吐,其头痛与头位及体位密切相关,当呈活瓣状的肿瘤在脑室内移动使阻塞缓解,脑脊液循环通路恢复时头痛减轻或停止;当再次阻塞时,头痛便再次发作,严重者可出现昏迷甚至死亡。患者常表现为强迫性头位及强迫性体位,多数患者在仰卧时头痛加重,俯卧时减轻。

2.局灶症状 当邻近脑组织受肿瘤侵犯时发生相应的局灶性症状。

(1)下丘脑损害症状:最为常见,主要为内分泌代谢功能失调及水盐代谢障碍。临床表现为性欲减退、阳痿、月经不调或停经、肥胖、尿崩症、嗜睡、水盐调节失衡、体温调节失衡及垂体功能紊乱等。

(2)中脑、四叠体受损症状:肿瘤侵及中脑、四叠体时,患者出现上视困难、听力减退及动眼神经麻痹。

(3)海马-丘脑-下丘脑及乳头体受损的症状:患者可有记忆力的减退和精神变化。

(4)视力减退和视野缺损:第三脑室前部肿瘤由于视神经、视交叉受侵犯而产生视力减退和视野缺损。

(5)癫痫:少数患者有间脑性癫痫发作、表现为恶心、呕吐、出汗、面色潮红、瞳孔变化、心悸等自主神经变化。

(6)其他:如眼底改变,侵入性肿瘤原发部位的临床表现等。

（四）辅助检查

1.腰椎穿刺及脑脊液检查 颅内压力增高、脑脊液蛋白含量及钠含量增高。

2.脑室造影 具有特殊意义。可见双侧侧脑室对称性扩大,有时第三脑室可不显影,其显影与否取决于室间孔是否被阻塞。

3.脑CT检查 可显示肿瘤所在部位,侧脑室大小及形状。

4.MRI检查 可显示肿瘤所在部位,大小及形状,来源于脑室内或脑室外,与周围脑组织关系等。

（五）治疗原则

1.手术治疗 肿瘤切除术。显微手术为首选治疗方案,第三脑室内囊性病变可用神经内镜治疗。

2.侧脑室外引流术 通常于肿瘤切除手术治疗之前,缓解颅内压增高症状。

(六)护理评估要点

1.术前护理评估

(1)病史评估:①健康史,详细了解患者的发病特点及过程。②既往史,了解患者有无其他疾病史;有无传染病史;有无用药史、过敏史、吸烟及饮酒史。③家族史,询问家族中有无患病史;有无类似病史者。

(2)专科评估:①神经功能评估,评估有无剧烈头痛、恶心、呕吐、视神经乳头水肿等颅内压增高症状及有无梗阻性脑积水症状;评估有无内分泌机能失调、听力及视力减退、动眼神经麻痹、视野缺损、癫痫发作等局灶症状。②疼痛评估:采用疼痛评分工具(如世界卫生组织疼痛分级法、视觉模拟评分表、数字评分表等)对患者疼痛程度进行评分,记录疼痛发生的部位、时间、性质、持续时间及规律等。③辅助检查:了解 MRI、CT 检查结果。

(3)心理社会评估:评估患者的精神、心理状态;了解患者及家庭成员对疾病的认识和期望值;根据患者的个性特点和心理状况进行针对性的心理指导和护理支持。

2.术后护理评估

(1)一般评估:评估患者意识状态、瞳孔、生命体征,手术及麻醉方式,手术切口状况。

(2)专科评估:①神经功能评估,评估患者认知、语言、感觉、运动及四肢肌力较术前有无改变。②疼痛评估,评估患者疼痛的部位、性质、程度、有无进行性加重、有无自行缓解。③并发症评估,评估术后有无并发症,如颅内出血、颅内压增高、头皮下积液、电解质紊乱、梗阻性脑积水等。④管路评估,评估患者留置导管及尿管功能、置入时间及固定情况,有无打折、移位、滑脱等。

(3)心理社会评估:评估患者术后有无焦虑、烦躁等负性情绪。

(七)护理常规

1.术前护理常规

(1)心理护理:进行个体化心理疏导及术前宣教,鼓励亲属给予患者关心支持,帮助患者树立信心。

(2)病情观察:动态观察病情变化,重点观察有无颅内压增高症状;若患者出现瞳孔变化、意识障碍、剧烈头痛、呕吐时,立即通知医生给予处理。

(3)安全管理:患者可能存在视力、听力障碍,应加强有效沟通及安全护理,防止跌倒等意外。

(4)并发症护理:告知患者及家属避免进行可能导致颅内压增高的行为,如用力排便、情绪激动等,防止突发颅内压增高。

(5)体位护理:患者取侧卧位或侧俯卧位以减轻疼痛;头部、身体避免过度活动,以免造成第三脑室内肿瘤移动阻塞室间孔或导水管引起剧烈头痛;若患者头部活动到某一位置引起剧烈头痛时,指导患者改变体位以解除梗阻,缓解头痛。

2.术后护理常规

(1)一般护理:了解术中情况、手术方式、切口及引流情况,持续心电监护及低流量吸氧,保持呼吸道通畅,严密观察神志、瞳孔、生命体征的变化。

(2)伤口护理:观察伤口有无渗血渗液并记录,根据情况及时通知医生更换敷料;观察头部体征,有无头痛、呕吐等,评估头痛部位、性质,遵医嘱给予镇痛药物或物理治疗。

(3)引流管护理:有头部引流管的患者,与医师沟通确定引流管的置入部位及固定高度,严密观察引流液的量、性质、颜色,如有异常及时告知医师。妥善固定引流管路,防止滑脱、打折。

(4)并发症护理:观察患者有无发热、恶心、呕吐、头痛、癫痫等术后并发症,如有相关症状体征应及时告知医师并给予对症处理。

(5)体位与活动:定时协助翻身及皮肤护理,预防压力性损伤;卧床期间给予双下肢气压治疗及踝泵运动指导;鼓励患者尽早下床活动,做好防止跌倒坠床的相关措施。

(八)健康教育

1.知识指导　告知患者及家属颅内压增高的临床表现与观察方法,如有剧烈头痛、呕吐等症状应及时就医。

2.预防指导

(1)饮食:饮食规律,少食多餐;忌辛辣、刺激食物。

(2)活动:根据体力,适度锻炼,劳逸结合。

(3)生活习惯:戒烟酒,远离辐射;注意保暖,避免感冒,保持良好生活习惯。

(4)复查:术后定期门诊随访,检查肝功能、血常规、头颅 CT;术后每 3 个月复查一次;6 个月后每半年复查一次,至少应复查 5 年。

参考文献

[1]宁宁,朱红,刘晓艳.神经外科护理手册[M].8 版.北京:科学出版社,2015.

[2]赵继宗.神经外科学[M].4 版.北京:人民卫生出版社,2019.

[3]郭文龙,周东,方丹,等.神经内镜对第三脑室后部肿瘤的诊疗价值[J].中国微侵袭神经外科杂志,2019,24(8):341-344.

[4]李乐之,路潜.外科护理学[M].6 版.北京:人民卫生出版社,2017.

十一、第四脑室肿瘤

(一)定义

第四脑室肿瘤是颅内常见的肿瘤,主要以室管膜瘤多见,占颅内肿瘤的2%~9%,肿瘤位于脑室内,起始于第四脑室的底部,可侵入小脑和小脑蚓部。随着肿瘤的增大可堵塞第四脑室的正中孔,造成梗阻性脑积水。

(二)病因与发病机制

病因目前尚不完全清楚。大量研究表明,细胞染色体上存在着癌基因加上各种后天诱因可使其发生,诱发本病的可能因素有病毒感染、生物化学因素、放射因素及外伤等。

(三)临床表现

1.颅内压增高症状 患者表现为剧烈头痛、呕吐、视神经乳头水肿伴有意识丧失,常因体位改变而诱发或加重。

2.小脑压迫症状 肿瘤向背侧生长,压迫小脑脚,表现为走路不稳,肢体共济失调,肌张力减低。

3.脑干损害症状 肿瘤向脑干浸润生长时可出现后组脑神经受损症状,如声音嘶哑、咳嗽反射减弱、呛咳等。

(四)辅助检查

1.CT检查 脑室扩大,因肿瘤阻塞正中孔及室间孔所致。

2.MRI检查 室管膜瘤显示肿瘤多为分叶状,边界不规则。在T1加权像上呈低或等信号,在T2加权像呈明显的高信号。

(五)治疗原则

1.手术治疗 以手术切除肿瘤为主。

2.放射治疗 控制肿瘤的复发,改善患者的预后。

3.化学治疗 术后辅助治疗手段。

(六)护理评估要点

1.术前护理评估

(1)病史评估:①健康史,评估本次发病的特点和经过。②既往史,了解患者有无其他疾病史;有无传染病史;有无用药史、过敏史、吸烟及饮酒史;有无其他系统肿瘤、头部外伤等病史。③家族史,询问家族中有无患病史;有无类似病史者。

(2)专科评估:①神经功能评估,评估有无脑干损害症状,如眩晕、眼球震颤、强迫头位、听力减退、面瘫、面部感觉障碍、咀嚼无力、外展神经麻痹等;评估有无后组脑神经受损的症状,如咳嗽反射减弱;评估有无步态不稳,眼球震颤、肢体共济失调,肌张力降低等。②疼痛评估,采用疼痛评分工具(如世界卫生组织疼痛分级法、视觉模拟评分表、数字评分表等)对患者疼痛程度进行评分,记录疼痛发生的部位、时间、性质、持续时间及规律等。③辅助检查,了解 MRI、CT 检查结果。

(3)心理社会评估:了解患者及家属对疾病的认识和期望值,对手术治疗方法、目的预后的认知程度,家属对患者的关心、支持程度,家庭对手术的经济承受能力。

2. 术后护理评估

(1)一般评估:评估患者意识、生命体征,评估手术及麻醉方式,切口情况。

(2)专科评估:①神经功能评估,评估患者认知、语言、感觉、运动及四肢肌力较术前有无改变。②疼痛评估,评估患者疼痛的部位、性质、程度、有无进行性加重、有无自行缓解。③并发症评估:评估术后有无并发症,如颅内出血、颅内压增高、皮下积液、脑积水、脑干水肿、吞咽困难、脑神经损伤、小脑缄默综合征等。④管路评估:评估患者留置导管及尿管的功能、置入时间及固定情况,有无打折、移位、滑脱等。

(3)心理社会评估:评估患者术后有无焦虑、抑郁等负性情绪。

(七)护理常规

1. 术前护理常规

(1)病情观察:动态观察病情变化,注意意识、瞳孔及生命体征变化,患者出现头痛呕吐时,立即通知医生给予处理。患者咳嗽无力时,应鼓励患者深呼吸,及时吸出口鼻腔分泌物,必要时行气管切开。

(2)安全管理:患者如有眩晕、走路不稳,应注意患者安全,防止跌倒。

(3)体位管理:告知家属避免突然改变体位,防止突发颅内压增高。

(4)心理护理:教会患者自我放松的方法;适时鼓励,提供心理支持;指导患者提高认知和应对能力;向患者进行术前健康教育。

2. 术后护理常规

(1)一般护理:了解麻醉及手术方式、术中情况、切口及引流情况,观察伤口有无渗血渗液,若有渗出应及时通知医师处理。

(2)病情观察:持续低流量吸氧及心电监护,保持呼吸道通畅,严密观察神志、瞳孔、生命体征的变化。

(3)后组颅神经损伤的观察:观察患者有无声音嘶哑;有无咳嗽反射减弱;进食有无呛咳,防止误吸。有吞咽困难时遵医嘱给予鼻饲。

（4）颅内压增高的观察:有头痛、呕吐、烦躁不安、意识障碍者,应立即通知医生,并遵医嘱给予脱水剂。

（5）管道护理:保持静脉通路通畅,静脉置管处妥善固定,保持穿刺部位无红肿、渗液;尿管按尿管护理常规进行,尽早拔除尿管,拔管后关注自主排尿情况;有脑室引流的患者,接无菌引流装置,遵医嘱抬高 10～15 cm,观察引流液的量、性质、颜色,以及引流是否通畅。

（6）体温管理:患者继发脑干损伤时可出现昏迷、高热,应给予物理降温,做好基础护理,必要时遵医嘱应用降温药物。

（7）体位与活动:指导病人避免突然改变体位,防止发作性颅内压增高的发生。手术当日清醒后枕下垫一软枕,保持头、枕、肩在一条水平线上,防止颈部扭曲;术后 1～5 d,抬高床头 15°～30°有利于颅内静脉回流减轻脑水肿。

（八）健康教育

1.知识指导　患者及家属能掌握相关疾病知识及相关注意事项,知晓颅内压增高的临床表现与观察方法,能识别与疾病相关症状并及时就医。

2.预防指导

（1）饮食:饮食要规律,少食多餐,食物应营养丰富易消化;忌食刺激性、易胀气食物,忌烟酒。

（2）活动:根据体力,适当活动。

（3）复查:术后放化疗期间定期门诊随访,检查肝功能、血常规;术后每 3 个月复查一次;6 个月后每半年复查一次,至少复查 5 年。

参考文献

［1］宁宁,朱红,刘晓艳.神经外科护理手册［M］.8 版.北京:科学出版社,2015.

［2］张淑英,张爱玲.小脑延髓裂切除第四脑室肿瘤的护理［J］.中华神经外科学志,2019,15（1）:114-115.

［3］赵继宗.神经外科学［M］.4 版.北京:人民卫生出版社,2019.

［4］王冠一,贺晓生.第四脑室脑膜瘤的诊断与治疗研究进展［J］.中华神经医学杂志,2020,19（4）:413-416.

［5］陈孝平,汪建平,赵继宗.外科学［M］.9 版.北京:人民卫生出版社,2018.

十二、脑干肿瘤

(一)定义

脑干肿瘤是指发生于中脑、脑桥和延髓部位的肿瘤,包括星形细胞瘤、室管膜瘤、海绵状血管瘤、血管网织细胞瘤等,亦有转移瘤、脑结核球等。脑干肿瘤好发于儿童及青少年,随着年龄增长,占比逐渐下降。

(二)病因与发病机制

发生的原因尚不清楚,目前认为肿瘤与病毒感染、放射因素有关。脑干肿瘤按照病理分型可分为脑干星型细胞瘤、脑干网状血管瘤、室管膜瘤和血管网织细胞瘤。

(三)临床表现

1.交叉性瘫痪　延髓病变可出现后组脑神经损害及对侧肢体瘫痪,脑桥病变可出现外展神经麻痹、面神经瘫痪和对侧肢体瘫痪。

2.小脑症状　肿瘤浸润小脑可出现共济失调,眼球震颤。

3.颅内压增高　肿瘤位于第四脑室底,阻塞中脑导水管,导致脑脊液通路受阻,引起幕上脑积水及颅内压增高。

4.长束征　是脑干内长的纵行纤维束受累的表现,主要包括对侧肢体痉挛性瘫痪、肌张力增高、腱反射亢进、粗略触压觉和痛温觉异常、本体感觉和精细触觉异常等。

5.其他　儿童脑干胶质瘤常有非典型临床表现,表现为脾气暴躁、攻击行为、睡梦中大哭或大笑、多汗、大小便困难等。

(四)辅助检查

1.CT检查　用于初筛及随访。

2.MRI　是影像学诊断的主要依据。

3.PET-CT/MRI　对脑干转移瘤提供原发肿瘤信息。

4.神经电生理检查　如脑干听觉诱发电位等评估脑干功能。

(五)治疗原则

1.手术治疗　在保护功能的前提下最大程度地切除肿瘤,以延长患者生存期;部分有脑积水或颅内压增高症状但不适宜肿瘤切除的患者可选择减压术、分流术缓解症状。

2.放射治疗　放射治疗能够缓解临床症状,特别是针对3岁以上儿童。

3.化疗　脑干胶质瘤患者在获取组织病理及分子病理的基础上选择性应用化疗

药物。

（六）护理评估要点

1. 术前护理评估

（1）病史评估：①健康史，询问患者的一般资料，如年龄、身高、体重、社会背景、睡眠等情况。②既往史，评估既往有无其他系统肿瘤、过敏史、手术史、头部外伤等病史。③家族史，评估家族中有无颅内肿瘤病史。

（2）专科评估：评估患者意识、肌力、肌张力，有无颅内压增高症状，有无复视，评估患者的呼吸变化、有无声音嘶哑、饮水呛咳，儿童患者有无非典型临床表现。

（3）心理社会评估：评估患者受教育水平、文化背景、社会经济状况、家庭支持情况，有无宗教信仰，对手术的心理接受程度等。

2. 术后护理评估

（1）一般评估：评估患者术后意识、瞳孔、生命体征、疼痛、呼吸节律及肢体活动情况。

（2）专科评估：①切口评估，评估头部敷料固定情况，有无渗血渗液。②管路评估，评估患者是否留置气管插管、头部引流管、中心静脉置管及尿管等，是否按要求规范固定、引流是否通畅、有无打折、移位、滑脱等。③并发症评估，评估有无颅内出血、呼吸功能障碍、后组脑神经功能障碍、夜间睡眠呼吸暂停、消化道应激性溃疡或出血、脑积水、肺部感染、下肢深静脉血栓等并发症。

（3）心理社会评估：患者术后保留气管插管者无法用语言进行流，部分患者出现肢体感觉和运动功能障碍导致患者出现恐慌，应尽早建立有效的交流渠道进行动态心理评估，早期给予心理干预。

（七）护理常规

1. 术前护理常规

（1）术前准备：呼吸道准备，吸烟患者要戒烟，减少对呼吸道刺激；排便训练，指导患者练习床上使用大小便器。

（2）心理护理：向患者解释手术必要性、重要性，手术方式及注意事项。护理人员应根据患者具体情况，多途径、多角度、有针对性地开展心理护理，鼓励和引导家属及朋友给予患者积极的社会支持，树立治愈疾病的信心。

（3）病情观察：肿瘤位于中脑时应观察患者的意识变化，有无复视、颅内压增高的表现，观察患者的吞咽反射，防止误吸，有肌无力者应观察肢体活动情况。肿瘤位于脑桥时应观察患者有无面瘫、肢体活动情况。肿瘤位于延髓时呼吸有随时停止的危险，应严密观察呼吸的变化，同时应观察有无后组脑神经损害，进食有无呛咳，声音有无嘶哑，必要时遵医嘱给予留置胃管及气管切开，并给予相应的护理。

2.术后护理常规

(1)一般护理:向麻醉师了解术中及复苏情况、切口和引流情况。密切观察各项生命体征、意识、瞳孔及肢体活动;观察伤口有无渗血渗液;保持各管道引流通畅、固定高度正确,按时记录引流液的颜色、性质、量的变化;加强基础护理,观察患者有无疼痛,有无颅内压增高情况,遵医嘱及时处理。

(2)体位与活动:全身麻醉清醒、血压正常后床头抬高 15°~30° 以利于静脉回流减轻脑水肿,给予轴位翻身,防止颈部扭曲。指导患者床上活动,主动锻炼与被动锻炼相结合,循序渐进。

(3)呼吸道管理:患者全麻清醒、呼吸平稳、充分吸痰后方可拔除气管插管。指导患者咳嗽,协助患者翻身、叩背,雾化吸入促使顺利排痰,必要时吸痰,以保证呼吸道通畅。咳嗽、吞咽反射减弱或消失,应尽早气管切开,按气管切开护理常规进行护理。

(4)饮食管理:鼻饲患者注意鼻饲安全,鼻饲前后禁止翻身、吸痰等操作,鼻饲时注意抬高床头。经口进食患者应从健侧进食,注意进食速度及量,对于长期鼻饲饮食的患者建议留置鼻肠管,防止误吸的发生,同时加强口腔护理。

(八)健康教育

1.知识指导 规律饮食、禁食坚硬食物,忌烟酒、适当运动,术后放化疗期间定期门诊随访,术后每 3 个月复查 1 次,或根据肿瘤级别定期复查,如病情变化随时复查。

2.预防指导 对于面瘫、眼球活动障碍无法恢复的患者,指导患者应用滴眼液预防角膜溃疡。

参考文献

[1]赵继宗.神经外科学[M].北京:人民卫生出版社,2019.

[2]胡秀英,宁宁.神经外科护理手册[M].北京:科学出版社,2015.

[3]张力伟,张俊廷,吴震,等.脑干胶质瘤综合诊疗中国专家共识[J].中华医学杂志,2017,97(13):964-975.

[4]刘东苗,李鑫.截肢患者创伤后应激障碍与社会支持的纵向研究[J].中华护理杂志,2019,54(7):965-969.

[5]李卫.脑干占位性病变显微外科治疗的术后护理分析[J].世界最新医学信息文摘,2017,17(43):208,210.

十三、桥小脑角区肿瘤

(一)定义

桥小脑角区肿瘤是生长于由前内侧的脑桥外侧缘、外后方的岩骨内侧缘及后下方小脑半球外侧构成的位于颅后窝前外侧的锥形窄小空间的肿瘤,桥小脑角区肿瘤多为良性,最常见的是听神经瘤,其次是脑膜瘤和表皮样囊肿。

(二)病因与发病机制

病因尚不清楚,可能诱因有遗传因素、物理因素、化学因素及生物因素。桥小脑角区的肿瘤大体上有清楚的包膜,与神经的分支相连,神经干或其他分支多被肿瘤推移到包膜下。肿瘤可为实质性、囊变、脂肪变或出血。双侧听神经瘤,属常染色体显性遗传。

(三)临床表现

1. 耳鸣或发作性眩晕　耳鸣大多为首发症状,继而出现一侧听力隐匿性进行性减退,进而失聪。

2. 相邻神经受损　继听力减退之后,常伴有一侧面部麻木和角膜反射减弱或消失,三叉神经运动根受累可出现同侧咀嚼肌无力、萎缩;动眼神经受牵拉导致眼外肌麻痹,瞳孔散大、对光反射消失;外展神经受累出现复视;面神经受牵拉产生不同程度的周围性面瘫;后组脑神经麻痹可引起进食呛咳、声音嘶哑、咽反射消失。

3. 小脑受压症状　眼球水平震颤,向患侧注视更为明显,肢体肌张力减退、共济失调、辨距不良,小脑性构音障碍。

4. 锥体束征　常为病变同侧肢体无力、反射亢进和病理征,后期可出现双侧锥体束征。

5. 颅内压增高症状　肿瘤压迫脑脊液循环通路或静脉回流受阻,引起脑室系统扩张,产生头痛、恶心、呕吐、视神经乳头水肿等症状。

(四)辅助检查

1. 诊断首选 MRI 或 CT 影像学检查。
2. 为明确患者的听力,可行听力学检查。

(五)治疗原则

1. 随访观察　对年龄大于 70 岁,没有脑干受压或脑积水症状的患者可定期随访。
2. 肿瘤切除术　手术切除肿瘤是首选的治疗方式,尽可能保留神经功能完整的前提下完全、彻底地切除肿瘤。

3. 放射治疗　主要用于不能耐受手术的患者。

（六）护理评估要点

1. 术前护理评估

（1）病史评估：①健康史，询问患者的一般资料，本次就诊主要症状和诊疗经过。②既往史，评估既往有无其他病史、有无用药史、过敏史、吸烟及饮酒史。③家族史，评估家族中有无颅内肿瘤病史。

（2）专科评估：①评估患者有无耳鸣及听力下降。②评估患者有无头晕、眩晕、平衡障碍等。③评估患者有无面部麻木、复视、周围性面瘫，有无进食呛咳、声音嘶哑，咽反射、瞳孔反射和角膜反射有无减弱或消失等。④评估患者的肌力、肌张力，步态。⑤评估患者意识、瞳孔、生命体征，有无头痛、恶心、呕吐等颅内压增高症状。

（3）心理社会评估：①评估患者是否有因耳鸣、听力下降、面瘫等引起的焦虑、抑郁情绪，使用焦虑、抑郁评估工具进行评估。②了解患者及家庭成员对患者疾病的诊疗态度及期望值。③了解患者的家庭背景、社会支持及患者的性格特点，有助于对患者进行心理护理。

2. 术后护理评估

（1）一般评估：评估患者意识、瞳孔、生命体征、有无颅内压增高症状。

（2）专科评估：①敷料评估，评估头部敷料固定情况，有无渗血渗液。②管路评估，评估患者是否留置头部引流管、中心静脉置管及尿管等，是否按要求规范固定、有无打折、移位、滑脱等。③并发症评估，评估患者是否存在颅内出血、面瘫、后组颅神经损伤、听力下降及严重程度、脑脊液漏等。

（3）心理社会评估：评估患者术后有无因面瘫、听力下降、头晕等导致的焦虑、抑郁等负性情绪。

（七）护理常规

1. 术前护理常规

（1）心理护理：帮助患者了解手术过程，减少恐惧感。劝慰患者面对现实，正确对待疾病。利用成功案例引导患者树立战胜疾病的信心；鼓励患者家属和朋友给予患者关心和支持。

（2）病情观察：观察患者有无复视、眩晕及平衡障碍，有无耳鸣、听力下降；有无颅内压增高症状，避免大幅度的头部摆动，防止便秘；嘱患者尽量卧床休息，不单独外出。

2. 术后护理常规

（1）病情观察：向麻醉师了解术中情况，术后严密观察患者神志、瞳孔、生命体征、肌力及有无术后并发症的情况。

（2）体位与活动：全身麻醉清醒、血压正常后，抬高床头 15°～30°，躁动不安者加床挡。指导患者避免突然改变体位，防止发作性颅内压增高的发生。

（3）并发症观察：常见并发症有面瘫、后组颅神经损伤、脑脊液漏及肺部感染等。

1）面瘫：面神经损伤出现暂时性和永久性面瘫，会有眼睑闭合不全、角膜感觉减弱或丧失，出现角膜炎、角膜溃疡。眼睑闭合不全者白天滴眼药水，晚上涂眼药膏，戴眼罩或用胶布将上下眼睑黏合在一起，保护患侧眼睛。

2）后组脑神经损伤：观察患者咳嗽反射有无减弱或消失，声音有无嘶哑，进食有无呛咳。进食时取坐位或半坐卧位，健侧进食，同时选择不易误吸的糊状食物，加强口腔护理。

3）脑脊液漏：听神经瘤术后最常见并发症为脑脊液漏，包括切口漏、鼻漏和耳漏，以鼻漏最为多见。定时巡视，发现脑脊液漏及时通知医生处理，告知家属及患者避免做耳鼻道填塞、冲洗或滴药，避免屏气、咳嗽、用力排便等，必要时行腰大池引流术。

4）肺部感染：鼓励患者咳嗽排痰，加强翻身、叩背，及时吸痰，痰液黏稠者可行雾化吸入，保持呼吸道通畅，有后组脑神经损伤者防止呛食，吸入性肺炎，必要时气管切开。

（4）心理护理：有面瘫、声音嘶哑而产生悲观心理的患者，护士及家属应安慰、开导，鼓励其参加社会活动。

（八）健康教育

1. 知识指导 指导面神经麻痹的患者练习面瘫康复操，对听力丧失的患者加强心理护理，告知其脑脊液鼻漏的观察方法。

2. 预防指导

（1）康复指导 步态不稳患者应进行平衡功能训练，外出需有人陪同，避免摔伤。

（2）随访指导 治疗后 6 个月、1 年、2 年及逐年或隔年随诊。保留有用听力的患者同时进行听力检查。

参考文献

［1］赵继宗.神经外科学［M］.北京：人民卫生出版社，2019.

［2］胡秀英，宁宁.神经外科护理手册［M］.北京：科学出版社，2015.

［3］侯昭晖，纵亮，韩东一，等.听神经瘤之听力保留策略和听力重建技术［J］.中华耳科学杂志，2020，18（1）：1-10.

［4］吴皓，汪照炎.听神经瘤临床研究新进展［J］.中华耳科学杂志，2019，17（3）：334-338.

［5］中国颅底外科多学科协作组.听神经瘤多学科协作诊疗中国专家共识［J］.中华

医学杂志,2016,96(9):676-680.

十四、胶质瘤

(一)定义

胶质瘤是指起源于神经胶质细胞和神经元细胞肿瘤的统称,是颅内最常见的恶性肿瘤。世界卫生组织(WHO)中枢神经系统肿瘤分类将脑胶质瘤分为Ⅰ~Ⅳ级,Ⅰ、Ⅱ级为低级别胶质瘤,Ⅲ、Ⅳ级为高级别胶质瘤。

(二)病因与发病机制

胶质瘤的发病原因尚不明确,可能与遗传因素、环境因素、电离辐射、病毒感染等因素有关。根据病理类型可分为星型细胞瘤、胶质母细胞瘤、髓母细胞瘤、少突胶质细胞瘤、室管膜瘤等。

(三)临床表现

肿瘤压迫、浸润脑组织导致颅内压增高、神经功能缺失及其他临床症状。

1.头痛 多在额颞部或枕部。初期常为间歇性、搏动性钝痛及胀痛,随着肿瘤的发展头痛逐渐加重,时间延长。

2.呕吐 由于延髓中枢或迷走神经受刺激所致,呕吐呈喷射性。常伴有剧烈的头痛、头晕。

3.视神经乳头水肿 颅内压增高可导致视神经乳头水肿,且长期发展可致视神经继发萎缩,视力下降。肿瘤压迫视神经者导致原发性视神经萎缩,亦致视力下降。外展神经易受压挤牵扯,常致麻痹,导致复视。

4.癫痫 由肿瘤的直接压迫引起。癫痫发生率与肿瘤部位有关,额叶和颞叶发生率最高,其次是额顶叶、顶叶、颞顶叶、颞枕叶。低级别胶质瘤如星形细胞瘤和少突胶质细胞瘤以癫痫为首发或主要症状,高级别胶质母细胞瘤癫痫发生率低。

5.其他症状 由于肿瘤压迫或破坏周围脑组织或脑神经引起的神经系统定位症状,如额叶胶质瘤可引起书写及运动语言中枢损害等,顶叶胶质瘤引起皮质感觉障碍、失读症和计算力障碍等。颞叶胶质瘤可引起耳鸣和幻听、感觉性或命名性失语、眩晕等。

(四)辅助检查

CT、MRI 等。

（五）治疗原则

胶质瘤有 3 种基本的治疗方法：手术切除，放射疗法，化学疗法。临床上采用的是多种方法结合的综合治疗方案。

（六）护理评估要点

1. 术前护理评估

（1）病史评估：①健康史，评估患者发病特点及经过、主要症状、年龄、性别、职业、生活状态、营养状态、生活自理状况等。②既往史，评估既往有无癫痫、其他系统肿瘤、过敏性疾病、头部外伤、电磁辐射、接触神经系统致癌物和病毒感染等病史。③家族史，评估家族中有无颅内肿瘤病史。

（2）专科评估：评估患者意识、瞳孔、言语、肌力、肌张力、认知能力、视力、视野等变化；有无进行性颅内压增高症状，有无局部神经系统定位症状和体征，如精神症状、内分泌功能紊乱等。

（3）心理社会评估：评估患者有无因持续头痛、疾病知识缺乏、肿瘤导致的焦虑、抑郁等负性情绪。了解患者及家属对疾病的认识和期望值，对手术治疗方法、目的和预后的认知程度，家属对患者的关心、支持程度，家庭对手术的经济承受能力。

2. 术后护理评估

（1）一般评估：评估患者意识、瞳孔、生命体征、头部疼痛变化及切口敷料有无渗血渗液。

（2）专科评估：①神经功能评估，评估患者认知、言语、肌力、肌张力、视力、视野变化。②管路评估，评估头部引流管引流及固定情况，有无打折、移位、滑脱等。③植入情况评估，评估 Ommaya 囊植入部位、时间，埋植局部皮肤有无红、肿、热、痛等感染迹象。

（3）心理社会评估：评估患者术后有无因切口疼痛，术后头部皮下长期埋植 Ommaya 囊，定期放化疗导致的焦虑、抑郁等负性情绪。

（七）护理常规

1. 术前护理常规

（1）病情观察：观察患者意识、瞳孔、言语、肌力、肌张力、认知、视力、视野等变化。

（2）癫痫护理：备齐癫痫急救物品，采取安全保护措施，避免痫性发作时发生舌咬伤、误吸、跌倒、坠床等意外伤害。遵医嘱按时规律服用抗癫痫药物。

（3）禁食时间：成人择期手术前遵医嘱禁食 8 ~ 12 h，禁饮 4 h，儿童遵医嘱禁食禁水。

（4）术前准备：遵医嘱完善相关术前检查及术前准备。

2. 术后护理常规

（1）病情观察：密切观察意识、瞳孔、认知、言语、肌力、肌张力、视力、视野、感觉、生命体征变化，如有异常立即遵医嘱处理。

（2）切口护理：观察切口敷料有无渗血渗液；保持切口清洁无污染；手术切口部位避免长时间受压，保持局部血液循环良好。

（3）引流管护理：常留置头皮下引流管，高度遵医嘱平床头，并妥善固定，防止脱出、受压，保持引流通畅，并记录 24 h 引流量、颜色及性质。

（4）饮食护理：术后 6 h 内禁食禁饮，6 h 后遵医嘱由禁食逐步向流质饮食、普通饮食过渡。

（5）预防颅内压增高：快速、足量、准时应用脱水剂。避免患者头部剧烈翻动，以免引起颅内压力骤升。

（6）预防感染：观察患者体温变化及有无呕吐、头痛、颈项强直等脑膜刺激症状，遵医嘱应用抗菌药物。

（7）癫痫护理：患者癫痫发作时立即解开衣领，头偏向一侧，保持呼吸道通畅，给予吸氧，并积极配合医生进行救治；详细记录抽搐发作持续时间和相关临床症状；发作时注意预防意外伤害发生。

（8）间质化疗期间护理：观察患者有无恶心、呕吐、食欲不振等化疗后消化道反应；注意饮食护理，给予高蛋白、高维生素、低脂肪清淡饮食；定期监测血常规，检测患者是否出现白细胞、红细胞下降和血小板减少等化疗药物引起的免疫反应。

（9）Ommaya 囊护理：定时检查 Ommaya 囊的位置，注意观察局部皮肤色泽、温度、张力及有无红肿、压痛等症状。保持局部皮肤清洁，避免挤压和抓挠埋植部位表面的皮肤，以免局部皮肤感染引起囊内感染。

（八）健康教育

1. 知识指导

（1）术后 3～5 d 脑组织水肿高峰期时，会出现颜面部肿胀、头痛、头晕、恶心、呕吐等症状，遵医嘱术后应用甘露醇等脱水药物后，症状会随着脑水肿消退而逐渐缓解，若症状加重，应立即告知医务人员。

（2）替莫唑胺需空腹服用，应整粒吞服，每天尽量在同一个时间点服药。服药前遵医嘱预防性应用止吐药，服用后勿立即进食。不能经口进食患者，可用苹果醋将药物溶解后服用，服用后多饮水，避免粉状药物停留在口腔黏膜造成口腔溃疡。

2. 预防指导

（1）肢体功能障碍的预防及护理：教会家属进行良肢位摆放，生命体征稳定后，在康复师指导下及早进行肢体功能锻炼。

（2）语言障碍的护理：鼓励患者多进行语言沟通和交流，注意减慢语速，从简单的单字词开始，循序渐进。

（3）用药护理：遵医嘱定期进行放、化疗，按时按量服药，不可擅自减药、停药。

（4）随访管理：出院3个月、6个月复查头颅MRI、随访，之后每6个月随访1次。

参考文献

［1］国家卫生健康委员会医政医管局.脑胶质瘤诊疗规范（2018年版）［J］.中华神经外科杂志,2019,35（3）:217-239.

［2］中国医师协会脑胶质瘤专业委员会.中国神经外科术后加速康复外科（ERAS）专家共识［J］.中华神经外科杂志,2020,36（10）:973-983.

［3］中国加速康复外科专家组.中国加速康复外科围手术期管理专家共识（2016）［J］.中华外科杂志,2016,54（6）:413-418.

［4］李乐之,路潜.外科护理学［M］.6版.北京:人民卫生出版社,2017.

［5］陈绪珠,马军.影像组学在脑胶质瘤中的研究进展［J］.磁共振成像,2018,9（10）:721-724.

十五、脑脓肿

（一）定义

脑脓肿是化脓性细菌引起的中枢神经系统感染性疾病，主要临床表现为发热、头痛和局灶性神经功能缺损。脑脓肿在任何年龄均可发病，以青壮年最为常见。我国发病率为2%~8%。

（二）病因与发病机制

最常见的病因是细菌性脑膜炎，根据细菌来源可将脑脓肿分为五大类:耳源性、鼻源性、隐源性、损伤性、血源性。

（三）临床表现

1.全身感染症状　发热、畏寒、头痛、全身乏力、脑膜刺激征。

2.颅内压增高症状　头痛、呕吐、血压升高、脉搏缓慢、眼底水肿。

3.局灶性症状　病灶所在部位不同，症状也不同，如颞叶病灶可引起感觉性失语、对侧偏盲及偏瘫，额叶病灶可引起性格改变，顶叶病灶可引起深、浅感觉障碍，小脑病灶可引起水平性眼球震颤、共济失调等。

（四）辅助检查

1. 实验室检查　血常规、血培养、脑脊液常规、脑脊液培养、脑脊液生化等。
2. 影像学检查　头颅 CT、头颅 MRI 等。

（五）治疗原则

1. 药物治疗　抗生素治疗，单纯药物治疗适用于脓肿早期或脓肿较小（直径小于 2.5 cm）、颅内压无明显增高或占位效应不明显的多发性脑脓肿。药物治疗 2 周后，若临床症状及影像学检查无明显改善，需要行手术治疗。
2. 手术治疗　开颅脓肿病灶切除术、穿刺引流术、神经导航辅助下脓肿穿刺术。

（六）护理评估要点

1. 术前护理评估

（1）病史评估：①健康史，患者的年龄、职业；本次发病的特点和经过；既往饮食、睡眠、排便习惯，自理能力与心理状态；患者对疾病的了解程度，患者的社会支持系统。②既往史，患者有无原发化脓性感染病史，如慢性中耳炎或鼻窦炎的急性发作、肺或胸腔的化脓性感染。③家族史，家族中有无化脓性感染病史，有无家族遗传倾向性疾病。

（2）专科评估：①评估患者意识、瞳孔、言语、肌力等情况。②评估患者是否有颅内压增高的症状。③疼痛评估，采用疼痛评分工具（如世界卫生组织疼痛分级法、视觉模拟评分表、数字评分表等）对患者疼痛程度进行评分，记录疼痛发生的部位、时间、性质、持续时间及规律等。

（3）心理社会评估：了解患者及家属有无焦虑、恐惧等情绪。评估患者对手术方法、目的和预后的了解程度。

2. 术后护理评估

（1）一般评估：评估患者意识、瞳孔、生命体征等较术前有无改变。

（2）专科评估：①神经功能评估，评估患者意识、瞳孔、言语、肌力较术前有无改变。②疼痛评估，评估患者疼痛的部位、性质、程度等变化，疼痛改善情况，以及有无颅内压增高表现。③管路评估，评估患者脓腔引流管引流情况、置入时间、拔管指征及固定情况。

（3）心理社会评估：了解患者及家属术后的心理反应；了解家属对患者的支持能力及程度。

（七）护理常规

1.术前护理常规

(1)体温管理:物理降温联合药物降温,防止高温对机体特别是大脑的损伤。高热患者至少每4 h测量1次。

(2)颅内压增高症状的护理:密切观察病情变化,若患者出现头痛剧烈、呕吐频繁、意识发生变化,提示病情加重,应及时报告医生。

(3)心理护理:耐心对患者做好心理疏导工作,帮助其建立战胜疾病的信心,消除顾虑及紧张情绪,积极主动配合各项治疗和护理。

(4)营养管理:患者长期卧床、发热、能量大量消耗,应在术前给予患者高蛋白、高热量、高维生素的饮食,或遵医嘱给予静脉补充营养药物和电解质,增强机体抵抗力,纠正电解质紊乱,以提高手术耐受能力。

2.术后护理常规

(1)体位管理:全身麻醉未清醒者取去枕平卧位,头偏向一侧,保持呼吸道的通畅,以防呕吐误吸,全身麻醉清醒后床头抬高15°~30°以利引流,减轻脑水肿的反应。

(2)病情观察:严密观察神志、瞳孔变化,监测生命体征。观察有无颅内压增高及脑脓肿破溃症状,如头痛、呕吐、视物不清、意识加深、瞳孔改变、脉搏减慢、脉压增大、血压增高、呼吸减慢等。

(3)疼痛护理:①切口疼痛多发生于术后24 h内,遵医嘱应用止痛剂。②高颅压性头痛多发生在术后3~7 d脑水肿高峰期,评估患者疼痛程度,遵医嘱应用脱水剂及镇痛药物。

(4)高热护理:合理应用抗生素。发热期间以物理降温为主,药物降温为辅。

(5)脓腔引流管护理:保持引流管通畅;妥善固定,引流袋应至少低于脓腔30 cm;观察引流液的性状、颜色、量。

(6)营养管理:每日给予适量含钠、含钾食物以补充电解质,给予高热量、高蛋白、富含维生素食物以增强机体免疫力,给予粗纤维食物以促进排便。

（八）健康教育

1.活动指导 注意劳逸结合,进行适当锻炼,如慢跑、散步等,避免劳累和重体力活动。

2.饮食指导 多食高热量、高蛋白、富含纤维素、低脂肪饮食,少食动物脂肪、腌制品;限制食用烟酒、浓茶、咖啡、辣椒等刺激性食物。

3.疾病知识指导 积极治疗身体其他感染,防止病变再次发生。

4.复诊指导 出院后随时观察全身状况,如出现头痛、呕吐等异常症状,应及时就诊。术后 3~6 个月复查 CT 或 MRI。

参考文献

[1]阿布来提·胡达白地.脑脓肿的诊断和治疗进展[J].中国临床神经外科杂志,2018,23(1):53-55.

[2]周良辅.现代神经外科学[M].2 版.上海:复旦大学出版社,2015.

[3]ARLOTTI M,GROSSI P,PEA F,et al. Consensus document on controversial issues for the treatment of infections of the central nervous system:bacterial brain abscesses [J]. Int JInfect Dis,2010,14(4):S79-S92.

[4] NATHOO N, NADVI SS, NAROTAM PK, et al. Brain abscess:management and outcome analysis of a computed tomography era experience with 973 patients [J]. World Neurosurg,2011,75(5-6):716-726.

十六、颅内动脉瘤

(一)定义

颅内动脉瘤是由于颅内局部血管壁异常产生的囊性膨出,多因动脉壁局部薄弱和血流冲击而形成,极易破裂出血,是蛛网膜下腔出血最常见的原因。常见于 40~60 岁的人群。80% 发生在大脑动脉环(Willis 环)的前部及其邻近的动脉主干上。

(二)病因与发病机制

1.先天性因素　颅内动脉环的分叉处动脉壁先天性平滑肌缺乏。

2.动脉硬化　动脉粥样硬化和高血压破坏动脉弹力板,动脉壁逐渐膨出形成囊性动脉瘤。

3.感染因素

4.其他　创伤、肿瘤、颅内合并动静脉畸形。

(三)临床表现

1.蛛网膜下腔出血　为颅内动脉瘤最常见的临床表现,表现为突发头痛、呕吐、意识障碍、癫痫样发作及脑膜刺激征。

2.局灶体征　巨大动脉瘤常产生压迫症状,可出现偏瘫、动眼神经麻痹及梗阻性脑积水。

3. **脑出血及脑血管痉挛**　脑血管痉挛是颅内动脉瘤破裂后造成缺血性脑损伤的重要原因,患者可出现不同程度的神经功能障碍、偏瘫、失语、深浅感觉减退、失明、精神症状等。

4. **全身性症状**　破裂出血后可出现一系列的全身症状,如血压升高、体温升高、脑心综合征、胃肠出血等。

(四)辅助检查

数字减影脑血管造影、头部 MRI、CT 等。

(五)治疗原则

1. **非手术治疗**　主要是防止出血或再出血,控制动脉痉挛。卧床休息,对症处理,控制血压,降低颅内压。发现脑血管痉挛时,早期使用钙通道阻滞剂等扩血管药物治疗。

2. **手术治疗**　开颅动脉瘤夹闭术、颅内动脉瘤介入栓塞。

(六)护理评估要点

1. **术前护理评估**

(1)病史评估:①健康史,询问患者一般情况,包括患者年龄、职业、饮食营养是否合理,有无烟酒嗜好,有无排便异常,睡眠是否正常,生活是否能自理。②既往史,评估患者是否患有原发性高血压、手术史、外伤史,有无药物过敏史。③家族史,评估患者家族成员中有无患有同类疾病的人员。

(2)专科评估:①评估患者症状出现的时间及原因,小而未破裂的动脉瘤无症状,但有71%患者存在颅内出血,变现为突起头痛、呕吐、意识障碍、癫痫发作、脑膜刺激症状等。②评估患者的意识、瞳孔、生命体征。③神经功能的评估,少数出血的动脉瘤因影响邻近的神经或脑部结构而产生特殊的综合征,主要的神经损害与动脉瘤的部位有着密切的关系,常见的症状有眼眶及额部疼痛、复视、双侧瞳孔不等大、言语困难、动眼神经麻痹等。

(3)心理社会评估:了解患者文化程度、生活环境、宗教信仰。了解患者及家庭成员对疾病的认识和期望值,患病后患者心里应激反应。

2. **术后护理评估**

(1)一般评估:评估患者意识、瞳孔、生命体征等较术前有无改变。

(2)专科评估:①神经功能评估,评估患者认知、语言、感觉、视野、运动及四肢肌力较术前有无改变。②疼痛评估,评估患者疼痛的部位、性质、程度、有无进行性加重及有无颅内压增高表现。③癫痫评估,评估患者有无癫痫发作、发作时间及应用癫痫药物疗效。④管路评估,评估留置管道名称、放置位置、引流目的、引流液的量和颜色及性状。评估引流管是否通畅、固定是否妥当、有无管道标识,详细记录留置时间。⑤并发症观察与评估,及时关注潜在并发症,如颅内出血、颅内压增高、脑疝、脑梗死等,并及时进行对症处理。

(3)心理社会评估:评估患者术后有无不适症状致的焦虑、抑郁等负性情绪。

(七)护理常规

1. 术前护理常规

(1)病情观察:观察患者意识、瞳孔、生命体征、肢体活动情况。

(2)体位管理:患者需卧床休息,抬高床头 15°~30°以利静脉回流,减少不必要的活动,保持情绪稳定和病房安静,保证充足睡眠,预防再出血。

(3)血压管理:动脉瘤破裂可因血压波动引起,应避免引发血压骤升骤降的因素。通常使血压下降 10% 即可,遵医嘱使用降压药物期间避免血压偏低造成脑缺血。

(4)颅内压管理:预防颅内压骤降,颅内压骤降会加大颅内血管壁内外压力差,诱发动脉瘤破裂。应用脱水剂时,控制输注速度,不能加压输入;行脑脊液引流者,引流速度要慢;脑室引流者,引流瓶位置不能过低;避免颅内压增高的诱因,如便秘、咳嗽、癫痫发作等。

(5)饮食管理:术前一日可进食清淡易消化的流质和半流质饮食,晚上 12 点以后要求禁食禁饮。

(6)心理护理:安慰患者,言行谨慎,科学而委婉地回答患者所提的问题,强调心理对病情的作用,鼓励患者以积极的心态接受治疗。

(7)术前准备:遵医嘱协助完善相关术前检查及术前准备。

2. 术后护理常规

(1)病情观察:密切观察患者意识状态、瞳孔变化、生命体征及肢体活动变化,血压监测尤为重要。患者如出现意识加深、瞳孔大小及对光反射发生改变,应及时通知医生,遵医嘱处理。

(2)体位管理:全身麻醉未清醒者取去枕平卧位,头偏向一侧,保持呼吸道的通畅,以防呕吐误吸,全身麻醉清醒后床头抬高 15°~30°以利于颅内静脉回流。

(3)呼吸道管理:保持呼吸道通畅,防止误吸。头偏向一侧,定时翻身叩背,促进痰液、呕吐物、口腔分泌物的排出。术后意识障碍或者使用人工气道的患者,需要准备吸痰装置;应正确指导清醒患者有效咳嗽,促进痰液排出。必要时行口腔护理。

(4)伤口护理:观察伤口有无渗血渗液;若伤口有渗血渗液,应及时通知医生处理。

(5)引流管护理:防止管道脱出、受压,保持引流通畅,并记录 24 h 引流量、性质及颜色,若引流管不通畅,或者引流速度过快,应及时通知医生处理。

(6)颅内压增高的预防:脱水剂的使用应快速、足量、准时,常用脱水剂为 20% 甘露醇及呋塞米。抬高床头 15°~30°,减轻脑水肿;避免患者头部的剧烈翻动,以免引起颅内压力骤升;避免短时间进行多项护理操作导致患者情绪激动或者烦躁。

(7)预防感染:严格无菌操作;严格执行病房管理制度;遵医嘱应用抗生素;保持伤口清洁干燥;监测患者的体温变化;观察患者有无呕吐、头痛、颈项强直等脑膜刺激症状。

(8)并发症护理:常见的有以下几种并发症。

1)癫痫与躁动的护理:对癫痫和躁动不安的患者加强看护,准确记录癫痫发作时的状态及持续时间。强化安全知识教育,对于烦躁或者意识障碍患者,应加用床栏或遵医嘱使用镇静剂,做好床旁交接班。

2)脑血管痉挛:手术刺激脑血管,易诱发脑血管痉挛,表现为一过性神经功能障碍,如头痛、短暂的意识障碍、肢体瘫痪或麻木、失语症等。应做好病情观察,做到早期发现并及时通知医生处理。遵医嘱应用尼莫地平,给药期间观察患者有无胸闷、面色潮红、血压下降、心率减慢等不良反应。

3)脑梗死:由术后血栓形成或血栓栓塞引起。若患者出现一侧肢体无力、偏瘫、失语甚至意识障碍,应考虑脑梗死的可能性。

(9)心理护理:给予适当心理支持,耐心听患者诉说,使患者及家属能面对现实,接受疾病的挑战,减轻挫折感。根据患者及家属的具体情况提供正确的通俗易懂的指导,告知其疾病类型、可能采用的治疗计划及如何配合,帮助家属学会针对患者的特殊照料方法和技巧。

(八)健康教育

1.预防指导　积极治疗原发疾病,消除危险因素。

2.活动指导　注意劳逸结合,进行适当锻炼,如慢跑、散步等,避免劳累和重体力活动。

3.饮食指导　多食高热量、高蛋白、富含纤维素、低脂肪饮食,少食动物脂肪、腌制品;限制食用烟酒、浓茶、咖啡、辣椒等刺激性食物。

4.用药指导　遵医嘱按时、定量口服降压药物、抗癫痫药物,不得自行减量或停药。

5.定期复查　术后 3 个月常规复查脑血管造影。若出现动脉瘤破裂出血表现,如头痛、呕吐、意识障碍和偏瘫时,应及时诊治。

6.心理指导　保持情绪稳定,心情愉快。

参考文献:

[1]陶子荣,唐云红.神经外科专科护理[M].北京:化学工业出版社,2021.

[2]张彤宇,刘鹏,向思诗,等.中国颅内破裂动脉瘤诊疗指南 2021[J].中国脑血管病杂志,2021,18(8):546-574.

[3]李乐之,路潜.外科护理学[M].6 版.北京:人民卫生出版社,2017.

[4]赵继宗.神经外科学[M].北京:人民卫生出版社,2019.

十七、脑动静脉畸形

(一)定义

脑动静脉畸形(arteriovenous malformation,AVM)是一种先天性中枢神经系统血管的发育异常,可发生于脑的任何部位。

(二)病因与发病机制

AVM病因不明,普遍认为是发生于胚胎时期的先天性疾病,主要特征是病变部位动脉与静脉之间直接相通,没有正常的毛细血管床存在,动脉血直接流入静脉,血流阻力骤然减少,导致局部脑动脉压下降、脑静脉压增高而产生一系列血流动力学的变化。

(三)临床表现

1. 出血　最常见的首发症状,可表现为蛛网膜下腔出血(SAH)、脑(室)内出血。突然起病,常在体力活动或情绪激动时发病,出现剧烈头痛、呕吐甚至意识障碍、颈项强直等脑膜刺激症状、颅内压增高或偏瘫、偏身感觉障碍等。少量出血症状可不明显。

2. 癫痫　额叶、顶叶及颞叶AVM多以癫痫为首发症状,可在颅内出血时发生,也可单独出现。

3. 头痛　一半患者有长期头痛史,类似偏头痛,局限于一侧,可自行缓解。出血时头痛剧烈,多伴呕吐。

4. 神经功能障碍及其他症状　因AVM周围脑组织缺血萎缩、血肿压迫或合并脑积水所致,出现运动、感觉、视野及语言功能障碍等。

(四)辅助检查

头部CT、MRI、DSA、脑电图等,其中DSA是最重要的诊断手段。

(五)治疗原则

手术切除是最根本的治疗方法。对位于脑部或重要功能区的、直径小于3 cm的AVM可采用伽马刀治疗,对血流丰富、体积较大者可行血管内栓塞术。

（六）护理评估要点

1. 术前护理评估

（1）病史评估：评估患者的发病特点及过程；患者有无脑出血、癫痫、头痛、神经功能缺损及特殊疾病史；有无传染病史、用药史、过敏史、吸烟及饮酒史；评估家族史。

（2）专科评估：①评估患者意识状态、瞳孔变化。②评估患者有无认知障碍。③评估患者有无语言障碍。④评估患者有无肢体活动障碍。⑤评估患者有无癫痫发作情况。⑥评估患者有无头痛、呕吐等颅内压增高症状。

（3）心理社会评估：评估有无焦虑、抑郁等负性情绪，评估其主观支持、客观支持和支持利用度。

2. 术后护理评估

（1）一般评估：评估体温、脉搏、呼吸、血压、疼痛情况。

（2）专科评估：①评估患者意识状态、瞳孔变化。②评估患者认知、语言、感觉较前有无变化。③评估患者手术及麻醉方式。④评估患者切口有无渗血渗液及敷料情况。⑤评估患者血压情况。⑥评估患者肢体运动情况。⑦评估皮瓣下引流管置入时间及固定情况，有无打折、移位、滑脱等。

（3）心理社会评估：评估患者术后有无焦虑、抑郁等负性情绪。

（七）护理常规

1. 术前护理常规

（1）病情观察：观察患者意识、瞳孔、认知、语言、四肢肌力变化。

（2）血压管理：控制性降低血压是预防和减少脑出血的重要措施，血压应控制在发病前所测的或比病人年龄稍高的水平，2～3周应绝对卧床休息，可抬高床头15°～30°，避免剧烈运动、情绪激动，保持大便通畅，防止颅内压增高。

（3）预防脑血管痉挛：出血早期使用钙通道阻滞剂尼莫地平预防脑血管痉挛，使用期间注意避光、控制滴速，监测血压。观察患者有无面色潮红、血压下降、心率减慢、头晕等不良反应。

（4）预防癫痫：遵医嘱给予抗癫痫药物，癫痫发作时保持呼吸道通畅、做好安全防护，防止受伤。

（5）心理护理：了解患者心理动向，倾听主诉，告知其疾病相关知识和术后注意事项，缓解紧张情绪并取得积极配合。

2. 术后护理常规

（1）病情观察：观察患者意识、瞳孔、认知、语言、血压及四肢肌力变化；若出现意识加深、言语不利或肢体活动度下降，及时通知医生。

（2）预防脑血管痉挛：血管痉挛为术后常见的并发症，脑血管痉挛可导致血流缓慢，引起脑水肿、脑梗死，表现为头痛、短暂的意识障碍、肢体瘫痪或麻木、失语症等。需要做好病情观察，早期发现并及时通知医生处理。

（3）预防脑出血：遵医嘱维持血压平稳，避免剧烈咳嗽、打喷嚏等使颅内压骤然升高的因素，保持大便通畅，情绪稳定。对躁动不安的患者遵医嘱使用镇静剂，做好床旁交接班。

（4）癫痫护理：应用抗癫痫药物。营造安静宽敞、舒适的室内环境，减少声光刺激。癫痫发作时，立即协助患者保持平卧状态，头偏向一侧，松解衣领、腰带；将牙垫置于一侧口腔牙间，防止咬伤舌部，及时清除口腔、鼻腔、气道分泌物，保持呼吸道通畅并给予氧气吸入；建立静脉通路，给予镇静药物。

（5）切口及引流管护理：观察切口有无渗血渗液，切口及周围皮肤有无发红及切口愈合情况，保持切口敷料清洁干燥。常见引流管为皮瓣下引流管，要妥善固定，防止脱出、受压，保持引流通畅，并记录24 h引流液的颜色、性质及量。一般手术后72 h内拔除引流管。

（6）心理护理：了解患者的心理动态，减轻不良情绪对疾病的影响，使其积极配合治疗；充分理解、包容和尊重患者，在不影响治疗的前提下尽量满足其合理需求。

（八）健康教育

1. 预防指导

（1）危险因素控制：告知患者和家属疾病的基本病因和主要危险因素、早期症状和及时就诊的指征，出现剧烈头痛、喷射性呕吐等症状及时就诊。

（2）建立良好的生活习惯：注意劳逸结合，保持睡眠充足；避免各种诱因，如疲劳、饥饿、便秘、饮酒、情绪激动等。

2. 知识指导　指导患者适当活动，鼓励患者从事力所能及的家务活动，循序渐进地进行各种功能锻炼，出院后3~6个月复查CTA或DSA。出院后遵医嘱继续服用抗癫痫药物，不可擅自停药或减药量，注意血常规、肝肾功能及血药浓度的监测，如有病情加重或者并发症发生，应及时就诊。

参考文献

[1]赵继宗.神经外科学[M].4版.北京:人民卫生出版社,2019.

[2]李乐之,路潜.外科护理学[M].6版.北京:人民卫生出版社,2017.

[3]冯英璞.神经系统亚专科疾病护理[M].郑州:郑州大学出版社,2021.

[4]徐斌.颅内动静脉畸形的联合治疗[J].中华脑血管病杂志(电子版),2020,14(5):72.

[5]国际血管联盟中国分部血管畸形专家委员会.动静脉畸形诊断与介入治疗专家共识[J].中国血管外科杂志(电子版),2020,12(3):180-184.

[6]《神经血管疾病复合手术规范专家共识》编写委员会.神经血管疾病复合手术规范专家共识[J].中华医学杂志,2017,97(11):804-809.

十八、高血压脑出血

(一)定义

高血压脑出血(hypertensive cerebral hemorrhage,HICH)是指具有明确高血压病史患者突然发生基底核区、丘脑、脑室、小脑及脑干等部位的脑实质出血,并排除外伤、血管结构异常性疾病、凝血功能障碍、血液性疾病、系统性疾病及肿瘤性疾病引起的继发性脑出血。

(二)病因与发病机制

高血压脑出血的发病原因是脑内小动脉在长期高血压刺激发生病变的基础上破裂。出血多在脑实质,出血到一定程度则形成血肿。

(三)临床表现

突然出现意识障碍和偏瘫;重症者可出现昏迷、完全性瘫痪、去皮质强直、生命体征紊乱。

(四)辅助检查

头颅 CT 及 MRI。

(五)治疗机制

绝对卧床休息、控制血压、止血、脱水降颅压等非手术治疗;病情继续加重时应考虑开颅血肿清除术,或锥颅穿刺血肿抽吸加尿激酶溶解碎吸引流术等手术治疗。

(六)护理评估要点

1.术前护理评估

(1)病史评估:评估发病的特点和经过,有无诱发因素如劳累、情绪激动、用力排便等。有无脑血管疾病史、脑动静脉畸形、高血压、糖尿病、高脂血症等;有无传染病史、用药史、过敏史、吸烟及饮酒史、家族史。

（2）专科评估：①评估患者的意识状态、瞳孔。②评估患者运动功能，肌力及肌张力等。③评估患者有无进行性颅内压增高及脑疝症状。④评估患者有无语言障碍。⑤评估患者有无排便障碍。⑥评估患者血压、血糖水平。

（3）心理社会评估：患者及家属有无焦虑、恐惧不安等负性情绪。

2. 术后护理评估

（1）一般评估：评估体温、脉搏、呼吸、血压、疼痛情况。

（2）专科评估：①评估患者意识状态、瞳孔变化。②评估患者血压变化。③评估患者手术及麻醉方式。④评估患者切口有无渗血渗液，敷料情况。⑤评估患者肢体运动情况。⑥评估患者生活自理能力。⑦评估皮瓣下/脑室引流管置入时间及固定情况，有无打折、移位、滑脱等。

（3）心理社会评估：评估患者术后有无焦虑、抑郁等负性情绪。

（七）护理常规

1. 术前护理常规

（1）病情观察：观察患者脉搏、呼吸、血压、意识、瞳孔、肌力及肌张力。

（2）颅内压增高的预防：绝对卧床休息、保持环境安静，情绪稳定，减少不必要的搬动。保持大便通畅，避免用力排便增加颅内压。神志不清、躁动及合并精神症状者，加用床档及约束带适当约束，必要时使用镇静药物。

（3）血压管理：控制性降低血压是预防和减少颅内出血和再出血的重要措施。出血后颅内压增高，导致血管痉挛，脑供血减少。血压不宜降低过多，应控制在发病前所测的或比患者年龄稍高的水平。

（4）预防脑血管痉挛：出血早期使用钙通道阻滞剂尼莫地平预防脑血管痉挛，以免造成脑灌注不足引起脑梗死。

（5）心理护理：向患者及家属讲解疾病及手术相关知识和疾病成功的案例，使其树立信心。

2. 术后护理常规

（1）病情观察：观察患者意识、瞳孔、血压、四肢肌力及肌张力。若出现意识加深、瞳孔散大或肢体活动度下降，应及时通知医生并处理。

（2）体位护理：麻醉未清醒前，平卧位头偏向一侧，待完全清醒后可床头抬高 15° ~ 30°，促进脑部血液回流，减轻脑水肿、降低颅内压。肢体运动障碍者保持良肢位摆放，摆放原则为上肢伸直、下肢弯曲、髋关节内收，以防足下垂，至少每 2 h 变换 1 次体位。

（3）脑室引流管护理：引流管顶端开口在高于外耳道 10 ~ 15 cm 处固定，保持引流通畅，并记录 24 h 引流液的颜色、性质及量。若引流不通畅、引流速度过快或引流液颜色加深,应及时通知医生处理。手术后一般引流 5～7 d,不宜超过 10 d。

(4)疼痛护理:了解术后患者疼痛的性质及程度,分析原因,对症处理。切口疼痛多发生于术后 24 h 内,给予一般镇痛药物可缓解。颅内压增高所引起的头痛,多发生于术后 2～4 d 脑水肿高峰期,常为搏动性头痛,给予脱水剂、激素治疗可缓解。

(5)预防颅内出血:颅内出血是术后最危险的并发症,多发生在术后 24～48 h。往往先有意识的改变,术后应严密观察;积极控制血压,血压过高者遵医嘱给予降压药物。一旦发现颅内出血征象,及时报告医生,做好再次手术的准备。

(6)癫痫护理:遵医嘱应用抗癫痫药物。营造安静宽敞、舒适的室内环境,减少声光刺激。癫痫发作时,立即协助患者保持平卧状态,头偏向一侧,松解衣领、腰带;将牙垫置于一侧口腔牙间,防止咬伤舌部,及时清除口腔、鼻腔、气道分泌物,保持呼吸道通畅并给予氧气吸入;建立静脉通路,给予镇静药物。专人看护,加床档,必要时给予保护性约束。

(7)心理护理:安慰患者及家属,消除其紧张、恐惧心理,耐心做好治疗解释工作。

(八)健康教育

1.知识指导　告知患者和家属疾病的基本病因和主要危险因素、早期症状和及时就诊的指征,如有病情加重或者并发症发生,及时就诊。规律服药,保持情绪稳定,定期监测血压,家中备血压计,指导患者学会正确测量、记录血压的方法。重视相关疾病的控制和治疗,如糖尿病、高血脂、肥胖、心脏病等。

2.康复指导

(1)告知患者和家属康复治疗的知识和功能锻炼的方法,帮助其分析和消除不利于疾病康复的因素,落实康复计划。病情允许时,进行上肢肌肉功能训练、踝泵训练、直抬腿训练,练习床上坐起,学习使用轮椅、拐杖或助行器等移动工具,练习上下床和行走。患者下床时应有专人保护,以防跌倒。

(2)鼓励患者表达内心想法,让其感到被关爱、被需要,以积极的态度去面对生活。通过家庭与社会的心理支持改善患者的运动功能、日常生活能力,缓解其负面情绪。对于轻症患者鼓励其回归社会。

参考文献

[1]赵继宗.神经外科学[M].北京:人民卫生出版社,2019.

[2]周良辅.现代神经外科学[M].上海:复旦大学出版社,2015.

[3]李乐之,路潜.外科护理学[M].6 版.北京:人民卫生出版社,2017.

[4]冯英璞.神经系统亚专科疾病护理[M].郑州:郑州大学出版社,2021.

十九、椎管内肿瘤

(一)定义

椎管内肿瘤是指生长在脊髓及与脊髓相近的组织,包括神经根、硬脊膜、血管、脊髓及脂肪组织等的原发、继发性肿瘤的总称。

(二)病因与发病机制

椎管内肿瘤仅10%起源于脊髓内神经细胞,2/3 是脊膜瘤和施万细胞(Schwann cell)瘤,两者均为良性肿瘤。恶性椎管内肿瘤包括胶质瘤和肉瘤,起源于结缔组织。神经纤维瘤是施万细胞瘤的一种类型,可以由施万细胞和其他周围支持细胞发生。最常见的脊髓转移瘤常起源于肺、乳腺、前列腺、肾、甲状腺。淋巴瘤也可扩展到脊髓。

(三)临床表现

随着肿瘤增大,脊髓和神经受到进行性压迫和损害,病程可分为根性痛期、脊髓半侧损害期、不全截瘫期和截瘫期 4 个期。临床表现与肿瘤所在脊髓节段、肿瘤位于髓内或髓外,以及肿瘤性质相关。常见症状有根性痛、感觉障碍、肢体运动障碍及反射异常、自主神经功能障碍。

(四)辅助检查

X 线、CT、MRI、脊髓血管造影、神经电生理检查等。

(五)治疗原则

手术治疗。

(六)护理评估要点

1. 术前护理评估

(1)病史评估:询问患者一般情况,包括患者年龄、职业、饮食营养是否合理,有无烟酒嗜好,了解患者有无其他疾病史,有无传染病史,有无用药史、过敏史、吸烟及饮酒史、家族史。

(2)专科评估:①评估患者意识状态。②评估患者有无运动障碍。③评估患者有无感觉障碍。④评估患者的排尿和排便情况,有无尿潴留或充盈性尿失禁;有无便秘或大便失禁。⑤高颈段肿瘤者评估其呼吸频率、节律。⑥评估患者疼痛情况。

(3)心理社会评估:了解患者及家属对疾病的认识和期望值,对手术治疗方法、目的、预后的认知程度,家属对患者的关心、支持程度,家庭对手术的经济承受能力。

2. 术后护理评估

(1)一般评估:评估患者呼吸、心率、脉搏、血压。

(2)专科评估:①评估患者意识状态。②评估患者四肢肌力及肌张力、运动感觉情况较术前有无变化。③评估患者排便情况,有无尿潴留或充盈性尿失禁;有无便秘或大便失禁。④高颈段肿瘤者评估其呼吸频率、节律。⑤评估患者疼痛的部位、程度、性质,有无进行性加重。⑥评估皮下肌间隙引流管固定情况,有无打折、移位、滑脱等。⑦评估患者手术及麻醉方式。⑧评估患者切口有无渗血渗液、敷料情况。

(3)心理社会评估:患者术后有无焦虑、抑郁等负性情绪。

(七)护理常规

1. 术前护理常规

(1)病情观察:观察患者生命体征、肌力及肌张力、躯体及四肢感觉变化。

(2)疼痛护理:正确使用评估工具,遵医嘱定时、个体化给予镇痛药物,观察用药效果。

(3)运动障碍护理:给予护理安全风险评估,并采取措施预防跌倒、外伤的发生。

(4)尿潴留护理:遵医嘱给予留置尿管,并预防泌尿系感染。

(5)便秘护理:指导患者按摩腹部促进肠蠕动,必要时遵医嘱给予缓泻剂,使用开塞露或灌肠等。

(6)心理护理:通过适当的沟通技巧,建立良好的护患关系;鼓励患者表达感受,给予心理支持和疏导;指导患者提高认知和应对能力;向患者进行术前健康教育。

2. 术后护理常规

(1)病情观察:观察肢体的肌力、肌张力及感觉障碍平面,颈髓肿瘤患者严密观察呼吸的频率、节律,备好急救用品,必要时备呼吸机。

(2)体位护理:术后患者取侧卧位或俯卧位,翻身时轴位翻身,保持头、颈、肩、髋在同一条直线,同时同向翻身以防加重脊髓损伤。

(3)切口护理:观察切口有无渗血渗液,切口及周围皮肤有无发红及切口愈合情况,保持切口敷料清洁干燥。

(4)引流管护理:常见引流管为皮下肌间隙引流管,要妥善固定,防止脱出、受压,保持引流通畅,并记录24 h引流液的颜色、性质及量。若出现引流管不通畅、引流速度过快及引流液颜色加深,应及时通知医生处理。手术后72 h内拔除引流管。

(5)疼痛的护理:正确使用疼痛评分量表对患者进行评估;尊重患者对于疼痛的描述,解释疼痛存在的原因;指导患者疼痛发作时分散注意力方法,如默念数字、听音乐并在疼痛加重时增大音量;营造舒适、安静的环境,当疼痛减轻时多休息;遵医嘱定时、个体化给予镇痛药物,并观察用药效果。

(6)血栓的预防:鼓励患者多饮水,每日大于2000 mL,避免血液浓缩;指导和协助其进行床上活动,如踝泵运动、股四头肌功能锻炼;避免在同一部位反复穿刺或在下肢行静脉穿刺,抬高患肢,促进静脉回流;定时评估双下肢,发现肿胀、疼痛、皮肤温度和色泽变化及感觉异常时,及时通知医生并处理。

(7)便秘的护理:向患者及家属讲解膳食平衡的重要性,指导患者多进食富含纤维素的食物如新鲜带皮的水果、全麦面包等;鼓励患者每日饮水量≥2000 mL;指导患者早餐前30 min喝一杯温水,刺激排便;建议患者养成规律的排便习惯;指导患者手掌顺时针按摩腹部20 min;患者大便秘结时遵医嘱使用缓泻剂或给予灌肠。

(8)感觉障碍护理:严格掌握热水袋、冰袋使用指征,防止烫伤、冻伤。使用热水袋时,用毛巾或布套包裹,水温应低于50 ℃,放置在所需部位,时间不可超过30 min。使用冰袋时,用毛巾或布套包裹,高热降温置冰袋于前额、头顶部和体表大血管流经处(颈部两侧、腋窝、腹股沟等),不可超过30 min,随时观察局部皮肤色泽,如出现发紫、麻木感,立即停止使用。

(9)心理护理:及时告知手术效果,安慰患者消除紧张恐惧情绪,耐心讲解术后注意事项,取得患者配合。

(八)健康教育

1. 知识指导　遵医嘱佩戴颈托、腰围或支具,翻身、坐位、站立时需佩戴,佩戴与摘除时应遵循平卧位佩戴、平卧位摘除的原则,松紧以两指为宜。佩戴期间应每天清洁佩戴处的皮肤,可在颈托、腰围处垫小毛巾以防压伤皮肤。骶椎患者加强盆底肌功能锻炼,观察排泄情况。

2. 康复指导　坚持做肢体功能锻炼,主动训练和被动训练,指导患者做颈背肌和腰背肌训练、上肢肌肉功能训练、直腿抬高训练,促进身体功能恢复、预防肢体肌肉萎缩。指导患者建立良好的睡眠和生活习惯,不能久坐或长时间保持某一姿势;颈椎手术者避免头颈部负重,胸、腰椎手术者3个月内避免弯腰动作,采用髋、膝关节弯曲下蹲姿势取物品;劳逸结合,半年内避免重体力劳动。

参考文献

[1]王忠诚.神经外科学[M].武汉:湖北科学技术出版社,2016.

[2]赵继宗.神经外科学[M].北京:人民卫生出版社,2019.

[3]李乐之,路潜.外科护理学[M].6版.北京:人民卫生出版社,2017.

[4]吴欣娟.卧床患者常见并发症护理规范工作手册[M].北京:人民卫生出版社,2018.

［5］中国抗癌协会肿瘤麻醉与镇痛专业委员会.中国肿瘤患者围术期疼痛管理专家共识(2020 版)［J］.中国肿瘤临床,2020,47(14):703-710.

［6］丁淑贞,于桂花.神经外科临床护理［M］.北京:中国协和医科大学出版社,2016.

二十、脊髓损伤

(一)定义

脊髓损伤是脊柱骨折的严重并发症,椎体移位或碎骨片突入于椎管内,使脊髓或马尾神经产生不同程度的损伤,多发生于颈椎下段和胸腰段。

(二)病因与发病机制

外伤性脊髓损伤是因脊柱脊髓受到机械外力作用,包括直接或间接的外力作用造成脊髓结构与功能的损害。非外伤性脊髓损伤的发病率难以统计,有的学者预测与外伤性脊髓损伤近似,病因暂不明确。

(三)临床表现

1.脊髓震荡　脊髓损伤平面以下发生迟缓性瘫痪,感觉、运动、反射及括约肌功能全部或大部分丧失。一般在数小时至数日后感觉和运动功能开始恢复,不留任何神经系统后遗症。

2.不完全性脊髓损伤　脊髓平面以下感觉和运动功能部分丧失。

3.完全性脊髓损伤　脊髓损伤平面以下迟缓性瘫痪,感觉、运动、反射及括约肌功能完全丧失,包括肛门周围的感觉及括约肌收缩功能丧失。

4.脊髓圆锥损伤　第12胸椎和第1腰椎骨折可发生脊髓圆锥损伤,表现为会阴部皮肤感觉缺失,括约肌功能丧失导致大小便不能控制及性功能障碍。

5.马尾神经损伤　较少见,表现为损伤平面以下迟缓性瘫痪。

(四)辅助检查

X线、CT、MRI、神经电生理检查等。

(五)治疗原则

伤后6 h固定制动防止脊髓再损伤;应用地塞米松激素治疗、甘露醇脱水、甲泼尼龙冲击疗法、高压氧治疗减轻脊髓水肿和继发性损害;手术治疗。

（六）护理评估要点

1. 术前护理评估

（1）病史评估：详细了解患者受伤的时间、方式及程度，以及伤后的急救措施。评估既往有无脊柱受伤或手术史、有无过敏性疾病、用药史及过敏史。

（2）专科评估：①神经功能评估，患者的生命体征、意识、躯体痛、温、触及位置觉的丧失平面及程度，肢体运动、反射损伤情况。②排尿和排便评估，了解括约肌功能，有无尿潴留或充盈性尿失禁；有无便秘或大便失禁。③皮肤组织损伤评估，受伤部位有无皮肤组织破损，肤色和皮温改变，有无活动性出血及其他复合型损伤。④疼痛评估，采用疼痛评分工具对患者疼痛程度进行评分，记录疼痛发生的部位、时间、性质、持续时间及规律等。

（3）心理社会评估：了解患者的个人生活方式、文化程度、宗教信仰等。了解患者及家属对疾病的认识和期望值，对手术治疗方法、目的、预后的认知程度，家庭对手术的经济承受能力。

2. 术后护理评估

（1）一般评估：评估患者体温、脉搏、呼吸、血压。

（2）专科评估：①评估患者意识状态。②评估患者躯体运动情况。③评估患者感觉情况较术前有无改变。④评估患者有无呼吸节律、频率异常。⑤评估患者有无泌尿系统功能障碍。⑥评估患者疼痛的部位、程度、性质，有无进行性加重及较术前有无改变。⑦评估患者留置引流管情况，有无打折、移位、滑脱等。⑧评估患者伤口及手术切口有无渗血渗液情况。

（3）心理社会评估：患者术后有无因运动障碍引起的焦虑、抑郁等负性情绪。

（七）护理常规

1. 术前护理常规

（1）病情观察：脊髓损伤后易出现脊髓水肿反应，应密切观察躯体及肢体感觉和运动情况，当出现瘫痪平面上升、肢体麻木、肌力减弱或不能活动时，应立即通知医生处理。

（2）体位与活动：翻身、活动时需佩戴颈托，轴位翻身，避免加重脊髓损伤。瘫痪肢体保持关节处于功能位，防止关节屈曲、过伸或过展。可用矫正鞋固定足部，以防足下垂。每日应对瘫痪肢体做被动的全范围关节活动和肌肉按摩，以防肌肉萎缩和关节僵硬。

（3）疼痛护理：正确使用评估工具，遵医嘱定时、个体化给予镇痛药物，观察用药效果。

（4）排便护理：患者存在尿潴留、尿失禁时遵医嘱给予留置尿管，并预防泌尿系统感染。便秘时，指导患者按摩腹部促进肠蠕动，必要时遵医嘱给予缓泻剂，使用开塞露或进行灌肠。

（5）心理护理：通过适当的沟通技巧，建立良好的护患关系；鼓励患者表达感受，给予其心理支持和疏导；指导患者提高认知和应对能力；向患者进行术前健康教育。

2.术后护理常规

（1）病情观察：观察患者意识状态、呼吸、血氧饱和度、瞳孔变化及肢体活动、感觉变化。术后易出现脊髓水肿现象，当患者意识加深、呼吸异常、血氧饱和度低于90%、瞳孔大小及对光反射改变、肢体活动度下降、感觉障碍平面上升，应及时通知医生，遵医嘱处理。

（2）呼吸衰竭的预防：观察患者的呼吸频率、节律，有无异常呼吸音、呼吸困难等；保持呼吸道通畅，头偏向一侧，定时翻身叩背，促进痰液、呕吐物、口腔分泌物的排出；给予氧气吸入，监测血氧饱和度，必要时行气管插管、气管切开或呼吸机辅助呼吸，床旁备吸痰装置；指导清醒患者有效咳嗽，促进痰液排出，预防肺部感染；遵医嘱给予地塞米松、甘露醇、甲泼尼龙治疗，避免因脊髓水肿抑制呼吸功能。

（3）切口护理：观察切口有无渗血渗液，切口及周围皮肤有无发红及切口愈合情况，保持切口敷料清洁干燥。

（4）引流管护理：常见引流管为皮下肌间隙引流管，要妥善固定，防止脱出、受压，保持引流通畅，并记录24 h引流液的颜色、性质及量。若出现引流管不通畅、引流速度过快及引流液颜色加深，应及时通知医生处理。手术后72 h内拔除引流管。

（5）体位护理：术后取侧卧位，至少每2 h翻身1次，翻身时注意轴位翻身保持头、颈、肩、髋在同一条直线，同时同向翻身以防加重脊髓损伤。瘫痪肢体保持关节处于功能位，防止关节屈曲、过伸或过展，可用矫正鞋固定足部，以防足下垂，每日应对瘫痪肢体做被动的全范围关节活动，以防肌肉萎缩和关节僵硬。

（6）血栓的预防：鼓励患者多饮水，每日>2000 mL，避免血液浓缩；指导和协助患者进行床上活动，如踝泵运动、股四头肌功能锻炼；避免在同一部位反复穿刺或在下肢行静脉穿刺，抬高患肢，促进静脉回流；遵医嘱进行气压治疗；定时评估患者双下肢，发现肿胀、疼痛、皮肤温度和色泽变化及感觉异常时，及时通知医生并处理。

（7）便秘的护理：向患者及家属讲解膳食平衡的重要性，指导患者多进食富含纤维素的食物，如新鲜带皮的水果、全麦面包等；指导患者早餐前30 min喝1杯温水，刺激排便；鼓励患者每日饮水量>2000 mL；建议患者养成规律的排便习惯；指导患者手掌顺时针按摩腹部20 min；患者大便秘结时遵医嘱使用缓泻剂或给予灌肠。

（8）感觉障碍护理：严格掌握热水袋、冰袋使用指征，防止烫伤、冻伤。使用热水袋时，用毛巾或布套包裹，水温应低于50 ℃，放置在所需部位，时间不可超过30 min。使用冰袋时，用毛巾或布套包裹，高热降温置冰袋于前额、头顶部和体表大血管流经处（颈部两侧、腋窝、腹股沟等），不可超过30 min，随时观察局部皮肤色泽，如出现发紫、麻木感，立即停止使用。

（八）健康教育

1. 知识指导　脊髓损伤多源于交通伤、坠落伤、暴力或运动伤，继发于脊柱损伤的神经功能损害中，25%是有搬运不当引起的，所以早期预防和急救搬运比治疗更重要。正确的搬运截瘫患者的方法为：3 人位于患者的一侧，同时将患者抬起，放在木板上，尽快送至医院。在转运中优先注意脊柱制动，如佩戴合适的支具，以防脊柱发生主动或被动活动。

2. 康复指导

（1）被动康复训练：术后早期给予被动康复训练，如推拿、按摩、针灸、关节活动、气压治疗等，不仅可以避免压疮和血栓的发生，而且有助于神经功能和肢体运动功能恢复。

（2）主动康复训练：术后拔除引流管、病情稳定后即可穿戴减负背心进行康复训练，如上肢训练、下肢训练、步行训练、生活能力训练等。

（3）物理治疗：电刺激法（电针治疗）将外置电场的二级置于损伤处的上下端或周围，或将脉冲电磁场二级置于硬膜外，均可起到治疗脊髓损伤的作用。

参考文献

［1］赵继宗.神经外科学［M］.北京：人民卫生出版社，2016.
［2］李乐之，路潜.外科护理学［M］.6 版.北京：人民卫生出版社，2016.
［3］吴欣娟.卧床患者常见并发症护理规范工作手册［M］.北京：人民卫生出版社，2018.
［4］许妮娜，杨中善.脊柱脊髓导致的神经源性膀胱患者的护理体会［J］.中国临床神经外科杂志，2021，26（5）：372-373.
［5］丁淑贞，于桂花.神经外科临床护理［M］.北京：中国协和医科大学出版社，2016.

二十一、先天性脊柱畸形

（一）定义

脊柱裂是指发生在脊柱纵轴上的先天畸形，是胚胎发育时神经管闭合不全造成的。脊柱裂可分为显性脊柱裂和隐性脊柱裂。前者主要包括脊膜膨出和脊髓脊膜膨出，后者包括各种脊髓栓系。脊髓栓系综合征（tethered cord syndrome，TCS）是指由于先天或后天因素使脊髓受牵拉、圆锥低位，造成脊髓出现缺血、缺氧、神经组织变性等病理改变，临床上出现下肢感觉、运动功能障碍或畸形、大小便障碍等神经损害的综合征。

(二)病因与发病机制

影响胚胎发育的因素均可造成脊柱裂。TCS 可分为原发性和继发性。原发性 TCS 病因:在胚胎发育初期(3 个月前),脊髓上移过程中,如存在神经管闭合不全、脊柱裂、脊髓纵裂等原因导致的脊髓牵拉,马尾终丝被粘连、束缚而导致发育不良。继发性 TCS 多见于腰骶部脊柱裂修补术后,该部位瘢痕组织与脊髓和马尾粘连,瘢痕收缩导致脊髓受牵拉。

(三)临床表现

神经系统症状与脊髓和脊神经受累程度有关,较常见的为下肢瘫痪、大小便失禁等。如病变部位在腰骶部,可出现下肢迟缓性瘫痪和肌肉萎缩,感觉和腱反射消失。

1. 腰骶部皮肤异常 腰骶部皮肤出现小的凹陷、皮肤窦道、藏毛窦、不对称臀裂等。

2. 疼痛 疼痛为成人 TCS 最常见的症状。特点是后背痛,并向单侧或双侧下肢放射,无皮肤节段分布的特点。

3. 膀胱和直肠功能障碍 膀胱功能障碍包括尿频、尿急、尿失禁和尿潴留。直肠功能障碍多表现为便秘,少数可有大便失禁。

4. 感觉功能障碍 主要表现为会阴区皮肤麻木或感觉减退,很少有明显的感觉障碍平面。此外,由于神经营养状况不佳,常合并难以愈合的足部或会阴部溃疡。

5. 运动功能障碍 常表现为单侧或双侧下肢无力和步行困难。运动功能最常受累部位是踝关节,儿童可不明显,常出现频繁摔倒。

6. 肌肉骨骼畸形 最常见的畸形为足部踝部畸形、高弓足、马蹄内翻等,少数患者可有脊柱侧凸畸形。

(四)辅助检查

B 超、X 线、CT 脊髓造影、MRI、膀胱功能检测、体感诱发电位(SEP)及其他电生理检查;其中 MRI 是诊断 TCS 首选,对制订手术方案有重要意义。

(五)治疗原则

诊断明确后尽早手术;单纯脊膜膨出者应在出生后 2~3 周内行脊膜膨出修复术;脊髓脊膜膨出和脊髓裂应在新生儿出生后 12~24 h 内进行手术;80%~90%脊髓脊膜膨出患者需要行分流手术;脊髓栓系者应尽早行松解手术。

（六）护理评估要点

1. 术前护理评估

（1）病史评估：询问患者一般情况，包括患者年龄（7岁以内患者年龄记录到年、月）、生长发育史、预防接种史，了解患者有无其他疾病史；有无早产史；有无传染病史；有无用药史、过敏史、家族史。

（2）专科评估：①皮肤状况评估，评估患者病变部位的大小以及皮肤有无破损。②感觉障碍评估，评估患者有无痛、温、触及位置觉减退或消失。③神经功能评估，评估患者肢体肌力、肌张力；下肢是否有运动障碍。④排便评估，评估患者有无大小便失禁。⑤疼痛评估，评估患者疼痛发生的部位、性质。

（3）心理社会评估：评估患者有无病耻感、抑郁等负性情绪，评估其主观支持、客观支持和支持利用度。

2. 术后护理评估

（1）一般评估：患者脉搏、心率、呼吸、血压、疼痛情况。

（2）专科评估：①评估患者意识状态。②评估患者四肢肌力、肌张力。③评估患者感觉障碍较术前有无改变。④评估患者有无脑脊液漏情况。⑤评估手术及麻醉方式。⑥评估患者手术切口有无渗血渗液，敷料情况。⑦评估患者留置引流管情况，有无打折、移位、滑脱等。

（3）心理社会评估：评估患者有无病耻感，有无焦虑、恐惧等负性情绪。

（七）护理常规

1. 术前护理常规

（1）皮肤护理：腰骶部皮肤异常时，穿柔软棉质内衣，避免破溃而感染。大小便失禁患者，保持会阴部及肛周清洁干燥，及时更换污染衣裤，可用温水清洗，必要时涂抹皮肤保护剂，预防失禁性皮炎。

（2）运动障碍护理：给予护理安全评估，并采取措施预防跌倒外伤的发生。

（3）术前适应性训练：进行床上排便训练。告知患者术后需采取俯卧位或侧卧位，避免伤口愈合不良发生。指导患者行踝泵运动，避免双下肢静脉血栓的发生。

（4）疼痛护理：进行疼痛评分，根据评分结果采取非药物或药物处理措施。

（5）心理护理：了解患者心理动向，倾听其主诉，告知其疾病相关知识和术后注意事项，缓解其紧张情绪并取得其配合。

2. 术后护理常规

（1）体位护理：手术后翻身或搬动患者，应保持患者头、颈、肩、躯干纵轴一致，避免旋转、震动。取侧卧位或俯卧位，避免伤口受压，影响血液循环。婴幼儿俯卧位时注意头面部要偏向一侧,防止堵塞呼吸道。

(2)神经功能观察及护理:麻醉清醒后严密观察四肢感觉、运动功能恢复情况,出现肌力下降、肌无力及感觉麻木症状时,及时通知医生处理。密切观察颅内压变化,可通过量头围、摸囟门、做 CT 检查观察脑室大小变化。若出现脑积水加重,在无感染的情况下及时行侧脑室-腹腔分流术。

(3)切口护理:观察切口有无渗血渗液,切口及周围皮肤有无发红及切口愈合情况,及时发现切口感染、切口裂开等异常。保持切口敷料清洁干燥,避免粪便污染。对躁动、不合作患者,可适当使用约束带并防止敷料脱落。

(4)脑脊液漏的预防:严密观察硬脊膜外引流液的性质及量,术后 48 h 常规拔除引流管,拔除引流管后应严密观察伤口敷料,如伤口处出现渗液渗血,应及时通知医生。当出现脑脊液漏时应加压包扎,患儿取俯卧位制动。

(5)发热护理:监测体温;遵医嘱应用退热药物和/或物理降温。采用物理降温时,对于有感觉障碍者,使用冰袋时用毛巾或布套包裹,置冰袋于前额、头顶部和体表大血管流经处(颈部两侧、腋窝、腹股沟等),不可超过 30 min,随时观察局部皮肤色泽,如出现发紫、麻木感,立即停止使用。

(6)疼痛护理:观察患者疼痛的部位、性质,尽可能满足患者舒适的需要,如协助变换体位;术后使用镇痛泵进行镇痛;指导其正确运用非药物镇痛方法,减轻机体对疼痛的敏感性,如分散注意力等;使用疼痛评估量表评估患者疼痛情况,遵医嘱使用镇痛药物并观察效果。

(7)饮食护理:哺乳期婴儿术后 6 h 可根据情况适量进行哺乳;术后第 1 日可进食温水、米汤等流质饮食,避免进食牛奶、豆浆、碳酸饮料等易导致胃肠胀气的食物;第 2 日可予高营养、高蛋白、易消化食物,以增强机体抵抗力,多食纤维素丰富的蔬菜及新鲜水果,多饮水,以保持大便通畅。

(8)皮肤护理:婴幼儿皮肤角质层较薄,屏障功能脆弱,易擦伤导致皮肤细菌感染;应加强患儿皮肤护理,勤翻身每 1~2 h 1 次,翻身时动作应轻柔,避免拖拉等。大便失禁者,应及时更换污染衣物,保持肛周、会阴部皮肤清洁、干燥,可涂用皮肤保护剂保护肛周皮肤。

(9)心理护理:对 3 岁以下患儿采取触摸、接触性语音干预;3~6 岁患儿通过语音进行心理干预,转移其注意力;6 岁以上患儿给予鼓励、引导,增强其信任感、安全感。

(八)健康教育

1. 预防指导　产前诊断非常重要,如孕妇服用卡马西平和丙戊酸钠治疗癫痫,脊柱裂发病率高达 1%~2%;1 型糖尿病孕妇,脊柱裂发病率达 1%。脊髓栓系综合征是出生缺陷中常见的一类疾病,预防干预措施包括加强科普教育,提高群众对补充叶酸制剂的认识;产前检查应用 B 超发现异常并采取补救措施。

2.知识指导　如果患儿住院期间未出现脑积水的情况,出院后要告知家长及时观察,如出现头围增大、囟门提前闭合、头皮静脉怒张、脑干症状等及时就诊;对于已经做过分流手术的患者要教会家属观察分流管堵塞后患者可能出现的症状,如头痛、恶心、呕吐等颅内压增高的情况。

参考文献

[1]王忠诚.神经外科学[M].武汉:湖北科学技术出版社,2019.

[2]赵继宗.神经外科学[M].北京:人民卫生出版社,2016.

[3]朱海艳,王琳琳,任爱国.脊柱裂的病因和发病机制研究进展[J].中国修复重建外科杂志,2021,35(11):1368-1373.

[4]李乐之,路潜.外科护理学[M].6 版.北京:人民卫生出版社,2017.

[5]吴欣娟.卧床患者常见并发症护理规范工作手册[M].北京:人民卫生出社,2018.

二十二、寰枕畸形

(一)定义

寰枕畸形也称枕骨大孔区畸形,主要是指枕骨底部及第 1、2 颈椎发育异常,该病通常合并神经系统及软组织的发育异常。通常除以骨骼为主的发育异常外还合并有神经系统和软组织发育异常。包括扁平颅底、颅底陷入、寰枕融合、寰枢椎脱位及小脑扁桃体下疝畸形。

(二)病因

寰枕畸形属于先天性脊柱畸形的一种,多由胚胎时期神经管闭合不全所致,也可由于外伤、感染等原因所致。

(三)临床表现

1.脑脊液循环异常的表现　枕部头痛,沉重压榨感,向头顶、眼后放散,或向颈肩部放散。

2.受累神经压迫症状　脑干和低位神经受压时产生吞咽困难、声音嘶哑、睡眠呼吸暂停、心悸、构音困难、共济失调、眼球震颤等。

3. 脊髓损害的表现　四肢无力、痉挛、偏身感觉过敏或障碍、颈胸段的痛温觉分离、位置感觉障碍、二便失禁,手部肌肉多有萎缩和畸形。

(四)辅助检查

枕颈区 X 线片、MRI、CT 及脊髓造影等。

(五)治疗原则

手术治疗。

(六)护理评估要点

1. 术前护理评估

(1)病史评估:询问患者一般情况,了解患者有无其他疾病史;有无传染病史;有无用药史、过敏史、吸烟及饮酒史、家族史。

(2)专科评估:①评估患者意识状态、瞳孔变化。②评估患者肢体是否有运动障碍。③评估患者有无感觉障碍,如四肢麻木等。④评估患者有无吞咽困难、声音嘶哑。⑤评估患者有无睡眠呼吸暂停、共济失调、眼球震颤。

(3)心理社会评估:评估患者对疾病的认知程度、日常生活活动的能力及其依赖程度,是否需要提供指导、帮助。评估患者教育背景、家庭成员、经济状况、家庭及社会支持系统。

2. 术后护理评估

(1)一般评估:患者呼吸、脉搏、心率、血压情况。

(2)专科评估:①评估患者意识状态、瞳孔变化。②评估患者手术及麻醉方式。③评估患者有无呼吸困难、睡眠呼吸暂停。④评估患者感觉较术前有无改变。⑤评估患者有无运动障碍,四肢肌力及肌张力。⑥评估患者有无吞咽困难、声音嘶哑。⑦评估患者有无共济失调、眼球震颤等。⑧评估患者疼痛的部位、性质、程度、有无进行性加重及有无颅内压增高表现。⑨评估患者留置管道的功能、置入时间及固定情况。

(3)心理社会评估:患者术后有无焦虑、抑郁等负性情绪。

(七)护理常规

1. 术前护理常规

(1)营养支持:给予患者高蛋白、高热量、高维生素饮食。患者常合并后组脑神经受累导致吞咽困难,早期留置胃管鼻饲,给予高热量、高蛋白、流质饮食,改善营养不良。

(2)术前适应性训练:指导患者进行头、颈、肩、髋一条线的轴位翻身训练,使患者逐步适应。指导患者适应床上大小便。

(3)体位训练:向患者讲解术后的体位要求,说明其重要性,取得配合。

(4)呼吸困难:应严密观察呼吸情况。指导患者进行深呼吸及有效咳嗽,以增大肺活量,促进痰液排出。

(5)心理护理:通过适当的沟通技巧,建立良好的护患关系;指导患者提高认知和应对能力;向患者进行术前健康教育。

2. 术后护理常规

(1)呼吸道管理:呼吸困难多出现在术前有后组脑神经症状或有憋气、睡眠呼吸暂停症状的患者;严密观察呼吸情况,指导患者进行深呼吸及有效咳嗽,以增大肺活量,促进痰液排出。

(2)颈部制动及体位的观察与护理:保持颈部稳定性是术后恢复的关键,遵医嘱佩戴颈托;术后取平卧位,头部垫软枕,枕头高度以一拳为宜,枕头过高易引起颈部前曲,过低引起颈部向后过伸;侧卧时枕与肩宽同高,使颈部与躯干保持呈直线;翻身时轴位翻身,保持头、颈、肩、髋在同一条直线,同时同向翻身以防加重脊髓损伤。

(3)神经功能观察及护理:麻醉清醒后严密观察四肢感觉及运动功能恢复情况,如患者出现肌力下降或感觉平面上升,立刻报告医生。

(4)切口护理:观察切口有无渗血渗液,切口及周围皮肤有无发红及切口愈合情况,及时发现切口感染、切口裂开等异常;保持切口敷料清洁干燥。

(5)引流管护理:常见引流管为皮下肌间隙引流管,要妥善固定,防止脱出、受压,保持引流通畅,并记录24 h引流液的颜色、性质及量;若出现引流管不通畅、引流速度过快及引流液颜色加深,应及时通知医生处理;手术后72 h内拔除引流管。

(6)感觉障碍护理:严格掌握热水袋、冰袋使用指征,防止烫伤、冻伤;使用热水袋时,用毛巾或布套包裹,水温应低于50 ℃,放置在所需部位,时间不可超过30 min;使用冰袋时,用毛巾或布套包裹,高热降温置冰袋于前额、头顶部和体表大血管流经处(颈部两侧、腋窝、腹股沟等),不可超过30 min,随时观察局部皮肤色泽,如出现发紫、麻木感,立即停止使用。

(7)疼痛护理:观察患者疼痛的部位、性质和规律;鼓励患者表达疼痛的感受;尽可能满足患者对舒适的需要,如协助变换体位;指导患者正确运用非药物镇痛方法,减轻机体对疼痛的敏感性,如分散注意力等;可指导患者自控镇痛泵进行镇痛;使用疼痛评估量表评估患者疼痛情况,遵医嘱使用镇痛药物并观察效果。

(8)饮食护理:全身麻醉者,应待麻醉清醒,无恶心、呕吐后方可进食;一般先给予流质,以后逐步过渡到半流质或普食;吞咽困难多出现在直接复位术后的患者,多数患者在局部肿胀解除后能改善,其间可给予胃管鼻饲。

(9)心理护理:积极主动迎接术后患者,及时告知其手术效果,耐心讲解术后注意事项,消除其紧张情绪;鼓励患者树立战胜疾病的自信心。

（八）健康教育

1. 知识指导　术后 3~4 d 遵医嘱佩戴颈托固定下床活动,指导患者下地行走前先在床上坐位、床边站立,在家属搀扶下循序渐进地行走,逐渐训练和观察患者独立安全行走的能力。

2. 康复指导　康复和治疗必须遵循循序渐进的原则。指导患者正确佩戴颈托,避免颈部伸屈和旋转活动;3 个月后去除颈托,行 X 线复查,植骨椎间隙完全融合后进行颈部活动训练,先做颈部伸屈、旋左、旋右活动,再做颈部旋转活动,禁止仰卧起坐。

参考文献

[1]王忠诚.神经外科学[M].武汉:湖北科学技术出版社,2015.

[2]赵继宗.神经外科学[M].4 版.北京:人民卫生出版社,2019.

[3]中华医学会神经外科学分会,中国医师协会神经外科医师分会.中国颅颈交界区畸形诊疗专家共识[J].中华神经外科杂志,2016,32(7):659-665.

[4]李乐之,路潜.外科护理学[M].6 版.北京:人民卫生出版社,2017.

[5]周良辅.现代神经外科学[M].上海:复旦大学出版社,2015.

[6]吴欣娟.卧床患者常见并发症护理规范工作手册[M].北京:人民卫生出版社,2018.

[7]冯英璞.神经系统亚专科疾病护理[M].郑州:郑州大学出版社,2021.

二十三、三叉神经痛

（一）定义

三叉神经痛(trigeminal neuralgia,TN)是一种累及单侧面部三叉神经的一支或几支感觉分布区的阵发性、剧烈的电击样或刀割样、反复发作的疼痛,被描述为"人类所经受的最剧烈的疼痛",俗称"天下第一痛"。

（二）病因与发病机制

1. 三叉神经痛从病因学分类

（1）原发性:多数认为病变位于三叉神经半月节及其感觉神经根内,也可能与血管压迫、岩骨部位骨质畸形等对神经的机械性压迫、牵拉和营养代谢障碍等有关。

（2）继发性:指三叉神经路径上从半月节到脑桥入口之间或其周围存在明确的器质

性病变,如多发性硬化或自发性脱髓鞘,肿瘤机械性压迫或牵拉三叉神经根等情况。

2.基本病理学改变　三叉神经微血管压迫、三叉神经脱髓鞘改变、三叉神经癫痫样异常放电。

(三)临床表现

1.原发性三叉神经痛　三叉神经分布区域内的反复发作的短暂性剧烈疼痛,呈电击样、刀割样和撕裂样剧痛,突发突止。每次疼痛持续数秒至数十秒,间歇期完全正常。疼痛发作常由说话、咀嚼、刷牙和洗脸等面部随意运动或触摸面部某一区域(上唇、鼻翼、眶上孔、眶下孔和口腔牙龈等处)而被诱发,这些敏感区称为"扳机点"。为避免发作,患者常不敢吃饭、洗脸,面容憔悴、情绪抑郁。发作严重时可伴有同侧面肌抽搐、面部潮红、流泪和流涎,又称痛性抽搐。多见于40岁以上的患者。

2.继发性三叉神经痛　由颅内外各种器质性病变引起的三叉神经继发性损害而致的三叉神经痛。与原发性三叉神经痛的不同点是,继发性三叉神经痛疼痛发作时间通常较长,或为持续性疼痛、发作性加重,多无"扳机点"。体检可见三叉神经支配区内的感觉减退、消失或过敏,部分患者出现角膜反射迟钝、咀嚼肌无力和萎缩。多见于40岁以下的患者。

(四)辅助检查

1.影像学检查　CT、MRI、MRA。MRI或CT检查以排除肿瘤等继发因素。
2.电生理检查　纯音听阈测定。

(五)治疗原则

1.口服药物　目前用于三叉神经痛治疗的口服药物包括抗惊厥药,如卡马西平、氯硝西泮、加巴喷丁和其他药物如巴氯芬、抗胆碱能药和氟哌啶醇。口服药物疗效不确切且不良反应较多。
2.经皮微球囊压迫术　术后易复发。
3.三叉神经感觉根切断术　术后会遗留面部不可恢复的麻木、感觉异常。
4.三叉神经微血管减压术　是目前治疗三叉神经痛的首选方式。

(六)护理评估要点

1.术前护理评估
(1)病史评估:①健康史,询问患者的一般资料,例如年龄、身高、体重、社会背景、睡眠情况。②既往史,评估既往有无其他系统肿瘤、过敏性疾病、头部外伤等病史。③家族史,评估家族中有无三叉神经痛病史。

（2）专科评估：①疼痛评估，询问患者疼痛的部位是在一侧还是双侧，痛点位于哪里；询问患者是否有特别敏感的区域，如口角、鼻翼、颊部和舌部为敏感区；是否在平常的活动中即可诱发疼痛，严重者洗脸、刷牙、说话、咀嚼、哈欠等都可诱发；疼痛的感觉如何，如电击样、针刺样、刀割样或撕裂样的剧烈疼痛；持续时间多久，每次数秒或数分钟或更长时间等。②起病形式及病程特点，询问患者是否为持续性发作或间歇性周期发作。了解其发病时局部有无伴随症状，如伴有面部发红、皮温升高、结膜充血和流泪等。了解患者的病程长短，一般病程越长，发作越频繁、越重。③了解神经系统有无阳性体征。

（3）心理社会评估：评估患者的精神、心理状态；了解患者及家庭成员对疾病的认识和期望值；了解患者的个性特点，有助于对患者进行针对性的心理指导和护理支持。

2. 术后护理评估

（1）一般评估：评估患者意识、瞳孔、生命体征等较术前有无改变。

（2）专科评估：①疼痛的部位、性质及频率，微血管减压术后疼痛改善情况，是立即改善还是延迟改善。②吞咽障碍，评估术后有无声音嘶哑、呛咳、呕吐等吞咽功能障碍。③并发症迹象，评估术后有无并发症，如周围性面瘫、低颅压综合征、听力下降、切口漏及皮下积液、无菌性脑膜炎、脑脊液漏等症状。

（3）心理社会评估：评估患者术后有无因延迟改善导致的焦虑、抑郁等负性情绪。

（七）护理常规

1. 术前护理常规

（1）病情观察：严密观察患者生命体征、意识、瞳孔，及时发现病情变化。

（2）术前准备：遵医嘱完善相关检查及术前准备。

（3）疼痛管理：鼓励患者发作间歇期多进食，保证营养，必要时应用止痛药物。

2. 术后护理常规

（1）病情观察：严密观察生命体征及意识、瞳孔、肢体活动，特别注意呼吸、血压的变化，警惕颅内压增高的发生。

（2）伤口护理：观察伤口有无渗血渗液，若有，应及时通知医生更换敷料。

（3）低颅压症状观察：术后 1~2 d，评估患者有无头晕、头痛、恶心等低颅压症状，如无可抬高床头 15°~30°，术后 2~6 d 指导患者适当下床活动。避免术后过早抬高床头或下地活动而出现低颅压症状。

（4）饮食护理：术后禁食 4~6 h，6 h 后评估患者，给予流质饮食，若有呕吐应暂停进食，如出现声音嘶哑、呛咳、呕吐等吞咽功能障碍时，应评估是否留置胃管，做好口腔护理。

（5）呼吸道管理：保持呼吸道通畅，头偏向一侧，定时翻身叩背，利于痰液、呕吐物、口咽分泌物及时排出。

（6）一般护理：做好基础护理，如口腔护理、尿管护理、定时翻身等工作。

(7)疱疹护理:由手术时激活三叉神经半月节潜伏的单纯疱疹病毒所致,要保持口周皮肤清洁干燥,金霉素软膏局部涂患处,口服维生素 B_1。

(8)并发症管理:注意有无周围性面瘫、低颅内压综合征、听力下降、切口漏及皮下积液、无菌性脑膜炎、脑脊液漏等。

(八)健康教育

1. 知识指导　出院后口服甲钴胺 10 mg,1 天 3 次,口服维生素 B_1 10 mg,1 天 3 次,2个月后停药。

2. 预防指导

(1)饮食要有规律,宜选择质软、易嚼食物。不宜食用刺激性、过酸过甜食物以及寒性食物等,以免诱发再次疼痛。

(2)吃饭、漱口、说话、刷牙、洗脸动作宜轻柔。

(3)患者应注意勿用过冷或过热的水洗脸,遇风、雨、寒冷时,注意头面部保暖;平时应保持情绪稳定,不宜激动,不宜疲劳熬夜,常听柔和音乐,心情平和,保持充足睡眠。

(4)保持精神愉快,避免精神刺激,起居规律,室内环境应安静、整洁、空气新鲜;适当参加体育运动,锻炼身体,增强体质,预防上呼吸道感染。

(5)手术后极少数人会出现并发症,比如术后 1 周到 3 个月,3% 的患者可能出现迟发性面肌瘫痪,这属于恢复中的表现,1～3 个月就会自然消失;个别患者术后短期内会出现耳鸣,大部分会自行恢复,不需要特殊的处理。

参考文献

[1]宁宁,朱红,刘晓艳.神经外科护理手册[M].北京:科学出版社,2015.

[2]丁淑贞,于桂花.神经外科临床护理[M].北京:中国协和医科大学出版社,2018.

[3]中华医学会神经外科学分会功能神经外科学组,中国医师协会神经外科医师,分会功能神经外科专家委员会,等.三叉神经痛诊疗中国专家共识[J].中华外科杂志,2015,53(9):657-664.

[4]蔡珂,张鹏,宋建荣,等.三叉神经痛治疗进展[J].中华神经外科疾病研究杂志,2018,17(6):567-569.

[5]刘清军.《三叉神经痛诊疗中国专家共识》解读[J].中国现代神经疾病杂志,2018,18(9):643-646.

[6]张琼,卢思言,苗重昌.原发性三叉神经痛的诊断与治疗进展[J].中国临床神经外科杂志,2020,25(6):411-413.

二十四、面肌痉挛

(一)定义

面肌痉挛(hemifacial spasm,HFS)是一种不受自主意志控制、间歇发作的面部肌肉收缩或抽搐。发生于面神经分布区域,是常见的脑神经疾病,发病人群中女性略多于男性,多发生于一侧。

(二)病因与发病机制

根据病因将面肌痉挛分为原发性和继发性。

1. 原发性　面神经发出区血管压迫面神经引起的神经脱髓鞘病变。

2. 继发性　病因明确,如由于桥小脑角肿瘤压迫面神经或颅底蛛网膜炎累及面神经所致。

(三)临床表现

表现为一侧颜面部阵发性、不自主的肌肉抽动,抽搐多从眼周开始,逐步向下扩大,波及口周和面部表情肌,严重者可累及同侧颈部,情绪紧张、寒冷、劳累等可使症状加重,休息或情绪稳定后症状缓解,偶伴耳鸣、听力下降,多无神经系统阳性体征。

(四)辅助检查

1. 影像学检查　CT、MRI、MRA。

2. 电生理检查　异常肌反应、纯音听阈测定、面神经肌电图。

(五)治疗原则

1. 口服药物　目前用于面肌痉挛治疗的口服药物包括抗惊厥药,如卡马西平、氯硝西泮、加巴喷丁和其他药物如巴氯芬、抗胆碱能药和氟哌啶醇。口服药物疗效不确切且不良反应较多。

2. 肉毒毒素注射　是缓解症状的方式之一,在抽动最活跃区域注射肉毒毒素虽然有效,但需3~6个月内反复注射,随着治疗次数增多效果逐渐减弱。肉毒毒素的不良反应包括轻度面部麻痹、复视和眼睑下垂。

3. 手术治疗　面神经显微血管减压术是治疗面肌痉挛的首选方式,该手术是目前治疗原发性面肌痉挛效果可靠、疗效持久的方法。

(六)护理评估要点

1. 术前护理评估

(1)病史评估:①健康史,询问患者一般情况,包括年龄、职业、饮食营养是否合理、有无烟酒嗜好、睡眠是否正常、生活是否能自理、有无接受知识的能力等。②既往史,有无外伤、肿瘤、炎症侵犯、脑血管病、特殊疾病、病程、有无周围性面瘫及相关治疗史等。③家族史,有无面肌痉挛病史。

(2)专科评估:①痉挛的部位及频率,询问患者抽动的起病部位,持续时间,诱发因素。②起病形式及病程特点,询问患者是否呈持续性发作或间歇性周期发作。了解患者的病程长短,一般病程越长,间歇期变短,抽动加重。③评估神经系统有无阳性体征,晚期患者除轻度面瘫外,无明显阳性体征。

(3)心理社会评估:评估患者的精神、心理状态。患者常因紧张、过度劳累、面部过度运动而抽动加剧,但不能自己控制抽动发作,可导致患者情绪低落甚至精神抑郁。了解患者及家庭成员对疾病的认识和期望值。了解患者的个性特点,有助于对患者进行针对性的心理指导和护理支持,解除患者的心理疑虑,增强对手术治疗的信心,正确认识和接受手术。

2. 术后护理评估

(1)一般评估:评估患者生命体征、意识、瞳孔等较术前有无改变。

(2)专科评估:①术后效果,微血管减压术后面肌痉挛是立即缓解还是延迟缓解。②脑神经功能障碍,有无面瘫、面部麻木,有无耳鸣、听力障碍,有无声音嘶哑、饮水呛咳、复视等。③小脑、脑干损伤,有无小脑或脑干梗死、肿胀及出血。④其他,有无低颅压综合征、皮下积液、无菌性脑膜炎、脑脊液漏等。

(3)心理社会评估:有无因延迟缓解导致的焦虑、抑郁等负性情绪。

(七)护理常规

1. 术前护理常规　①监测患者血压、血糖。②询问过敏史、饮酒史。③了解有无服用阿司匹林、利血平等影响麻醉手术的药物。④遵医嘱完善相关检查及术前准备。⑤心理护理。

2. 术后护理常规

(1)病情观察:严密观察生命体征、意识、瞳孔及肢体改变,监测呼吸、血压,若血压骤然升高同时脉搏减慢,清醒后又出现意识障碍,呼吸深慢甚至骤停,氧饱和度明显下降,瞳孔散大、对光反射减弱或消失,应考虑小脑或脑干梗死、肿胀及出血的可能,应及时行头颅 CT 扫描,根据 CT 实施扩大骨窗枕下减压或脑室外引流。

(2)并发症的护理:常见的有颅内出血、低颅压症状、听力障碍、面瘫和脑脊液鼻漏等。

1)颅内出血:是微血管减压术后 24 h 内出现的最严重的并发症。须密切观察患者的生命体征、意识、呼吸、瞳孔、肢体活动等。一旦有顽固性头痛、剧烈而频繁呕吐、意识障碍等,应立即复查 CT,并采取相应措施。

2）低颅压症状：头痛、头晕、恶心及非喷射状呕吐，同时血压偏低、脉率加快等，应放低头位，遵医嘱补液对症治疗。

3）听力障碍：手术侧听力下降或耳鸣，应保持周围环境安静，避免噪声刺激，遵医嘱使用改善微循环的药物，病情稳定后可行针灸、理疗。

4）面瘫：手术侧周围性面瘫，应注意角膜及口腔护理。如出现饮水呛咳和吞咽功能障碍，应避免误吸。

5）脑脊液鼻漏：立即嘱患者去枕平卧，告知患者勿抠、挖及堵塞鼻孔，保持鼻孔清洁，观察体温变化，遵医嘱使用抗生素预防感染。保持大便通畅，防止咳嗽、大便用力而引起颅内压增高，必要时可使用脱水剂或腰大池引流术降低颅内压，若漏孔经久不愈或多次复发需行漏孔修补术。

（3）心理护理：手术仅仅解除了血管对面神经根部的压迫，而面神经功能需要一定时间才能修复正常，面肌痉挛一般在 6 个月内才能完全停止，对延迟缓解的患者做好心理护理。

（八）健康教育

1. 用药指导　出院后口服甲钴胺片 10 mg，1 天 3 次，口服维生素 B_1 片 10 mg，1 天 3 次，2 个月后停药。

2. 预防指导

（1）饮食要有规律，宜选择质软、易嚼食物。不宜食用刺激性、过酸过甜食物以及寒性食物等，以免诱发面部再次抽搐。

（2）吃饭、漱口、刷牙、洗脸动作宜轻柔。改变咀嚼习惯，避免单侧咀嚼导致颞下颌关节功能紊乱。

（3）患者勿用过冷、过热的水洗脸，面部避免受凉、直接吹风。

（4）保持精神愉快、心情平和，起居规律，不宜疲劳熬夜，避免精神刺激。室内环境安静、整洁、空气新鲜。适当参加体育运动，锻炼身体，增强体质，预防上呼吸道感染。

（5）部分患者术后出现眩晕，多数在术后活动时发现，症状轻重不一，重者影响活动，可逐渐减轻，多在 1~2 周内缓解，少数病人可持续 1 个月以上，但不影响活动。

（6）90% 以上的迟发性面瘫发生在术后 1 个月之内，可能与术后受凉继发病毒感染相关，宣教患者术后 1 个月内应特别注意保暖，避免感冒，以减少迟发性面瘫的发生，一旦发生，需及时复诊。

参考文献

[1]宁宁,朱红,刘晓艳.神经外科护理手册[M].北京:科学出版社,2015.

[2]赵继宗.神经外科学[M].北京:人民卫生出版社,2019.

［3］丁淑贞,于桂花.神经外科临床护理［M］.北京:中国协和医科大学出版社,2018.

［4］上海交通大学颅神经疾病诊治中心.面肌痉挛诊疗中国专家共识［J］.中国微侵袭神经外科杂志,2014,(11):528-532.

［5］卓开全,张勇,刘窗溪.原发性面肌痉挛的诊治进展［J］.中华神经外科杂志,2017,33(11):1185-1188.

［6］宋启民,陈立柱,张健,等.3.0磁共振评估面肌痉挛显微血管减压术的价值［J］.中华神经外科疾病研究杂志,2017,16(1):72-73.

二十五、癫痫

(一)定义

癫痫(epilepsy)是由多种病因引出的慢性脑部疾病,以神经元过度放电导致反复、发作性和短暂性的中枢神经系统功能失常为特征。

(二)病因与发病机制

1.原发性癫痫　又称真性、特发性或隐源性癫痫,其真正的原因不明,与遗传因素有密切的关系。

2.继发性癫痫　又称症状性癫痫,脑炎、脑膜瘤、脑寄生虫病、脑瘤、脑外伤、脑缺氧,铅、汞等引起脑中毒等均可导致本病的发生。

(三)临床表现

1.全面性发作

(1)运动症状:有以下表现。

1)强直-阵挛:双侧对称强直后紧跟有阵挛动作。

2)阵挛发作:表现为双侧肢体节律性的抽动,伴有或不伴有意识障碍。

3)强直发作:表现为躯体中轴、双侧肢体近端或全身肌肉持续性的收缩,肌肉僵直,没有阵挛成分。

4)肌阵挛发作:表现为不自主、快速短暂、电击样肌肉抽动。

5)肌阵挛-强直-阵挛:表现为不自主、快速短暂、电击样肌肉抽动后双侧对称强直并紧跟有阵挛动作。

6)肌阵挛-失张力:肌阵挛后出现头部、躯干或肢体肌肉张力突然丧失或降低。

7)失张力发作:表现为头部、躯干或肢体肌肉张力突然丧失或减低,发作之前没有明显的肌阵挛或强直成分。

8)癫痫性痉挛:癫痫性痉挛表现为突然、主要累及躯干中轴和双侧肢体近端肌肉的强直性收缩,突发突止。

(2)非运动症状:主要包括典型失神、不典型失神、肌阵挛失神和眼睑肌阵挛。

2.部分性发作 部分性发作首先判断是否合并知觉障碍,可分为运动症状和非运动症状。局灶进展为双侧强直-阵挛。

(1)运动症状:包括自动症、失张力、阵挛、癫痫性痉挛、过度运动、肌阵挛和强直。

(2)非运动症状:包括自主神经发作、行为终止、认知障碍发作、情感发作和感觉发作。

3.起源不明的发作 包括运动症状(强直-阵挛、癫痫性痉挛)和非运动症状(运动终止)。

(四)辅助检查

1.脑电图检查 ①头皮脑电图(eelctroencephalogram,EEG);②颅内脑电图(intracranial electroencephalogram,iEEG):立体定向脑电图(stero-electroencephalography,SEEG),皮层脑电图(electrocorticogram,ECoG);③PET;④高分辨MRI。

2.影像学检查。

3.其他检查:血液检查、尿液检查、脑脊液检查、心电图、基因检查等。

(五)治疗原则

1.药物治疗 目前现有抗癫痫药物均是控制癫痫发作的药物,对于仅有脑电图异常但没有癫痫发作的患者应当慎用,现在广泛应用的一线抗癫痫药为卡马西平、丙戊酸钠、左乙拉西坦、奥卡西平、托吡酯、拉莫三嗪等。

2.外科治疗 包括切除性手术、离断性手术、姑息性手术、立体定向放射治疗术、立体定向射频毁损术、神经调控手术。

3.生酮饮食 高脂、低碳水化合物和适当蛋白质的饮食。

(六)护理评估要点

1.术前护理评估

(1)病史评估:①健康史,询问患者的一般资料,例如年龄、身高、体重、社会背景、睡眠情况。②既往史,评估既往有无其他系统肿瘤、过敏性疾病、头部外伤等病史。③家族史,评估家族中有无癫痫、热惊厥、偏头痛、睡眠障碍、遗传代谢疾病等。

(2)专科评估:①患者首次癫痫发作时间、发作前状态或促发因素、发作最初时的症状/体征、发作时表现、发作演变过程、发作持续时间、发作后表现、发作频率和严重程度。

②评估患者的神经系统,包括:意识状态、精神状态、局灶体征(偏瘫/偏盲等)、各种反射及病理征等。

(3)心理社会评估:使用焦虑自评量表、抑郁自评量表等工具评估患者有无因癫痫发作、疾病知识缺乏,导致的焦虑、抑郁等负性情绪。

2.术后护理评估

(1)一般评估:评估患者意识、瞳孔、生命体征等。

(2)专科评估:①评估患者认知、语言、感觉、运动及四肢肌力较术前有无改变。②评估患者术后有无癫痫发作。

(3)心理社会评估:评估患者术后有无因疼痛引起的焦虑、抑郁等负性情绪。

(七)护理常规

1.术前护理常规

(1)病情观察:严密观察患者生命体征、意识、瞳孔,及时发现病情变化。

(2)脑电监测护理:做脑电监测前先了解患者发病情况,在服药期间经常发病的患者,做脑电图监测当时应停服抗癫痫药,几周或几个月发病1次的患者术前1 d或2 d停药;做脑电图监测前先洗头,不用任何护发品,使电极与头皮接触良好;脑电监测中嘱患者在床上安心休息,减少活动,不要遮盖患者面部,便于发作时监测录像记录发作的整体情况和状态。

(3)癫痫与躁动安全护理:癫痫和躁动不安的患者应安排专人护理,发作时注意保护患者,加床档、适当约束,防止患者受伤;密切观察癫痫先兆症状、发作类型及持续时间;遵医嘱应用抗癫痫药物,不得随意减量、停药、漏服。

(4)癫痫发作期护理:保持呼吸道畅通,头偏向一侧,及时清除口腔、鼻腔等上呼吸道分泌物,注意观察呼吸的幅度、频率,有无呼吸困难、发绀、痰鸣音,有无舌后坠,如呼吸骤停,如有上述情况,立即请麻醉师气管插管、简易呼吸器辅助呼吸、心肺复苏,必要时备呼吸机辅助呼吸。

(5)心理护理:对清醒患者作适当解释,消除其恐惧心理;主动安慰昏迷患者家属,稳定其情绪。

2.术后护理常规

(1)切口护理:密切观察伤口有无渗血渗液以及有无红肿热痛等感染征象。迷走神经刺激脉冲发生器放置在胸壁皮下,此处皮下组织薄,不易吸收渗血渗液,短期内易出现红肿等刺激症状。一旦出现感染征象要立即报告医生给予处理。

(2)病情观察:密切观察患者意识、瞳孔变化,特别注意血压变化,警惕颅内压增高发生。

(3)营养支持:术后遵医嘱由禁食逐步向流食、固体食物过渡。昏迷状态的患者,进行鼻饲,鼻饲前后注意观察患者有无腹胀、腹泻、呕吐等症状。保持排便通畅,嘱勿用力排便。

(4)呼吸道管理:保持呼吸道通畅,头偏向一侧,定时翻身叩背,促进痰液、呕吐物、口咽分泌物及时排出。

(5)用药指导:术后短期内尚未开机或仅给予很小的刺激参数,抗癫痫药物仍需要按时、按量服用,待开机后症状改善,在医生的指导下方可酌情减停药物;同时需观察抗癫痫药物使用中的效果和不良反应。

(6)癫痫发作期护理:立即通知医生,同时松解衣领,头偏向一侧,取下义齿和眼镜;保持呼吸道通畅,给予吸氧;详细记录抽搐发作持续时间和相关临床症状;发作时注意预防意外伤害发生。

(7)迷走神经刺激术后护理:因迷走神经受刺激会影响心律、胃酸分泌,出现恶心、腹胀、腹泻等症状,要注意观察患者症状发生时间、部位,立即报告医生给予处理,叮嘱患者情绪保持稳定,切勿惊慌,必要时调低刺激参数。

(八)健康教育

1. 知识指导　①患者术后 1~2 年还需遵照医师指导继续服用抗癫痫药,不能自行随意停药或减药。②长期服药患者应定期测定血药浓度,以便及时调整抗癫痫药用量,预防药物中毒。

2. 预防指导

(1)癫痫患者应保持健康规律的生活方式,尤应注意避免睡眠不足、暴饮暴食以及过度劳累,如有发作诱因,应尽量去除或者避免。

(2)嘱患者外出时,随身带有注明姓名、诊断的卡片,以便急救时参考。

(3)迷走神经刺激术后指导:术后一般 1~2 周开机治疗,指导患者规律服药,禁止随意停药、减量以免诱发癫痫发作,同时术后应规律进行机器的调试。术后遵医嘱坚持服药,并定期检测血药浓度,以保持稳定的血药浓度,达到控制癫痫发作的目的。

(4)心理护理:由于长期受到疾病的困扰,患者难免会出现各种心理障碍,表现出紧张、焦虑、不安、抑郁等,要对其心理状况进行评估,以便针对性干预,消除患者的心理顾虑,使其以积极、良好的心态配合治疗。针对心理问题较严重者,可进一步帮助其树立战胜疾病的信心,并教会患者掌握调整不良情绪的方法,缓解各种心理障碍。

(5)定期复查,不适随诊。

参考文献

[1]赵继宗.神经外科学[M].北京:人民卫生出版社,2019.

[2]富晶,孟凡刚.顽固性癫痫患者行迷走神经刺激术的围手术期护理[J].护士进修

杂志,2016,6(31):1106-1108.

[3]丁晶,汪昕.癫痫诊疗指南解读[J].临床内科杂志,2016,33(2):142-144.

[4]龙乾发,汪平,汪凯,等.癫痫治疗的研究进展[J].中华神经外科疾病研究杂志,2016,15(5):478-480.

[5]杨琳.难治性癫痫的定义和治疗选择[J].中华实用儿科临床杂志,2016,31(12):887-890.

[6]中国抗癫痫协会.临床诊疗指南癫痫病分册(2015 修订版)[M].北京:人民卫生出版社,2015.

二十六、帕金森病的外科治疗

(一)定义

帕金森病(Parkinson disease,PD),即原发性帕金森病或特发性帕金森病,是一种常见于中老年人的渐进性神经变性疾病,也是中老年人最常见的锥体外系疾病。主要表现为震颤、僵直、运动减少等症状。

(二)病因与发病机制

1.病因　杀虫剂、除草剂、工业化学品、遗传等因素。
2.帕金森最常见的发病机制　因黑质纹状体变性、脑内多巴胺含量明显减少所致。

(三)临床表现

1.运动症状
(1)震颤:主要为静止性震颤,多先由单肢发病,随疾病进展逐渐累及同侧及对侧肢体,然后扩展至下颌、舌、口唇等部位;肢体的震颤常开始于远端,上肢较下肢出现早;上肢多从手指开始,为每秒 4~6 Hz 的"搓丸样"动作,下肢多从踝关节开始,随意运动时减轻或停止,紧张或激动时加剧,入睡后消失。
(2)僵直:在有静止性震颤的患者中可感到在均匀的阻力中出现断续停顿,似齿轮样运动,称为"齿轮样强直";如果僵直在被动运动中始终存在,称为"铅管样强直";由于口唇及舌肌张力增高,患者构音缓慢而含糊,声调低沉;因患者颈部肌肉及躯干肌僵直形成特征性的前倾体态,表现为头部前倾,躯干俯屈,上肢肘关节屈曲,腕关节伸直,髋及膝关节屈曲。
(3)运动迟缓:运动计划、起始及维持缓慢,随意运动减少,尤其在完成连续性任务或同时完成多任务时较为明显;行走的速度变慢,手臂摆动幅度会逐渐减小甚至消失;因不能主动吞咽导致流涎;出现面具脸以及书写、步速、言语等方面的障碍,晚期患者常卧床不起,甚至无法自主翻身。

(4)姿势及平衡障碍:患者行走时起步困难,双脚如被吸在地面,表现为"冻结步态",而一旦迈步则小步向前冲,越走越快,加之患者身体前倾,如同追逐重心,不能立即停止,表现为"慌张步态"。后期开始失去正常的姿势反射并且站立不稳,出现包括前冲、歪斜、跌倒等情况。

2. 非运动症状　可出现自主神经功能紊乱、便秘、嗅觉功能障碍、睡眠障碍和焦虑、抑郁等表现。

(四)辅助检查

1. 血液、脑脊液生化检查　常规检查均无异常,脑脊液中的高香草酸含量可降低。
2. 神经影像学　①SPECT、PET。②MRI。③经颅超声成像。
3. 电生理学检查　①脑电图。②事件相关电位。
4. 实验室检查　血常规和血生化,脑脊液常规和糖、蛋白质、氯化物生化均无异常;脑脊液中的高香草酸含量可降低。

(五)治疗原则

1. 脑深部电刺激术　具有可逆、可调节、非破坏、不良反应小和并发症少等优点,成为首选方法。
2. 机器人立体定向脑深部电刺激(deep brain stimulation,DBS)手术　机器人手术定位精度高、误差小。
3. 立体定向神经核毁损术　适应单侧震颤。

同时需要强调的是,手术虽然可以明显改善运动症状,但并不能根治疾病;术后仍需应用药物治疗,但可减少剂量,同时需对患者进行优化程控,适时调整刺激参数。

(六)护理评估要点

1. 术前护理评估
(1)病史评估:①健康史,评估患者的生活状态、营养状态、康复功能状况、生活自理状况等情况;询问患者是否服药,用些什么药物。②既往史,评估患者有无脑炎、中毒、脑血管病、颅脑外伤和药物所致的继发性 PD 及神经变性病所致的症状性 PD 病史;评估既往有无长期毒物、烟酒和槟榔嗜好等病史。③家族史,评估家族中有无 PD 病史。
(2)专科评估:①起病时间与疾病形式,询问患者从哪一部位开始起病,发展如何;了解首发症状,应注意观察患者有无明显的肢体颤动、精细动作不能完成等表现,是否容易发生意外伤害。②神经功能,评估患者生命体征、意识状态、瞳孔、肌力及肌张力、运动感觉功能等;③评估有无神经功能受损。

(3)心理社会评估:PD 患者早期动作迟钝笨拙、表情淡漠、语言断续,评估患者是否因此产生自卑、抑郁心理;了解患者家庭经济状况及对疾病的认识和期望值。

2.术后护理评估

(1)一般评估:评估患者意识、瞳孔、生命体征等较术前有无改变。

(2)专科评估:①切口敷料,评估头部及胸部敷料情况。②开机时间及用药情况,评估术后开机的时间、术后用药及其效果。③并发症迹象,评估术后有无并发症 感觉异常、异动症、精神症状、复视、构音障碍、眼球运动障碍等。

(3)心理社会评估:评估患者术后有无因手术疼痛导致的焦虑、抑郁等负性情绪。

(七)护理常规

1.术前护理常规

(1)基础护理:加强基础护理,防止并发症的发生,认真细致地做好晨间护理,特别对于行动不便、生活不能自理、吞咽障碍、痴呆、流涎等患者,防止呼吸道、口腔及尿路等感染。

(2)药物护理:告知患者本病需要长期或终身服药,指导正确服药,按时按量服药,不能擅自增减或停药,防止药物治疗出现的"开关"和剂末现象。严密观察药物疗效及不良反应,作为调节剂量或更换药物的依据。

(3)症状护理:①震颤,保护肢体,防止其与硬物发生碰撞,床旁勿放置热水瓶,以防烫伤;避免患者独自使用锐器,如水果刀等,以防发生意外;保持情绪稳定,鼓励患者做力所能及的事情。②僵直,了解患者进食情况,咀嚼困难者应减慢进食速度,尽量采用流质或半流质饮食;此类患者的身体消瘦,加上皮肤缺乏脂肪保护,肌肉僵直,需注意皮肤的保护,积极采取措施预防压疮。

(4)术前准备:①对于震颤非常明显的患者,术日晨不停止服药,并注意观察患者服药依从性。②对以僵直为主的患者,术日晨应停止服药,以利于术中做出相应评估。③术前 3 d 停用多巴胺受体激动剂,术前 12 h 停用左旋多巴类药。

2.术后护理常规

(1)病情观察:术后密切监测生命体征及意识,注意观察有无颅内压增高症状,如头痛、频繁呕吐等。应注意血压波动,防止血压波动过大引起颅内出血。

(2)切口护理:严密观察切口部位敷料渗血渗液情况,胸腹部伤口需加压包扎,防止皮下积液、出血。

(3)饮食管理:全身麻醉者,应待麻醉清醒,无恶心、呕吐后方可进食。一般先给予流质,以后逐步过渡到半流质或普食。

(4)活动指导:全麻清醒后抬高床头15°~30°,术后指导患者进行肢体功能锻炼,要坚持不懈,循序渐进,否则肢体仍将萎缩。

(5)一般护理:做好晨晚间护理、管道护理、口腔护理,定时协助翻身,防止并发症的发生。

(6)并发症观察:①与手术相关并发症,颅内感染、癫痫等。②与DBS装置相关的并发症,如电极移位、电极断裂、电极植入位置不当、漏电、皮肤腐蚀、排斥反应、功能间断、刺激器和电池故障等。③与刺激部位相关的并发症,如感觉异常、异动症、精神症状、复视、构音障碍、眼球运动障碍等。

(八)健康教育

1. 知识指导

(1)患者清醒后尽早服用美多芭,以减轻戒断效应。指导患者按量准时服药,不可骤然停药或换药。

(2)术后脑水肿消退,一般情况稳定后即可开机,术后2~4周较适宜。

2. 预防指导

(1)由于刺激器磁性的存在,嘱患者及家属术后避免强磁扫描,如电除颤、心脏起搏器,禁止做透热治疗。

(2)告知刺激器的电池寿命,如需要,应按时到医院更换电池。应用中应密切观察患者各种症状发作时间及间歇时间,据此调节参数。出现难以控制症状时,立即复诊,切忌自行调节参数。

(3)告知患者及家属避免剧烈运动,以减少皮下组织与刺激器摩擦,防止感染。

(4)术后1个月内不要扭转或弯曲身体,确保电极的安全、可靠。

参考文献

[1]赵继宗.神经外科学[M].北京:人民卫生出版社,2019.

[2]宁宁,朱红,刘晓艳.神经外科护理手册[M].北京:科学出版社,2015.

[3]丁淑贞,于桂花.神经外科临床护理[M].北京:中国协和医科大学出版社,2018.

[4]中华医学会神经病学分会帕金森病及运动障碍学组,中国医师协会神经内科医师分会帕金森病及运动障碍学组.中国帕金森病治疗指南(第四版)[J].中华神经科杂志,2020,53(12):973-986.

[5]刘军.中国帕金森病的诊断标准(2016版)[J].中华神经科杂志,2016,49(4):268-271.

[6]宋鲁平,王强.帕金森病康复中国专家共识[J].中国康复理论与实践,2018,24(7):745-752.

[7]中华医学会神经外科学分会功能神经外科学组,中华医学会神经病学分会帕金森病及运动障碍学组,中国医师协会神经内科医师分会帕金森病及运动障碍学组,等.中国帕金森病脑深部电刺激疗法专家共识(第二版)[J].中华神经外科杂志,2020,36(4):325-337.

第四章　神经重症患者的护理

第一节　神经重症患者症状护理常规

一、意识障碍

(一)定义

意识存在觉醒(arousal)和觉知(awareness)两个维度。觉醒使机体维持一定的兴奋状态,是大脑意识内容活动的基础。觉知即意识内容,涉及自我及环境,意识的内容为高级神经活动,包括定向力、感知力、注意力、记忆力、思维、情感和行为等。意识障碍是指人对外界环境刺激缺乏反应的一种精神状态。以觉醒度改变为主的意识障碍,主要为网状上行激动系统和大脑皮层的广泛损害所致;以意识内容改变为主的意识障碍,主要为大脑皮质病变所致。临床常通过患者的言语反应、对针刺的痛觉反应、瞳孔对光反射、吞咽反射、角膜反射等来判断意识障碍的程度。

(二)病因与发病机制

意识障碍包括觉醒水平障碍和意识内容障碍,觉醒水平障碍与大脑皮质及脑干网状结构功能状态的完整性及兴奋性受损有关,意识内容障碍则与大脑皮质的完整性受损有关。颅脑疾病及全身性疾病均可造成意识障碍。

1. 颅脑疾病

(1)感染性疾病:如各种脑炎、脑膜炎、脑脓肿、脑寄生虫感染等。

(2)非感染性疾病:①占位性病变如脑肿瘤、颅内血肿、囊肿等。②脑血管疾病如脑出血、蛛网膜下腔出血、脑栓塞、脑血栓形成、高血压脑病等。③颅脑外伤如颅骨骨折、脑震荡、脑挫伤等。④癫痫。

2. 全身性疾病

（1）感染性疾病：见于全身各种严重感染性疾病，如伤寒、中毒型细菌性痢疾、重症肝炎、流行性出血热、钩端螺旋体病、中毒性肺炎、败血症等。

（2）非感染性疾病：①心血管疾病，如阿-斯综合征、重度休克等。②内分泌与代谢障碍，如甲状腺危象、黏液性水肿、肾上腺皮质功能亢进或减退、糖尿病昏迷（酮症酸中毒昏迷及高渗性昏迷）、低血糖症、尿毒症、肝性脑病、肺性脑病，以及严重水、电解质及酸碱平衡紊乱等。③中毒，如有机磷、安眠药、酒精、毒蕈、鱼胆、一氧化碳、海洛因等中毒。④物理性损伤，如中暑、触电、淹溺、高山病、冻伤等。

（三）分类

根据觉醒水平、意识内容及特殊情况，把意识障碍分为三类。

1. 以觉醒水平改变为主的意识障碍

（1）嗜睡：是意识障碍的早期表现，患者表现为睡眠时间过度延长，但能被唤醒，醒后可勉强配合检查及回答简单问题，停止刺激后患者又继续入睡。

（2）昏睡：是较嗜睡重的意识障碍，患者处于沉睡状态，正常的外界刺激不能唤醒，大声呼唤或较强烈的刺激才能使其觉醒，可作含糊、简单而不完全的答话，停止刺激后很快入睡。

（3）浅昏迷：意识完全丧失，可有较少的无意识自发动作。对周围事物及声、光刺激全无反应，对强烈的疼痛刺激可有回避动作及痛苦表情，但不能觉醒。吞咽反射、咳嗽反射、角膜反射及瞳孔对光反射均存在，生命体征无明显改变。

（4）中昏迷：对外界正常刺激均无回应，自发动作少。对强刺激的防御反射、角膜反射及瞳孔对光反射减弱，出现大小便潴留或失禁。生命体征发生变化。

（5）深昏迷：对外界任何刺激均无反应，全身肌肉松弛。无任何自主运动，眼球固定，瞳孔散大，各种反射消失，大小便多失禁。生命体征出现明显变化，如呼吸不规则、血压下降等。

2. 以意识内容改变为主的意识障碍

（1）意识模糊：表现为情感反应淡漠，定向力障碍，活动减少，语言缺乏连贯性，对外界刺激可有反应，但低于正常水平。

（2）谵妄状态：是一种急性的脑高级功能障碍，患者对周围环境的认识和反应能力均有下降，表现为认知、注意力、定向力与记忆功能受损，思维推理迟钝，语言功能障碍，错觉、幻觉、睡眠觉醒周期紊乱等，可表现为紧张、恐惧和兴奋不安，甚至可有冲动和攻击行为。

3. 特殊类型的意识障碍

（1）去皮质综合征：双侧大脑皮质广泛损害而导致的皮质功能丧失。患者对刺激无反应,无自发性言语及有目的动作,能无意识地睁眼闭眼或做吞咽动作,瞳孔对光反射和角膜反射以及睡眠觉醒周期存在,见于缺氧性脑病、脑炎、中毒和严重颅脑外伤。去皮质强直时呈上肢屈曲、下肢伸直姿势,去大脑强直则为四肢均伸直,见于缺氧性脑病、脑炎、中毒和严重颅脑外伤。

(2)无动性缄默症:又称睁眼昏迷。为脑干上部和丘脑的网状激活系统损害所致,而大脑半球及其传导通路无损害。患者可以注视检查者和周围的人,貌似觉醒,但缄默不语,不能活动。四肢肌张力低、腱反射消失,肌肉松弛,大小便失禁,无病理征。对任何刺激无意识反应,睡眠觉醒周期存在,见于脑干梗死。

(3)植物状态:指大脑半球严重受损而脑干功能相对保留的一种状态。患者对自身和外界的认知功能完全丧失,呼之不应,有自发或反射性睁眼,存在吮吸、咀嚼和吞咽等原始反射,有觉醒睡眠周期,大小便失禁。颅脑外伤后植物状态12个月以上或其他原因持续3个月以上称持续植物状态。

(四)监测/评估方法

意识障碍评估的方法包括临床行为检查、神经电生理、脑成像和其他技术。但是临床行为学评估具有实用性、成本低、方便床边评估等优势,是评估意识障碍患者意识水平的首选方法,目前临床最常使用的量表有格拉斯哥昏迷评分量表(Glasgow coma scale,GCS)及昏迷恢复量表修订版(coma recovery scale-revised scale,CRS-R)。

1.GCS量表　早期评定急性脑损伤后意识障碍的GCS量表简捷有效,该量表包括观察睁眼、语言和对刺激的反应3个方面的内容(表4-1)。量表总分在3~15分之间,得分越高表明意识状态越好。

表4-1　GCS评分量表

睁眼反应(E)	语言反应(V)	肢体运动(M)
4分 自然睁眼	5分 回答正确	6分 遵嘱动作
3分 呼唤睁眼	4分 回答错误	5分 定位动作
2分 刺痛睁眼	3分 可说出单字	4分 刺激回缩
1分 刺激无反应	2分 可发出声音	3分 疼痛屈曲
C分 肿胀睁不开	1分 无任何反应	2分 刺激伸直
	T分 插管或气切无法发声	1分 无任何反应

轻度昏迷:13~14分;中度昏迷:9~12分;重度昏迷:3~8分。

2.CRS-R量表　CRS-R量表提供包括听觉、视觉、语言、运动、交流和觉醒等6个方面的信息(表4-2)。该量表共23个项目,总评分在0~23分之间。该量表较为全面,有利于自主状态和最小意识状态的鉴别诊断,同时也可用于患者的预后评估。

表 4-2　CRS-R 量表(昏迷恢复量表修订版)

听觉	4—对指令有稳定的反应	
	3—可重复执行指令	
	2—声源定位	
	1—对声音有眨眼反应(惊吓反应)	
	0—无	
视觉	5—识别物体	
	4—物体定位:够向物体	
	3—眼球追踪性移动	
	2—视觉对象定位(>2 s)	
	1—对威胁有眨眼反应(惊吓反应)	
运动	6—会使用物体(脱离最小意识状态)	
	5—自主性运动反应	
	4—能摆弄物体	
	3—对伤害性刺激定位	
	2—回撤屈曲	
	1—异常姿势	
	0—无	
言语	3—表达可理解	
	2—发声、发声动作	
	1—反射性发声动作	
	0—无	
交流	2—功能性(准确的)脱离最小意识状态	
	1—非功能性(意向性的)脱离最小意识状态	
	0—无,植物状态	
唤醒度	3—能注意	
	2—能睁眼	
	1—刺痛下睁眼	
	0—无	
总分		

（五）护理

护理人员必须认真观察病情,对意识障碍患者的各种并发症要做到早预防、早发现、早护理、及时掌握病情动态。应积极提供临床资料,以利于医生治疗方案的不断补充,提高抢救的成功率。

1. 常规护理 密切监测生命体征,观察意识和瞳孔变化,评估营养状态,有无大小便失禁,有无口腔炎、角膜炎、角膜溃疡、结膜炎,有无压疮形成,有无肢体肌肉萎缩、关节僵硬、肢体畸形及活动受限。具体如下。

（1）病室环境清洁、通风,床单位整洁舒适。

（2）密切观察患者意识瞳孔变化及生命体征,准确及时记录,发现异常及时通知医生处理。正确按医嘱给药,准确记录 24 h 出入量。

（3）保持呼吸道通畅,及时清除呼吸道分泌物。

（4）保护眼睛,如果患者眼睛不能闭合,应涂上眼药膏,用消毒的纱布湿敷于眼睛上,防止角膜干燥。

（5）预防肺炎和压疮,定时翻身、拍背、吸痰,口腔护理每日两次,保持床单元的清洁卫生,每日于床上擦浴 1 次,注意保暖。可用压疮评分对患者发生压疮的危险因素进行量化评估。

（6）预防泌尿系感染,冲洗会阴每日 1 次,留置导尿者每日消毒尿道口 2 次。保护肛周皮肤,做好便秘和大便失禁的护理。

（7）给予患者营养丰富、高热量、易消化的流质鼻饲,保证营养的供给。

2. 症状护理

（1）当患者出现意识模糊,嗜睡等意识障碍时,应严密观察,以防意识障碍加深而进入昏迷。

（2）昏迷者要绝对卧床休息,保持环境安静,避免各种刺激,并酌情加床挡或保护性约束,一般取平卧位,应将头偏向一侧,取下义齿。

（3）呼吸困难者给予吸氧,如呼吸不畅、缺氧严重时可行气管切开术或使用呼吸机,并给予相应的护理。

（4）癫痫发作者要防止跌伤、咬破唇舌。

（5）发热者给予物理降温。

参考文献

［1］中国残疾人康复协会,中国康复医学会,中国康复研究中心. 慢性意识障碍康复中国专家共识［J］. 中国康复理论与实践,2023,29（2）:125-139.

［2］中国医师协会神经修复专业委员会意识障碍与促醒学组. 慢性意识障碍诊断与

治疗中国专家共识[J]. 中华神经医学杂志,2020,19(10):977-982.

[3]中华医学会神经外科学分会功能神经外科学组,中国医师协会神经调控专业委员会,中国神经科学学会意识与意识障碍分会. 慢性意识障碍的神经调控外科治疗中国专家共识(2018年版)[J]. 中华神经外科杂志,2019,35(5):433-437.

[4]GIACINO J,KATZ D,SCHIFF N,et al. Practice guideline update recommendations summary:disorders of consciousness:report of the guideline development,dissemination,and Implementation Subcommittee of the American Academy of Neurology,the American Congress of Rehabilitation Medicine; and the National Institute on Disability,Independent Living,and Rehabilitation Research[J]. Neurology,2018,91(10):450-460.

[5]KONDZIELLA D,BENDER A,DISERENS K,et al. European academy of neurology guideline on the diagnosis of coma and other disorders of consciousness[J]. Eur J Neurol,2020,27(5):741-756.

二、呼吸泵衰竭

(一)定义

呼吸泵是指呼吸驱动结构,包括产生自主呼吸的延髓呼吸中枢、完成呼吸动作的脊髓、周围神经、神经肌肉接头和呼吸肌,调节呼吸频率、节律和幅度的脑桥、中脑和大脑。呼吸泵任何结构受损,均可因自主呼吸驱动力不足或自主呼吸调节障碍而引起肺通气不足,临床表现为低氧血症和高碳酸血症,即呼吸泵衰竭(Ⅱ型呼吸衰竭)。

(二)病因

引起呼吸泵功能障碍的神经系统疾病包括调整呼吸节律的大脑半球、中脑、脑桥病变;启动呼吸运动的延髓病变;传导和支配呼吸运动的脊髓病变,如脊髓性肌萎缩、脊髓灰质炎和脊髓创伤;或是周围神经、神经肌肉类病变,如产伤、手术后的膈神经损伤、肉毒杆菌中毒及营养不良等;脑干病变,如中枢性低通气、中枢神经系统感染等;以及可完成呼吸运动的呼吸肌病变等。

(三)监测/评估方法

呼吸泵衰竭是严重的中枢神经系统损伤和各种急性、慢性神经肌肉疾病的潜在危及生命的并发症。识别即将发生的呼吸泵衰竭的临床体征是神经重症医护工作的要求。呼吸泵衰竭有三大特点,第一,由通气量不足导致的 PaO_2 下降和 $PaCO_2$ 升高,这两个指标的变化有时几乎是同步的;第二,一旦通气不足出现失代偿,呼吸运动骤然停止,将再无力重新启动;第三,如果主力呼吸运动的措施缺如,数分钟内循环系统就会受到影响,甚至心跳停止。

呼吸泵衰竭分为代偿期和失代偿期,做好呼吸泵衰竭的早期监测至关重要。

1.代偿期监测重点　包括严密观察呼吸频率是否出现增快,血气分析的结果是否有 PaO_2 的下降以及 $PaCO_2$ 的上升,最终观察血气结果是否为高碳酸血症、低氧血症和呼吸性酸中毒。

2.失代偿期表现　患者表现明显的呼吸困难、端坐呼吸、大汗、咳嗽无力、咳痰困难和言语不连贯,体格检查可见呼吸频率增快、心率增快、启用呼吸肌辅助肌(胸锁乳突肌、肋间肌、腹肌)和胸腹反常运动。

3.脑结构损害　当调控延髓自主呼吸中枢的脑结构受到损害时,会因部位的不同而出现特异性的呼吸频率和节律的紊乱,如大脑半球和间脑受损时会表现为潮式呼吸,中脑被盖部病变可出现中枢神经元源性过度呼吸,中脑下部或脑桥上部病变可出现长吸式呼吸,脑桥下部病变可出现丛集式呼吸,延髓病变可出现共济失调式呼吸。

4.呼吸泵衰竭监测　包括呼吸肌肌力评估、脉搏血氧饱和度监测、持续呼气末二氧化碳分压监测、动脉血气分析、胸部 X 线、胸部 CT 等。呼吸肌肌力评估包括临床观察(呼吸节律、呼吸频率、呼吸动度)和肺功能仪测定呼吸量(潮气量、最大吸气压力、最大呼气压力等)。

最大吸气压力(maximal inspiratory pressure,MIP)指气道阻断情况下的最大吸气口腔压,可评估吸气肌肌力,评定方法:先最大程度呼气,再最大程度吸气,时间为 3 s。最大呼气压力(maximal expiratory pressure,MEP)指气道阻断情况下最大呼气口腔压,可评估呼气肌肌力,评定方法:先最大程度吸气,再最大程度呼气,时间为 5s。

(四)护理

1.保持气道通畅　气道通畅是维持通气量和气体交换的基本条件,因此首要条件是一定要保持呼吸道的通畅。在出现呼吸道梗阻时及时给予开放气道,快速建立人工气道,如口鼻咽通气道、气管插管、气管切开等措施,解除呼吸道阻塞。

2.合理的氧疗　低氧血症所致的缺氧是导致病情加重的主要因素,因此在保障呼吸道通畅的情况下,氧疗是最重要的治疗措施。氧疗时强调保持组织的适当供氧,不明显加重 CO_2 潴留和尽可能避免氧中毒。

3.清除口腔分泌物　神经肌肉疾病患者因延髓功能障碍以及舌头和上腭的不协调可致唾液分泌过多或唾液清除困难,患者发生吸入性肺炎及误吸的风险大大增加,及时清除口鼻腔分泌物、保持患者床头抬高,以及合理的胆碱能药物应用可有效地预防口水过多分泌及误吸。

4.预防气道痉挛　气道痉挛常见于肌萎缩侧索硬化的患者,也可见于脊髓性肌萎缩症和其他神经肌肉疾病的患者。声带痉挛急性发作时所引起的呼吸困难或喘鸣需要紧急行气道管理或气管切开。早期发现并给予地西泮类药物积极预防,可有效抑制和放松痉挛的口咽部肌肉。

5.无创正压通气(noninvasive positive pressure ventilation,NIPPV)期间的护理　NIPPV可用于急性炎性多发性神经根神经病、运动神经元病、重症肌无力、肌营养不良等,可避免气管插管或再插管,减少机械通气时间、延长生存期和改善肺功能。NIPPV期间鼓励患者自主咳痰,咳痰困难的患者遵医嘱给予患者雾化治疗,雾化流量要控制在6～8 L/min,给予机械辅助振动排痰,并在排痰后体位引流30 min,加强患者吸痰护理,保持呼吸道干净与通畅,吸痰期间要严格执行无菌操作;保证患者营养供应,避免患者出现营养不良等症状。

参考文献

[1]中华医学会神经病学分会神经重症协作组,中国医师协会神经内科医师分会神经重症专业委员会.呼吸泵衰竭监测与治疗中国专家共识[J].中华医学杂志,2018,98(43):3467-3472.

[2]SINGH TARUN D,WIJDICKS EELCO F M. Neuromuscular respiratory failure[J]. Neurologic Clinics,2021,39(2):333-353.

[3]黄杨.浅析呼吸衰竭相关问题[J].中国保健营养(中旬刊),2013,(8):605-606.

[4]李慧,刘华.从呼吸力学角度看神经肌肉疾病的呼吸系统并发症[J].医学信息(上旬刊),2011,24(5):2839-2841.

[5]宿英英.呼吸泵衰竭监测与治疗的难点[J].中华医学杂志,2018,98(43):3465-3466.

[6]ALEJANDRO A,RABINSTEIN,EELCO F M,Wijdicks. Warning signs of imminent respiratory failure in neurological patients[J]. Seminars in Neurology,2003,23(1):97-104.

[7]吴秀萍,曾丽云.综合气道护理在无创正压通气治疗重症肺炎患者中的应用效果[J].中国医药指南,2021,19(20):135-136.

三、颅内压异常

(一)定义

颅内压(intracranial pressure,ICP)是指颅腔内容物对颅腔壁所产生的压力,又称脑压。

由于存在于蛛网膜下腔和脑池内的脑脊液介于颅腔壁和脑组织之间,并与脑室和脊髓腔内蛛网膜下腔相通,所以脑脊液的静水压就可代表颅内压,通常以侧卧位时脑脊液压力为代表。成人侧卧位时腰椎穿刺测脑脊液的压力为 0.72 ~ 2.0 kPa(5 ~ 15 mmHg,70 ~ 200 mmH$_2$O),高于或低于正常颅内压值称为颅内压异常。颅内压增高分级见表4-3。

表4-3　颅内压增高分级

正常值	70 ~ 200 mmH$_2$O(5 ~ 15 mmHg)
轻度增高	200 ~ 270 mmH$_2$O(15 ~ 20 mmHg)
中度增高	270 ~ 530 mmH$_2$O(20 ~ 40 mmHg)
重度增高	>530 mmH$_2$O(>40 mmHg)

(二)病因

1.颅腔内容物体积或量增加

(1)脑体积增加:如脑组织损伤、炎症、缺血缺氧、中毒等导致脑水肿。

(2)脑脊液增多:脑脊液分泌过多、吸收障碍或脑脊液循环受阻导致脑积水。

(3)脑血流量增加:高碳酸血症时血液中二氧化碳分压增高、脑血管扩张致颅内血容量急剧增多。

(4)占位性病变:如颅内血肿、肿瘤、脓肿等在颅腔内占据一定体积导致颅内压增高。

2.颅内空间或颅腔容积缩小

(1)先天性畸形:如狭颅症、颅底凹陷症等使颅腔容积变小。

(2)外伤:因外伤致大片凹陷性骨折,使颅腔空间缩小。

(三)分类

1.按病因分类

(1)弥漫性颅内压增高:因颅腔狭小或脑实质体积增大引起,其特点是颅腔内的部位及各分腔之间压力均升高,不存在明显压力差,故脑组织无明显移位。

(2)局灶性压力增高:因颅内局限性病变引起(如颅内血肿、肿瘤等)病变部位压力首先增高,造成了颅腔内各腔隙间的压力差,使附近的脑组织受到挤压而移位,并把压力传向远处。患者对这种颅内压增高的耐受力较差,压力解除后神经功能恢复慢且不完全。

2.按病变发展的快慢分类

(1)急性颅内压增高:病情发展快,颅内压增高引起的症状和体征严重,生命体征变化剧烈。常见于急性颅内损伤引起的颅内血肿、高血压脑出血等。

（2）亚急性颅内压增高：病情发展较快，但没有急性颅内压增高紧急，颅内压增高的反应轻或不明显。多见于发展较快的颅内恶性肿瘤、转移瘤及各种颅内炎症等。

（3）慢性颅内压增高：发展较慢，可长期无颅内压增高的表现，病情发展时好时坏。多见于生长缓慢的颅内良性肿瘤、慢性硬膜下血肿等。

（四）临床表现

1. 头痛　是最常见的症状，是颅内压增高使脑膜血管和神经受刺激、挤压与牵拉所致。以清晨或晚间较重，多发于前额及颞部，以胀痛和撕裂痛最多见。头痛的部位和性质与颅内原发病的部位和性质有一定关系。程度可随颅内压增高而进行性加重。当患者咳嗽、打喷嚏、用力、弯腰低头时，头痛加重。

2. 呕吐　多呈喷射性，常见于剧烈头痛时，易发生于饭后，可伴恶心，因迷走神经受激惹所致。呕吐后头痛可有缓解。

3. 视神经乳头水肿　是颅内压增高的重要客观体征之一。因视神经受压、眼底静脉回流受阻引起。表现为神经乳头充血、隆起、边缘模糊，中央凹陷变浅或消失，视网膜静脉怒张、迂曲，动、静脉比例失调，波动消失，严重时乳头凹陷可见"火焰状"出血。

4. 头痛、呕吐、视神经乳头水肿　是颅内压增高的"三主征"，但出现的时间并不一致，常以其中一项为首发症状。

5. 意识障碍及生命体征变化　慢性颅内压增高的患者往往神志淡漠，反应迟钝；急性颅内压增高者常伴有明显的进行性意识障碍和神志昏迷。患者可伴有典型的生命体征变化，即库欣反应，严重者可因呼吸衰竭而死亡。

（五）监测方式

1. 颅内压监测原理　正常情况下，大脑中的脑组织、血液、脑脊液的体积与颅腔内的容积相适应，并保持相对稳定的压力。当上述三种内容物的容量发生变化时，均可导致颅内压的改变。颅内压的监测是早期诊断颅内高压的重要手段，也是评价治疗效果的可靠方法。

2. 颅内压监测方式　分为有创颅内压监测和无创颅内压监测。

（1）有创颅内压监测：通过颅骨钻孔或开颅术后，将压力传感器植入脑室、脑组织或硬膜下，将压力传感器与颅内压检测仪连接，校零后可在监护仪上持续动态的观察颅内压的波形及相应的数据变化。此方法是目前临床上应用最多的方法，脑室内监测颅内压是颅内压监测的"金标准"。

（2）无创颅内压监测：通过各种经检测仪测定颅内压的一种无创性的监测方法，如眼内压、经颅多普勒、闪光视觉诱发电位、骨膜转移法和生物电阻抗法等无创方法。

（六）护理措施

1. 一般护理　床头抬高15°~30°，有利于脑静脉回流，减轻脑水肿。昏迷患者取侧卧位，便于呼吸道分泌物排出。通过持续或间断给氧降低$PaCO_2$，使血管收缩，减少脑血流量，降低颅内压。不能进食者，每日补液量控制在1500~2000 mL，其中等渗盐水不超过500 mL，控制输液滴速，防止短时间内输入大量液体加重脑水肿。

2. 防止颅内压骤然升高引起脑疝

（1）卧床休息：保持室内安静，避免情绪激动，以免血压骤升，导致颅内压增高。

（2）保持呼吸道通畅：当呼吸道梗阻时，患者用力呼吸、咳嗽，致胸腔内压力增高，使颅内压增高。呼吸道梗阻时使$PaCO_2$增高，致脑血管扩张，血容量增多，也加重颅内压增高症状。防止呕吐物吸入气道，及时清除呼吸道分泌物；昏迷或排痰困难者，应配合医生，及早行经皮气管切开术。

（3）避免剧烈咳嗽或用力排便：当患者咳嗽或用力排便时胸腹腔的压力增高，有诱发脑疝的危险。因此，要预防和及时治疗感冒，避免剧烈咳嗽，便秘患者必要时给予灌肠。

（4）控制癫痫：癫痫发作可加重脑缺氧和脑水肿，应遵医嘱使用抗癫痫药物。

3. 药物治疗的护理　最常用的高渗性脱水利尿剂是20%的甘露醇250 mL，在15~30 min内快速静脉滴注，每日2~4次，静脉滴注后10~20 min颅内压开始下降，维持4~6 h，可重复使用。使用利尿剂可使钠、钾离子等排出过多，引起电解质紊乱，脱水治疗期间记录24 h出入液体量，遵医嘱合理输液。

4. 冬眠低温治疗的护理　应用药物或物理降温的方法降低体温，以降低脑耗氧量，减少脑回血量、改善细胞膜的通透性、增加脑对缺血缺氧的耐受力，同时具有一定的降低颅内压的作用。

5. 密切观察病情变化

（1）意识状态：意识状态是大脑活动的综合表现。正常人应表现为意识清楚，反应敏捷、准确，语言流畅、思维合理，对时间、地点、人物判断力和定向力正常。意识障碍时表现为对自身及环境的认识、记忆、思维、定向力、知觉、情感等精神活动改变。意识障碍的程度、持续时间是分析病情变化的重要指标，意识障碍的分级方法见表4-4。

表4-4　临床对意识障碍的分级方法表

意识状态	语言刺激反应	疼痛刺激反应	生理反应	大小便能否自理	配合检查
清醒	灵敏	灵敏	正常	能	能
模糊	持续	不灵敏	正常	有时不能	尚能
浅昏迷	无	迟钝	正常	不能	不能
昏迷	无	无防御	减弱	不能	不能
深昏迷	无	无	无	不能	不能

（2）生命体征:注意呼吸节律和深度、脉搏快慢和强弱及血压和脉压的变化,血压上升、脉搏缓慢有力、呼吸深而慢,同时有进行性意识障碍,是颅内压增高的代偿性生命体征变化。

6. 脑室引流管的护理

（1）妥善固定:脑室穿刺术后将脑室引流袋悬挂于床头,引流瓶应固定于床旁特制标尺杆上,引流壶应保证处于高于侧脑室 $10 \sim 15$ cm 的位置,以维持正常颅内压力。

（2）标识清楚:脑室外引流管属于高危管道,为强化管道的管理,需要对脑室引流管道进行标识,选用醒目的标识粘贴于引流管上,保证标识清楚不脱落。

（3）控制引流速度:引流的速度不宜过快,且引流量不宜过多,每日引流量控制在 $150 \sim 200$ mL,最多不超过 500 mL,一般应缓慢引流脑脊液,必要时适当挂高引流袋,以减慢引流速度,避免放液过快所致脑室内出血或诱发小脑幕上疝;但在抢救脑疝、脑危象的紧急情况下,可先快速放些脑脊液,再缓慢引流脑脊液。

（4）引流量与性质的护理:注意观察引流脑脊液的性质与量,正常脑脊液无色透明、无沉淀,术后 $1 \sim 2$ d 内可为稍带血性,后转为橙色。如术后出现血性脑脊液或原有的血性脑脊液颜色加深,提示有脑室内继发出血,应及时报告医生行止血处理;如果脑脊液混浊,呈毛玻璃状或有絮状物,提示发生感染,应保持引流通畅以引流感染脑脊液,并送标本化验;引流脑脊液量多时,应注意遵医嘱及时补充水、电解质。

（5）保持引流管通畅:防止引流管受压、扭曲、折叠或阻塞,尤其是在搬运患者或协助患者翻身时,注意防止引流管牵拉、滑脱。搬运患者时,须先将引流管夹闭,再进行搬运。同时,给药过程中须严格执行无菌操作,夹闭引流管 $2 \sim 3$ h 后,再将引流管打开。

（6）无菌原则:保持患者伤口敷料干燥,如果敷料渗湿或者污染时应立即通知医生更换;保持引流系统的密闭性,防止逆行感染,保证引流装置始终处于无菌状态,定时更换无菌敷料。

（7）拔管后护理:拔管后应加压包扎伤口处,指导患者卧床休息和减少头部活动,注意穿刺伤口有无渗血和脑脊液漏出,严密观察有无意识、瞳孔变化,失语或肢体抽搐、意识障碍加重等,发现异常及时报告医生作相应处理。

7. 颅内压监护　正确连接监护装置,监护前对监护仪进行性能测试,使各部件性能无机械性误差,减少报警障碍。妥善保护监护仪接头导联线,防止扭曲、打折或脱出。准确记录颅内压数值。

8. 颅内低压　颅内压降低指侧卧位腰椎穿刺时测压低于 70 mmH$_2$O,临床常有头痛、恶心、呕吐、疲倦乏力和精神障碍等表现。颅内低压综合征(intracranial hytension syndrome)又称脑脊液低压性头痛(low CSF pressure headache)是颅内压低于正常范围(70 mmH$_2$O)的一种颅内压紊乱。

（1）颅内低压的原因:有以下几个方面。

1)体积减小:失水或恶病质状态,此时颅内低压由以下 3 种因素形成。①脑实质水分的丧失、脑体积缩小;②脑脊液生成减少;③血液浓缩、血液渗透压增加因而对脑脊液的吸收增加。

2)脑脊液减少:①脑脊液漏出,腰穿后由于脑脊液从针孔连续漏出、局部脉络丛血管反射性痉挛和控制脑脊液产生的下丘脑中枢的紊乱,可以产生低颅压。②颅脑外伤或颅脑术后,由于手术或外伤导致脑循环量减少和局部脉络丛血管的反射性痉挛引起颅内低压,常伴有意识障碍。此外脑外伤可致脉络丛绒毛基质出血,在绒毛基质纤维化阶段则出现颅内低压,因此脑外伤后的低颅压综合征往往是脑外伤后期的主要症状之一。③感染或感染-变态反应性慢性软脑膜炎和脑脉络膜室管膜炎,由于患者脑室脉络丛绒毛基质发生纤维化,脉络丛上层常萎缩在绒毛基质中,胶原纤维和嗜银纤维增生,胶原纤维和绒毛小动脉发生透明性变,因而绒毛小动脉管腔常狭窄或闭塞,绒毛血管之外有纤维被膜形成。由于上述病理改变使脑脊液的生成减少而造成颅内低压。④中毒,有报道慢性巴比妥类中毒出现了低颅压综合征,其发病机制不明。⑤原发性颅内低压,其病因和发病机制不甚明确,据文献报道可能与下列因素有关,如脉络丛脑脊液生成减少或吸收过度、神经根解剖异常、脉络丛血管痉挛、下丘脑功能紊乱等。⑥休克状态,任何原因引起的休克状态都可减少脑血流量,从而造成脑脊液压力降低。

3)脑血管床的体积减小:血液中二氧化碳分压降低时,脑血管床体积减小,颅内压显著降低,患者常有精神迟钝。这是由于脑血循环比较快地受到抑制或供血不足所致。患者吸入二氧化碳后,血中二氧化碳分压增高则脑血管扩张,颅内压增加,病情显著改善。

(2)颅内低压的护理:包括以下 3 个方面。

1)体位与安全护理:抬高床尾,指导患者取头低脚高体位,以此缓解低压性头痛症状。针对严重的脑脊液漏,将患者改为患侧体位,以重力作用促使脑组织移位,并闭合硬脑膜,降低脑脊液漏出量。术后恢复过程中,应避免用力打喷嚏、排便及拿重物。针对严重视物不清及头痛、头晕者,应由专人进行看护,做好日常生活护理,避免跌倒与坠床等意外事件。

2)病情观察:密切观察患者头痛的持续时间、部位、体位与性质,注意病情变化。密切观察患者是否出现"两快一低"征象,即呼吸浅快、脉搏细速、血压偏低。相较于颅内压增高特征的"一高两慢"(呼吸深且慢、脉搏减慢、血压偏高)。颅内低压患者常伴有呕吐症状,且呕吐呈非喷射性,常在体位突然变化或坐起后出现,经进食及补液后有所缓解。因此,应密切观察患者呕吐物的颜色、性质及量,及时确定颅内压的状态。

3)静脉补液:遵医嘱给予静脉补液,可经口进食者嘱其多饮水,补充体内的水分、电解质,可增加脑脊液的生成。

参考文献

[1]李乐之,路潜.外科护理学[M].4 版.北京:人民卫生出版社,2017.

[2]黎冰,陈孝英.应用脱水治疗脑出血颅内高压患者的护理干预[J].中国医药科学,2019,9(2):143-145,149.

[3]贾丽媛.手术清除颅内血肿使用颅内压监护的护理体会[J].当代护士(下旬刊),2020,27(12):68-69.

[4]刘佳.护理干预在脑肿瘤术后颅内低压综合征患者临床护理中的效果观察[J].中国医药指南,2019,17(21):232-233.

[5]李传宏.脑出血术后脑室留置引流管的管道护理分析[J].黑龙江医学,2019,43(10):1267-1268.

[6]杨旭耀,郭小洪,蔡明,等.脑室引流管外接压力传感器监测颅内压的临床应用[J].中外医学研究,2021,19(9):127-130.

[7]任晓雨.神经外科脑室引流术后引流管的护理效果观察[J].中国医药指南,2019,17(16):229.

四、中枢性高热

(一)定义

中枢性高热(central hyperthermia,CHT)是指下丘脑的体温调节中枢遭损害后,造成体温调节功能紊乱,散热过程障碍而引起的体温明显增高。

(二)病因

1.脑血管疾病 其中以出血性最多见,一方面由于体温中枢及其附近的脑组织出血可直接影响、干扰体温中枢;另一方面,出血所致的脑水肿也会导致体温中枢的功能障碍。

2.脑外伤和颅脑手术 常由于惯性的作用损伤下丘脑体温中枢,脑部手术常难免会造成下丘脑组织的副损伤,故均可引起 CHT。

3.癫痫 癫痫发作尤其是大发作时,由于大量神经元同步兴奋和放电,可干扰下丘脑体温中枢而导致 CHT。

4.其他 急性脑积水、恶性高热、颈段或上胸段病变等均可引起 CHT。

(三)临床特点

1. **突然高热** 体温可直线上升,达 40~41 ℃,持续高热数小时至数天直至死亡,或体温突然下降至正常。

2. **温差** 躯干温度高,肢体温度次之,双侧温度可不对称,相差可超过 0.5 ℃。

3. **症状** 虽然高热,但中毒症状不明显,不伴发抖。

4. **表现** 无颜面及躯体皮肤潮红等反应,相反,可表现为全身皮肤干燥、发汗减少、四肢发凉,一般不伴有随体温升高而出现的脉搏和呼吸增快。

5. **感染证据** 无感染证据,一般不伴有白细胞增高,或总数虽高但分类无变化。

6. **体温变化** 因体温整合功能障碍,故体温易随外界温度变化而波动。

7. **药效** 高热时用抗生素及解热剂(如阿司匹林等)一般无效,这是因为体温调节中枢受损,解热药难以对其产生影响,所以不易产生降温的临床效果,但使用氯丙嗪及冷敷有效。

(四)监测

脑温的测量分为直接测温法和间接测温法。

1. **直接测温法** 直接测定脑组织内(脑室内、白质、灰质、脑皮质等部位)的温度。通过颅骨钻孔或开颅术将颅内压-脑温探头置于 CHT 患者的脑组织内,通过传感器与颅内压-脑温监护仪相连接,实现脑内温度的连续监控。

2. **间接测温法** 间接测温法指测定机体核心温度代表脑温,常用部位有腋温、鼓膜、膀胱、直肠、食管、颈静脉等。其中腋下温度的测量方便、快捷,是临床常用的测量体温的方式之一;膀胱温度与脑温有较好的相关性;直肠内测温法可测出患者体内深部的温度,被认为是临床体温测量的标准。

(五)治疗原则

1. **积极治疗原发病** 如脑出血者给予降颅压、手术等治疗;癫痫发作者应立即控制发作。

2. **药物治疗** 退热药物的应用或一些中医方剂中的清热解毒开窍方对 CHT 有一定疗效,如安宫牛黄丸、安脑丸、白虎汤、清解合剂等。

3. **全身体表降温**

(1)冷敷降温:将冰块用毛巾包裹,放置在前额、枕下、颈部、腋窝、腹股沟和腘窝等血管丰富处。

(2)温水擦浴或 25%~30% 的乙醇擦浴。

(3)冰毯降温仪:可设定特定的温度及持续时间,降温效果稳定。

（4）灌肠法：将28～32℃的生理盐水灌肠,保留30 min后排出,利用冰生理盐水对中枢性高热患者进行灌肠可以起到很好的效果。

（5）等渗盐水洗胃。

（6）亚低温治疗：CHT的特点之一是发病后体温迅速上升至39～40℃以上,多数采用以上常规物理降温及药物降温方法效果不理想。而采用亚低温治疗不仅对于CHT本身具有显著治疗效果,其对颅脑损伤亦有明显治疗效果。对脑损伤采用亚低温治疗方法过程中,应用程序降温法（评估、控制性降温、监测、复温）对严重脑损伤所致的CHT的降温效果优于传统的普通物理降温方法,并可显著改善患者的意识状态及预后,是重型脑损伤致CHT患者方便有效的降温方法。

（六）护理

1.加强病情观察　密切关注患者生命体征,意识,肌力,瞳孔等变化,若患者体温骤降,失水过多,导致血压降低,应立即告知医生;定时监测体温,行降温措施后30 min应及时复测体温。

2.加强皮肤护理　高热的患者,大量汗液浸渍皮肤,皮肤易出现损伤,应保持床单位的清洁、干燥、整齐,每1～2 h翻身扣背1次,翻身时动作要轻柔,避免拖拉或用力过猛,保持皮肤干燥,及时擦洗。CHT多因脑损伤而引起,常合并意识障碍、长期卧床,长时间物理降温使血流缓慢、机体抵抗力下降,易发生冻伤。预防措施包括：注意勿将冰毯、冰帽等降温装置与皮肤直接接触,观察局部皮肤,加强翻身和拍背。若发现局部皮肤苍白、淤青或出现皮下硬结,应即刻去除降温装置,并予温水复温、局部添加衣物。

3.口腔护理　中枢性高热患者,易发生口腔黏膜的溃烂和细菌感染,应加强口腔护理,每日生理盐水或洗必泰棉球擦拭口腔2次,以保持口腔清洁。

4.泌尿系护理　留置导尿患者,应加强会阴部护理,并为患者早期进行膀胱训练,缩短导尿时间和降低泌尿系统感染率。

5.预防电解质紊乱　中枢性高热患者降温治疗期间,因大量出汗,体内失水严重,会导致电解质紊乱,应连续监测电解质,精确统计出入量,及时发现并处理电解质紊乱。

6.补充营养　补充水分和营养,给予高热量、高蛋白、高维生素易消化的流质或半流质饮食,鼓励患者多饮水。

参考文献

[1]王黎平,郑翠红.物理降温法应用于颅脑损伤高热患者的研究进展[J].当代护士（中旬刊）,2020,27(4):8-12.

[2]曹闻亚.重症脑损伤伴中枢性高热患者低温治疗中脑温监测的研究进展[J].护理研究,2016,30(13):1545-1548.

[3]许士海,单爱军,王进.中枢性发热的治疗与护理研究进展[J].中外医学研究,2018,16(3):173-175.

[4]廖胜霞.预见性护理对颅脑损伤患者中枢性高热的影响[J].实用临床护理学电子杂志,2018,3(21):156-157.

[5]夏金花.颅脑损伤中枢性高热患者应用冰毯降温的影响因素及护理措施要点构架[J].实用临床护理学电子杂志,2019,4(22):108,110.

[6]吴红霞.对脑出血并发中枢性高热患者进行亚低温治疗及针对性护理的效果研究[J].当代医药论丛,2018,16(22):264-265.

[7]胡冰.精细化护理在冰毯治疗中枢性高热中的应用[J].当代护士(中旬刊),2016(12):137-13.

五、营养不良

(一)定义

营养不良是一个描述健康状况的用语,由不适当或不足饮食所造成。通常指的是由于营养素摄入不足、吸收不良或过度损耗所造成的营养不足,但也可能包含由暴饮暴食或过度摄入特定的营养素而造成的营养过剩。如果长期不能摄取由适当数量、种类或质量的营养素所构成的健康饮食,个体将营养不良。长期的营养不良可能导致饥饿甚至死亡。

(二)病因与分类

疾病影响食欲,妨碍食物的消化、吸收和利用,并增加机体的消耗。神经外科重症患者(重型颅脑创伤、脑血管病等)存在意识以及吞咽功能障碍、急性应激反应、激素分泌及内脏功能失衡等代谢紊乱,都会导致营养不良。

(三)评估方法

1. 营养评估方法　临床常采用血浆蛋白、血红蛋白、淋巴细胞绝对值和肱三头肌皮褶厚度等指标进行营养评估,但这些单一的评估指标受机体状态影响较大,并不能很好地反映个体的营养状态,需结合疾病严重程度、患者个体情况进行综合判断,可参照欧洲肠外肠内营养学会推荐的营养风险筛查量表2002(表4-5、表4-6),以及2016年美国肠外肠内营养学会(American Society for Parenteral and Enteral Nutrition,ASPEN)推荐的危重症营养风险评分(NUTRIC Score)(表4-7)进行营养筛查。营养评估应结合常用临床指标和疾病状态、胃肠道功能和误吸风险等进行综合评估。

表4-5 营养风险筛查量表2002 初步筛查

项目	结果
体重指数（BMI）<20.5 kg/m² 吗？	是或否
过去3个月内体重下降了吗？	是或否
上周的饮食摄入减少了吗？	是或否
患有严重疾病吗？（疾病诊断）	是或否

注：是. 其中一个问题回答"是"，则完成表2中的筛查项目；否. 所有问题都回答"否"，则每周重复筛查1次。

表4-6 营养风险筛查量表2002 最终筛查

营养状态评分	分值
正常营养状况	0
3个月内体重下降>5% 或上周食物摄取量是正常需求的50%～75%	1
2个月内体重下降>5% 或 BMI 在 18.5～20.5 kg/m² 之间+一般状况受损或上周食物摄取量是正常需求的25%～60%	2
1个月内体重下降>5%（3个月内下降>15%）或 BIM<18.5 kg/m²+一般状况受损或上周食物摄取量是正常需求的0～25%	3
疾病严重程度评估（≈营养需求增加量）	分值
正常营养需求	0
髋关节骨折、肝硬化、慢性阻塞性肺病、慢性血液透析、糖尿病、肿瘤	1
大的腹部外科手术、脑卒中、重症肺炎、血液病、恶性肿瘤	2
颅脑损伤、骨髓移植、重症监护患者（APACHE>10）	3

注：如果年龄≥70岁：在总分基础上加1分；营养风险评分：营养受损评分+疾病严重程度评分+年龄评分。

表4-7 NUTRIC 评分量表

参数		评分值
年龄/岁	<50	1
	50～75	1
	≥75	2
APACHE Ⅱ评分/分	<15	0
	15～20	1
	20～28	2
	≥28	3

续表 4-7

参数		评分值
SOFA 评分/分	<6	0
	6 ~ 10	1
	≥10	2
引发器官功能不全/个	0 ~ 1	0
	++	1
	0 ~ 1	0
入住 ICU 前住院时间/d	+	1

2. 能量需求评估　患者能量供应一般应达到 25 ~ 30 kcal/(kg·d)(1 kcal = 4. 18 kJ),对于一些重症感染能量可以达到 30 ~ 35 kcal/(kg·d)。但不同患者能量代谢存在差异,应采用个体化治疗方案。能量需求增加的情况有:急性重型脑外伤、高热、癫痫、呼吸机使用以及大型颅脑手术术后等。对于能量需求极高者,有时难以达到其目标总量,可在早期达到其目标值 80%。而能量需求减少的情况有:使用肌松剂、β 受体阻滞剂,采取镇痛、镇静措施。患者在危重症的情况下,早期可采取允许性低热卡方式(15 ~ 20 kcal/kg)提供机体所必需的最低能量,机体处于相对稳定期或长期营养支持则需提供充足的能量。营养支持疗法前,应对患者的能量需求进行评估,推荐采用间接测热法测定。在缺乏间接能量测定仪的情况下,可采用能量消耗计算公式来评估患者的能量需求。

3. 蛋白质需求评估　患者可按照 1.2 ~ 2.0 g/(kg·d)补充蛋白质,相当于氮 0.2 ~ 0.25 g/(kg·d),热氮比 100 ~ 150 kcal : 1 gN。神经外科重症患者康复常较一般重症患者需要更高的蛋白质供应。可通过氮平衡公式(氮平衡[g/24 h] = 摄入蛋白质[g/24 h] ÷ 6.25-尿液中的尿素氮[g/24 h]-4)进行评估且需持续监测。对无严重肾功能损害的患者,建议足量蛋白质供给;对已经存在肾功能受损的非透析患者,可适当限制蛋白质的过多供给。

4. 碳水化合物、脂肪评估　应激性高血糖在神经外科重症患者中发生率高,有文献报道其发生率高达 82.6%,因此建议神经外科重症患者碳水化合物供能比不超过 60%,同时应增加膳食纤维的摄入;脂肪供能比不低于 25%,增加单不饱和脂肪酸(MUFA)的摄入有助于改善患者的应激性高血糖。

5. 电解质、维生素及微量元素评估　有证据显示危重症早期适量补充抗氧化剂(包括维生素 E 和维生素 C)能够减少患者器官衰竭的发生,补充微量元素(包括硒、锌和铜)能够改善患者的结局。包含 15 项临床研究的荟萃分析结果显示,补充维生素和微量元素能够有效减少患者的死亡率(RR = 0.8,95% CI:0.7 ~ 0.92,P = 0.001)。除以上抗氧化作用的维生素和微量元素外,对于铁、钙、维生素 B_1、维生素 B_{12}、脂溶性维生素(维生素

A、维生素 D、维生素 K)、叶酸也需要进行评估,防止发生营养缺乏。铁、维生素 B_{12} 和叶酸的缺乏会导致重症患者发生贫血,进而增加患者死亡风险。

6. 特殊营养素评估　与神经重症患者密切相关的特殊营养素包括谷氨酰胺、精氨酸、n-3 多不饱和脂肪酸等免疫调节营养素,以及牛磺酸和左旋肉碱等条件必需营养素。2016 年 ASPEN 重症患者营养支持疗法指南认为含免疫调节成分配方可以在创伤性脑损伤患者中使用。其他营养素也有有益于神经外科重症患者的报道,但缺乏更多临床应用的证据。胆碱是卵磷脂和神经鞘磷脂的组成部分,参与体内多种生化反应。其衍生物乙酰胆碱是传递神经信息的重要物质。脑外伤患者补充胆碱与较早的意识恢复、缩短住院时间、改善生活质量相关。

(四)护理

1. 个体化配制肠内营养液

(1)对于能够进食的重症患者,口服饮食应优于肠内营养或肠外营养,如果无法经口进食,应在重症患者中进行早期肠内营养(48 h 内),而不是延迟肠内营养或早期肠外营养。如果患者存在口服和肠内营养禁忌证,则应在入 ICU 后 3 ~ 7 d 内实施肠外营养。

(2)配制液宜现配现用,严格无菌操作,常温下放置不宜超过 24 h。

2. 规范实施肠内营养操作

(1)选择合适的体位。为减少误吸导致的吸入性肺炎,在无禁忌证情况下,床头应抬高 30°~ 45°,注意避免压疮。对于经鼻肠管或空肠造瘘管滴注者可取随意卧位。

(2)胃肠营养时要注意温度、速度、浓度的控制。首日速度 20 ~ 50 mL/h,次日可根据监测胃排空情况,调至 80 ~ 100 mL/h,使用专用的胃肠营养泵,持续以稳定输注速度喂养,并适当加温。

(3)营养支持的监测与调整:在行营养疗法的同时加强营养供给速度、营养达标情况以及患者对肠内营养的耐受性(胃残余量、呕吐、腹胀、腹泻等)情况的监测,根据患者情况调整营养支持策略。

(4)对于经鼻饲或胃造瘘管给予营养液者,注意监测胃内残留量。在每次输注肠内营养液前及期间,抽吸胃液并估计胃内残余量每 4 h 1 次。若残余量>250 mL,应延迟或减量输注,必要时加胃动力药。

(5)在输注过程中,观察病情变化。若患者突然出现呼吸急促、呛咳,咳出物类似营养液时,考虑有喂养管移位或误吸的可能,应立即停止输注,鼓励并刺激患者咳嗽,及时报告医师。

(6)询问患者在输注过程中有无腹胀、腹痛、恶心等不适症状,定时监测血糖,准确记录 24 h 出入量。

3.保持喂养管通畅

(1)妥善固定喂养管,避免扭曲、折叠、受压。

(2)营养输注管路应每24 h更换1次。应用经皮造瘘管进行肠内营养,需要每天应用温和皂水或清水清理造口,同时防止管道堵塞和脱落。

(3)输注营养液前后及特殊用药前后,均应用20～30 mL温开水或生理盐水冲洗喂养管。鼻饲药物应首选液态,不同固体药丸必须充分研磨、溶解后分开注入喂养管,以免药丸在营养液中不能溶解而黏附于管壁或堵塞管腔。

(4)持续输注营养液每4 h、每次中断输注或给药前后,使用20～40 mL温水冲管。

(5)注意评估疗效和预防并发症。观察患者有无发热、咳嗽等。定期检查血常规、肝功能、电解质、尿素氮等。

(6)对于造瘘患者,按造瘘护理常规给予护理。

(7)每次鼻饲前必须确认喂养管的位置。

参考文献

[1]边美玲.神经科住院患者营养不良原因探析及对策[J].山西医药杂志,2011,40(5):470-471.

[2]中国神经外科重症患者消化与营养管理专家共识(2016)[J].中华医学杂志,2016,96(21):1643-1647.

[3]中国神经外科重症患者消化与营养管理专家共识(2016)[J].中华医学杂志,2016,96(21):1643-1647.

[4]钱传云.2018 ESPEN重症临床营养指南解读[J].中华重症医学电子杂志(网络版),2019,5(4):384.

[5]米元元,黄海燕,尚游,等.中国危重症患者肠内营养治疗常见并发症预防管理专家共识(2021版)[J].中华危重病急救医学,2021,33(8):903-918.

[6]徐帆,沈丽娟,钟兴明,等.国外成人危重症患者肠内营养支持实践指南解读[J].中西医结合护理(中英文),2019,5(12):141-144.

六、谵妄

(一)定义

谵妄是一种急性的脑高级功能障碍,患者对周围环境的认识及反应能力均有下降,表现为认知、注意力、定向与记忆功能受损,思维推理迟钝,语言功能障碍,错觉、幻觉,睡眠觉醒周期紊乱等,可表现为紧张、恐惧和兴奋不安,甚至可有冲动和攻击行为。引起谵妄的常见神经系统疾病有脑炎、脑血管病、脑外伤及代谢性脑病等。高热、中毒、酸碱平衡紊乱、营养缺乏等也可导致谵妄。

(二)病因与分类

临床中促发或影响谵妄的因素多种多样,对谵妄的影响程度也各不相同(表4-8)。第一类是易患因素,与患者基础状况直接相关,由患者的既往健康背景所决定,如老年痴呆、高龄、酗酒、高血压等。这些因素是患者固有的,有些无法干预,有些即使能干预,也无法在短期内彻底解除其影响。第二类是躯体、心理的急性疾病损伤及治疗干预措施造成的脑功能异常,如严重感染、创伤、休克、呼吸衰竭、体外循环(CBP)等,对这类情况,原发病的治疗对于谵妄至关重要。第三类是促发因素,在患者原发病的基础上,并存促发谵妄的因素,如疼痛、焦虑、抑郁、药物等。

表4-8 谵妄的病因和影响因素

分类	因素
易患因素	高龄
	酗酒
	高血压
	老年痴呆
疾病因素	严重感染
	创伤
	休克
	呼吸衰竭
	代谢性酸中毒
	体外循环
促发因素	疼痛
	焦虑
	抑郁
	药物
	制动

临床上,根据谵妄的特征将谵妄分为高活动型、低活动型和混合型谵妄3种亚型。高活动型表现为兴奋、激动、坐立不安,情绪不稳或攻击行为;低活动型也称为安静型谵

妄,表现为退缩、情感贫乏、淡漠、嗜睡、反应性降低;而混合型谵妄则表现为同时或相继出现兴奋型和抑制型的一些特征。其中,抑制型谵妄容易被医护人员忽视,从而影响其预后。

(三)监测/评估方法

美国精神病学协会(American Psychiatric Association,APA)制定的美国精神障碍诊断与统计手册第4版(Diagnostic and Statistical Manual of Mental Disorders,DSM-IV)是诊断谵妄的"金标准",其内容包括:①意识障碍,伴有注意的集中、持久或变换目标能力降低;②认知的改变或出现知觉障碍,又不能用已有的痴呆来解释;③在短时间内发生并在一日内有所波动;④从病史、实验室检查或体检中有迹象表明是一般躯体情况的直接生理性后果。DSM-IV对谵妄的诊断需要具有精神科方面的专业知识。临床中医护人员对ICU谵妄进行筛查和评估常用的方法包括ICU意识模糊评估法(CAM-ICU)、重症监护谵妄筛查检查表(ICDSC)和意识模糊量表(NEECHAM)等,其中前二者为最常用的ICU谵妄评估工具。

1.ICU意识模糊评分法(Confusion Assessment Method of Intensive Care Unit,CAM-ICU)　CAM-ICU是专门为评估ICU患者,尤其是为评估气管插管等不能说话的患者是否存在谵妄而设计的评估工具,具有快速、方便、正确等特点(表4-9)。本评估法从以下几个方面评估患者意识。

(1)意识状态的急性改变或反复波动:这部分的资料通过护士的观察,填写Glasgow昏迷量表、Richmond躁动-镇静量表(Richmond Agitation-Sedation Scule,RASS)或既往谵妄评估得分来获得。主要观察患者的意识状态与基线状况相比是否不同;在过去的24 h内患者的意识状态是否有任何波动。

(2)注意缺损:主要观察患者是否难以集中注意力或出现转移注意力的减弱。有两种方法,图片法满分10分,得分低于8分为阳性;字母法出现10次或以上的错误为阳性。

(3)意识清晰度的改变:评估患者意识状态的变化,即患者现时的意识状态。除清醒状态以外,嗜睡、昏睡、昏迷均被认为意识状态变化为阳性。

(4)思维紊乱:若特征3为阴性,在患者觉醒、安静配合的情况下,采用4个能够用"是"或者"不是"回答的问题和按评估者指令做一个举起双手两个手指头的动作,来评价思维紊乱(总共5分)。如果正确得分≤3分,即被认为存在思维紊乱。特征1和2均为阳性,加上特征3或4阳性,表示存在谵妄。关于本评估方法的具体流程见表4-9。

表4-9　ICU意识模糊评分法（CAM-ICU）

CAM-ICU评估法（特征1+特征2+特征3或4）

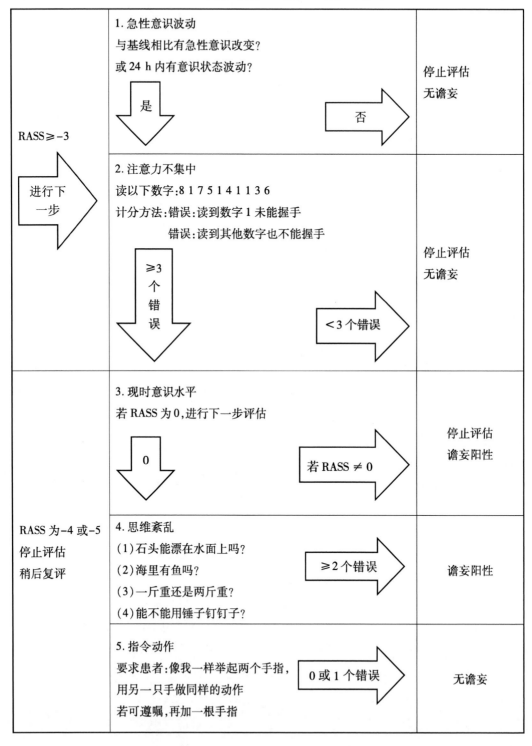

2. 重症监护谵妄筛查表(Intensive Care Delirium Screening Checklist,ICDSC)　重症监护谵妄筛查量表包括:①意识状态改变的水平(有5个条目,选A、C得1分,选B得0分,选D、E停止评估);②注意力不集中(有3个条目,任选1项得1分);③定向障碍(1个条目,选择得1分);④幻觉(有2个条目,任选1项得1分);⑤精神运动性兴奋或迟钝(有2个条目,任选1项得1分);⑥不恰当的言语或情绪(有2个条目,任选1项得1分);⑦睡眠/清醒周期紊乱(有3个条目,任选1项得1分);⑧24 h内出现症状波动(如从一个班次到另一个班次,以上条目中的症状出现波动,症状出现波动得1分)。按照每类症状的有无分别计1分或0分,最后将各个条目的得分汇总。得分0分为正常且平静状态,得分1~3分为亚谵妄状态,≥4分为谵妄。关于ICDSC评估方法的具体流程见表4-10。

表4-10　重症监护谵妄筛查表(ICDSC)

科室　　　姓名　　　性别　　　年龄　　　诊断　　　床号　　　住院号

项目	评估标准	分值	评分
意识变化水平 (如果为A或者B,该期间暂时终止评价)	A.无反应	0	
	B.对于加强的和重复刺激有反应	0	
	C.对于轻度或者中度刺激有反应	1	
	D.正常清醒	0	
	F.对正常刺激产生夸大的反应	1	
注意力不集中	无	0	
	有	1	
定向力障碍	无	0	
	有	1	
幻觉-幻想性精神病状态	无	0	
	有	1	
精神运动型激越或者阻滞	无	0	
	有	1	
不恰当的言语和情绪	无	0	
	有	1	
睡眠-觉醒周期失调	无	0	
	有	1	
症状波动	无	0	
	有	1	

续表 4-10

项目	评估标准	分值	评分
总分(0~8分)			
责任护士签名:		评价日期: 年 月 日	
ICDSC:敏感性99% 特异性64% 总分≥4分提示存在谵妄			

（四）护理

1. 术前预防　术前完善各种检查,全面了解各脏器功能及承受能力、营养状况、机体免疫力等。最大程度地改善患者的内科情况,积极纠正患者发生谵妄的危险因素。控制好感染,治疗术前代谢异常、缺氧、脱水、心力衰竭,维持水电解质平衡,控制血浆蛋白、肌酐、尿素氮在正常水平,防止低氧血症,加强营养以及个体化护理。即使未能发现可纠正的危险因素,术前也要对患者谵妄高危罹患性进行一些认知功能评定,如精神错乱评估方法(CAM)、简易精神状态检查(mini-mental state examination,MMSE)等,为术后观察病情变化提供基准。

2. 加强心理护理　加强和患者的沟通,减轻或消除其焦虑情绪,在保护性医疗的前提下满足他们对疾病治疗护理的需求,如向患者介绍治疗过程及术后可能发生的并发症、成功病例及注意事项,使患者保持最佳心理状态。同时,让患者了解医务人员会通过有效的治疗方案和各种康复护理技术尽量缩短病程、减轻痛苦,提高患者战胜疾病的信心。同时向家属做好解释工作,取得家属的信任和支持,鼓励家属主动关心患者,促进恢复。

3. 密切观察病情　手术后要严密观察生命体征及精神症状,如术后出现多语、幻觉、妄想,有过激行为或极度安静、嗜睡等,要警惕谵妄的发生。一旦发现患者发生谵妄,表现为兴奋不能自控、意识障碍,第一时间通知医生,立即给予镇静药物、纠正水电解质紊乱和补充血容量等治疗。护士应守护在患者身旁,加强护理,防止坠床,保持病房安静,减少周围环境对患者的刺激,并寻求家属配合。

4. 舒适护理　保持患者舒适的体位,每2h给患者翻身拍背,术后尽早拔除经口气管插管,尽量减少约束带的使用,科学指导并鼓励患者进行早期活动,增加患者的舒适感。进行擦浴、导尿等操作时,给予遮挡,尽量避免隐私暴露。

5. 睡眠护理　提供舒适的环境,保证病室安静、光线柔和、温度适宜。保证夜间照明,协助患者进行活动。医护人员夜间巡视时必须密切观察患者的病情,治疗和护理操作过程要轻柔,尽量集中完成,减少对患者的刺激。必要时可以给患者听舒缓的音乐、戴耳塞和眼罩。改善环境因素、提高患者舒适度有助于减少谵妄的发生。

6. 并发症的预防护理　采取措施预防心律失常、低心排综合征、低氧血症、电解质紊乱等术后并发症。为患者取半卧位,每4h进行1次深呼吸和有效咳嗽等胸部体疗,密切监测血氧饱和度,每班次进行血气分析,及时发现低氧状况;及时纠正钾、钠、钙、镁等主要电解质紊乱。

参考文献

[1]尤黎明,吴瑛.内科护理学[M].5 版.北京:人民卫生出版社,2016.

[2]汤铂,王小亭,陈文劲,等.重症患者谵妄管理专家共识[J].中华内科杂志,2019(2):108-118.

[3]孙丹丹,梁涛.亚谵妄综合征相关研究进展[J].中国护理管理,2016,16(10):1426-1429.

[4]孙丹丹.ICU 谵妄持续时间及影响因素的研究[D].北京:北京协和医学院,2017.

[5]李海芳,罗昌春,邓宝凤,等.老年患者围术期谵妄护理的研究进展[J].中华现代护理杂志,2018,24(2):234-237.

[6]李雪梅,张伟英.基于引文聚类技术的近 30 年谵妄护理研究热点探析[J].上海护理,2021,21(11):9-14.

[7]张伟英,邱文娟,顾君君,等.谵妄护理干预方案在冠状动脉旁路移植术后患者中的应用[J].中华护理杂志,2015,50(8):917-921.

[8]林琳,倪洁,徐建鸣.重症监护意识模糊评估法(CAM-ICU)在重症监护患者谵妄筛查中的应用[C].第三届世界灾害护理大会论文集,2014:1327-1331.

[9]徐燕,曹艳佩,任学芳,等.神经外科患者术后谵妄非药物预防的循证护理实践[J].复旦学报(医学版),2021,48(6):791-797.

[10]黄洁,肖倩,吴瑛,等.ICU 谵妄危险因素的 Meta 分析[J].中华护理杂志,2010,45(1):6-9.

[11]董碧蓉,岳冀蓉.老年患者术后谵妄防治中国专家共识[J].中华老年医学杂志,2016,35(12):1257-1262.

七、吞咽障碍

(一)定义

吞咽障碍(dysphagia)是指由于下颌、双唇、舌、软腭、咽喉、食管等器官结构和/或功能受损,不能安全有效地把食物输送到胃内的过程。卒中后吞咽障碍所导致的常见并发症有误吸、吸入性肺炎、营养障碍和脱水、心理与社会交往障碍等。有数据显示,急性期卒中患者吞咽障碍发生率可达 37% ~78%。吞咽障碍会导致误吸和摄入量减少,是卒中后发生营养不良的主要原因,成为导致不良结局的独立危险因素。

(二)病因与分类

依据解剖功能结构的变化情况,吞咽障碍可分为神经性吞咽障碍和结构性吞咽障碍两类。

1.神经性吞咽障碍　当吞咽障碍是由于神经性疾病所致时,称为神经性吞咽障碍。目前临床上最常见、研究最多的是脑卒中后的吞咽障碍,此类吞咽障碍解剖结构没有异常,属于口咽、食管运动异常引起的障碍。多由中枢神经系统及末梢神经系统障碍、肌肉病变等病理因素所致。常见病因有:①脑卒中、帕金森病、放射性脑病、脑外伤、第四脑室肿瘤、脑干或小脑病变、脑瘫、严重认知障碍或痴呆等。②脑神经病变,如多发性硬化、运动性神经元病、吉兰-巴雷综合征等。③神经肌肉接头疾病,如重症肌无力。④肌肉疾病,如多发性肌肉炎、硬皮病、代谢性肌病、张力性及营养不良、环咽肌痉挛、口颜面或颈部肌张力障碍、脊髓灰质炎后肌萎缩等。

2.结构性吞咽障碍　是指口、咽、喉、食管等解剖结构异常引起的吞咽障碍。常见有吞咽通道及邻近器官的炎症、损伤或肿瘤,外伤手术或放射治疗等。

(三)监测/评估方法

1.症状筛查　进行问卷调查:进食时间,进食方式,进食辅助,呛咳,是否长期存在体重减轻。通过这些问题对患者吞咽情况进行评估。

2.吞咽障碍筛查表　详见表4-11。

表4-11　吞咽障碍筛查量表

床号:　　姓名:　　性别:　　年龄:　　住院号:　　入院日期:

临床诊断:

第一部分　进食评估问卷调查 EAT-10(0 没有,1 轻度,2 中度,3 重度,4 严重)

1.我的吞咽问题已经使我的体重减轻	0	1	2	3	4
2.我的吞咽问题影响我在外就餐	0	1	2	3	4
3.吞咽液体费力	0	1	2	3	4
4.吞咽固体食物费力	0	1	2	3	4
5.吞咽药片(丸)费力	0	1	2	3	4
6.吞咽时有疼痛	0	1	2	3	4
7.我的吞咽问题影响我享用食物的快感	0	1	2	3	4
8.我吞咽时有食物卡在喉咙的感觉	0	1	2	3	4
9.我吃东西时会咳嗽	0	1	2	3	4
10.我吞咽时感到紧张	0	1	2	3	4
得分:					

总分≥3分,则可能存在吞咽障碍,进入第二部分;<3分,则直接在筛查结果吞咽功能正常处打"√"。

第二部分 反复唾液吞咽试验

方法:患者取坐位或半卧位,检查者将手指放在患者的喉结和舌骨位置,让患者尽量快速反复吞咽,观察患者30 s内完成的吞咽次数。

结果:患者吞咽饮数____次/30 s,反复唾液吞咽试验:□通过 □不通过

反复唾液吞咽试验通过者进入第三部分,未通过者则直接在筛查结果吞咽功能异常处打"√"。

第三部分 洼田饮水试验(表4-12),请在左侧栏相应的空格处打"√"。

表4-12 洼田饮水试验

□ Ⅰa	5 s内可一口喝完,无呛咳
□ Ⅰb	5 s以上一口喝完,无呛咳
□ Ⅱ	分两次以上喝完,无呛咳
□ Ⅲ	能一次喝完,但有呛咳
□ Ⅳ	分两次以上喝完,且有呛咳
□ Ⅴ	常常呛咳,难以全部喝完

筛查结果:□吞咽功能正常 □吞咽功能可疑障碍 □吞咽功能异常。

注:①反复唾液吞咽试验。方法如下,取舒适体位,让患者快速反复吞咽,观察30 s内吞咽的次数;难以启动吞咽,可在舌面上注入约1 mL水让其吞咽;高龄患者(80岁以上)30 s≥3 次;50 ~ 80岁患者30 s≥5 次;喉上下移动2 cm。②改良洼田饮水试验。方法如下,分别将1 mL、3 mL、5 mL水放入患者口中嘱其吞咽,如无问题,再让患者像平常一样喝下30 mL水,观察患者饮水时间、有无呛咳、吞咽次数、饮水后声音变化、患者反应、血氧情况等。

3. 改良版容积黏度测试(volume viscosity swallow test-chinese version,VVST-CV)

(1)目的:①检测口腔和咽期吞咽有效性相关的功能障碍。②检测咽期吞咽安全性相关的功能障碍。③辅助选择摄取食物最合适的体积和稠度。

(2)用物准备:水、凝固粉、注射器、杯子3个、指脉氧监测仪、手电筒、棉签、记录表。

(3)患者准备:清醒、可配合体位,坐位或半坐位;能说出自己名字或其他短语;佩戴指脉氧监测仪;解释并理解将要进行的操作步骤。

(4)操作步骤:①调配食物,将食物分别调成糖浆样、水、布丁样3个稠度。用100 mL温水配上凝固粉调成糖浆样的稠度,用100 mL温水作为水的稠度,用100 mL温水配上凝固粉调成布丁样的稠度。②医护人员在测试时提醒患者取半卧位或者端坐位,在患者清醒时开始测试。患者从糖浆样稠度1 mL开始吞咽,观察安全性指标,若无任一指标受损则进行3 mL的吞咽,若仍旧无任一指标受损则进行5 mL的吞咽。若其中任意一过程出现问题,停止更大容积的吞咽直接进入布丁样稠度吞咽,容积仍从1 mL、3 mL、5 mL逐步增加,若出现安全问题,停止实验。若糖浆样稠度3个容积吞咽结束仍旧没有安全问题,则进入水稠度吞咽,容积1 mL、3 mL、5 mL逐步增加,若出现安全问题,停止实验。

观察指标有安全性指标和有效性指标两种。改良洼田饮水试验的安全性指标为咳嗽、误吸,安全吞咽是两指标无阳性。容积黏度测试安全性指标为咳嗽、声音变化、血氧饱和度与基线相互比较>3%。安全吞咽是三指标均无阳性,反之定义为安全性受损。改良洼田饮水试验和容积黏度测试有效性指标均为唇闭合不良、口腔以及咽部残留、分次吞咽。

(四)护理

1.常规护理

(1)住院环境:保持病房安静整洁,室温控制在 18~24 ℃,湿度 50%~60%,光线柔和,避免强光刺激,通风 1~2 次/d,保持空气新鲜,降低空气含菌量。

(2)心理护理:脑卒中并发吞咽障碍患者因同时存在多种并发症,由健康状态变为生活完全不能自理,会产生烦躁易怒情绪,再加上子女不在身边或工作繁忙而不能细心照顾,使患者有一种孤单、被抛弃的感觉,易悲观甚至厌世,从而拒绝治疗。根据每位患者的不同心理特征,与患者进行耐心沟通,调动患者的积极性,同时加强患者家属的宣教工作,争取家属对患者的理解与支持。

2.饮食护理

(1)进食体位:一般采用 30°仰卧位,颈前倾斜,以保证食物在重力作用下下咽,但中重度吞咽障碍患者宜采用坐位,并稍向前倾斜 45°或将头转向偏瘫侧 80°,使患侧通道阻塞,以防误吸,利于健侧咽部变大,便于进食。

(2)食物选择:因脑卒中并发吞咽障碍患者吞咽困难,消化系统功能降低,所以要选择易吞咽、易消化、黏性适当、不易松散且不易残留的食物,种类以高蛋白、高维生素为主,以保证患者足量的热量和营养。食物不能单一,要保证色香味俱佳,以增进患者食欲。

(3)鼻饲护理:中重度吞咽障碍患者不能经口进食,应予以鼻饲,以保证患者的生理需要量。流食温度 38 ℃左右,取坐位或半坐位,从少量开始,待患者适应后可逐渐加量,每次不超过 200 mL,4~6 次/d,间隔时间大于 2 h,每次鼻饲后鼻饲管用温水清洗,酒精消毒后无菌纱布包扎,纱布每日更换。长期用导管喂食者,可于每周末将导管拔出,次日再由另一鼻孔置入,以减少对黏膜的刺激,平时鼓励患者多做空吞咽动作,经治疗训练后,基本完成吞咽过程者应尽早拔除鼻饲管,进行下一步吞咽功能康复训练,4 周为 1 个疗程。

(4)口腔护理:因患者进食后口腔易存留食物残渣,可在饮食后用生理盐水溶液漱口。

3.康复护理 患者生命体征恢复正常,意识清楚,临床症状不再进展后 48 h 即可展开。早期科学合理的康复训练可提高患者中枢神经系统的修复功能和可塑性,还能有效防止咽部和口腔肌群的失用性萎缩。

（1）咽部冷刺激和空吞咽：使用小冰棒轻微刺激患者舌根、软腭以及咽后壁，并叮嘱患者在做吞咽动作时将融化的冰水一起吞咽。患者发生呛咳时可取侧卧位，冰水便会沿着下颌角自动流出，然后做空吞咽动作，如此反复练习。

（2）屏气和发音：该项运动能有效训练患者声门闭锁功能，并强化软腭肌力，还能帮助去除残余在咽部食物。

（3）颊部和舌部训练：将舌头尽可能往外伸出，并上下左右活动，将舌缩回，闭口进行上下牙齿互扣活动以及咀嚼运动，可以通过鼓腮、噘嘴、龇牙等动作提高患者颊部以及轮匝肌运动功能。

（4）肢体训练：加强肢体功能训练可利于恢复吞咽功能。肢体训练可以是主动式也可以是被动式，主动式为患者在有护理工作人员的看护时自发地坐、走、站及生活活动训练，被动式则可以是护理工作人员根据患者的身体状况给予的按摩、关节热敷等。

4.呛咳护理干预　吞咽障碍患者由于进食时经常发生误吸而导致呛咳，故发生呛咳时应立即停止进食，且发生呛咳时，应立刻使患者保持身体前倾、弯腰、低头姿势，护理工作人员则应在患者后背由下往上快速连续敲击，或者站在患者后背，将患者双臂绕过胸廓下呈双手交叉样，并使用猛力向上拉横膈，使产生的一股气流穿过会厌，从而咳出或者喷出食物。如有必要可使用吸引器或者气管镜将发生呛咳的食物取出，挽救患者生命。

参考文献

［1］窦祖林.吞咽障碍评估与治疗［M］.2版.北京：人民卫生出版社，2017.

［2］中国康复医学会康复护理专业委员会.吞咽障碍康复护理专家共识［J］.护理学杂志，2021，36（15）：1-4.

［3］丁里，王拥军，王少石，等.卒中患者吞咽障碍和营养管理的中国专家共识（2013版）［J］.中国卒中杂志，2013，8（12）：973-983.

［4］中国吞咽障碍膳食营养管理专家共识组.吞咽障碍膳食营养管理中国专家共识（2019版）［J］.中华物理医学与康复杂志，2019，41（12）：881-888.

［5］中国吞咽障碍康复评估与治疗专家共识组.中国吞咽障碍评估与治疗专家共识（2017年版）第一部分 评估篇［J］.中华物理医学与康复杂志，2017，39（12）：881-892.

［6］中国卒中患者营养管理专家共识组.中国卒中患者营养管理专家共识［J］.中华内科杂志，2007，46（5）：428-429.

［7］明州彦，马秋平，张杨，等.卒中吞咽障碍患者营养风险管理证据总结［J］.中国医药科学，2023，13（5）：65-69.

八、运动障碍

(一)定义

运动障碍是指运动系统的任何部位受损所导致的骨骼肌活动异常,可分为瘫痪、不自主运动及共济失调等。

(二)病因与分类

1. 瘫痪 是指肌力下降或丧失而导致的运动障碍,系运动神经元损害引起。按病变部位和瘫痪的性质可分为上运动神经元性瘫痪和下运动神经元性瘫痪;按瘫痪的程度分为完全性 瘫痪(肌力完全丧失)和不完全性瘫痪(肌力减弱);按瘫痪的分布可分为偏瘫、交叉性瘫、四肢瘫、截瘫、单瘫等。

2. 不自主运动 是指病人在意识清醒的情况下,出现不受主观控制的无目的的异常运动。临床上可分为震颤、舞蹈、手足徐动、扭转痉挛、投掷动作等。所有不自主运动的症状随睡眠而消失。

3. 共济失调 是指由小脑、本体感觉以及前庭功能障碍导致的运动笨拙和不协调,累及躯干、四肢和咽喉肌时可引起身体平衡、姿势、步态及言语障碍。

(三)监测/评估方法

1. 病史评估 了解病人起病的缓急,运动障碍的性质、分布、程度及伴发症状;注意有无发热、抽搐或疼痛,是否继发损伤;饮食和食欲情况,是否饱餐或酗酒;过去有无类似发作病史;是否因肢体运动障碍而产生急躁、焦虑情绪或悲观、抑郁心理。

2. 身体评估

(1)肌容积:检查肌肉的外形、体积,确认有无萎缩、肥大及其部位、范围和分布。除用肉眼观察外,还可以比较两侧肢体相同部位的周径,相差大于 1 cm 者为异常。下运动神经元损害和肌肉疾病可见肌萎缩,进行性肌营养不良可见腓肠肌和三角肌的假肥大。

(2)肌张力:是指肌肉在静止松弛状态下的紧张度。检查主要触摸肌肉的硬度和被动活动时有无阻力。如有无关节僵硬、活动受限和不自主运动,被动活动时的阻力是否均匀一致等。肌张力低下可见于下运动神经元疾病,脑卒中早期、急性脊髓损伤的休克期等;肌张力增高表现为肌肉较硬,被动运动阻力增加,关节活动范围缩小,见于锥体系和锥体外系病变。

(3)肌力:是受试者主动运动时肌肉收缩的力量。检查肌力主要应用两种方法。

1)嘱病人随意活动各关节,观察活动的速度、幅度和耐久度,并施以阻力与其对抗。

2)让病人维持某种姿势,检查者施力使其改变。肌力的评估应用 0 ~ 5 级共 6 级肌力记录法,具体分级见表4-13。肌力异常不仅标志着肌肉本身的功能异常,往往提示支配该肌肉的神经功能异常,在评估肌力的同时应检查腱反射是否亢进、减退或消失,有无病理反射。

表4-13 肌力的分级

分级	临床表现
0级	完全瘫痪,肌肉无收缩
1级	肌肉可轻微收缩,但不能产生动作
2级	肢体能在床面移动,但不能抵抗自身重力,即无力抬起
3级	肢体能抵抗重力离开床面,但不能抵抗阻力
4级	肢体能做抵抗阻力动作,但未达到正常
5级	正常肌力

(4)协调与平衡功能:是指人体完成平稳、准确、有控制的运动的能力。平衡是指由于各种原因使身体重心偏离稳定位置时,四肢及躯干有意识或反射性的活动以恢复身体直立稳定的能力。观察病人在站立、坐位和行走时是否能静态维持、动态维持和抵抗轻外力作用维持平衡;判断有无协调障碍、平衡障碍,发现影响因素,预测可能发生跌倒的危险性。同时注意病人有无不自主运动及其形式、部位、程度、规律和过程,以及与休息、活动、情绪、睡眠、气温等的关系。

(5)姿势和步态:是指人行走、站立的运动形式与姿态。观察病人卧、坐、立和行走的姿势,注意起步、抬足、落足、步幅、步基、方向、节律、停步和协调动作的情况。病人卧床时是否处于被动或强迫体位,能否在床上向两侧翻身或坐起,是否需要协助、辅助或支持等。痉挛性偏瘫步态常见于脑血管意外或脑外伤的恢复期;慌张步态是帕金森病的典型症状之一;肌病步态(摇摆步态)常见于进行性肌营养不良症;慢性乙醇中毒、多发性硬化以及多发性神经病可有感觉性共济失调步态等。临床常见异常步态如图4-1所示。

(6)日常生活活动能力(activities of daily living,ADL):是指人们为了维持生存及适应生存环境每天必须反复进行的最基本、最具有共性的活动,包括运动、自理、交流及家务活动。目前广泛使用 Barthel 指数评定,Barthel 指数总分100分,61~99分者有轻度功能障碍,生活基本自理或少部分依赖他人照护;41~60分者有中度功能障碍,生活需要很大帮助;40分及以下者有重度功能障碍,日常生活完全需要他人照护。一般40分以上者康复治疗意义大。

(7)全身情况评估营养和皮肤情况:注意皮肤有无发红、皮疹、破损、水肿;观察有无吞咽、构音和呼吸的异常。

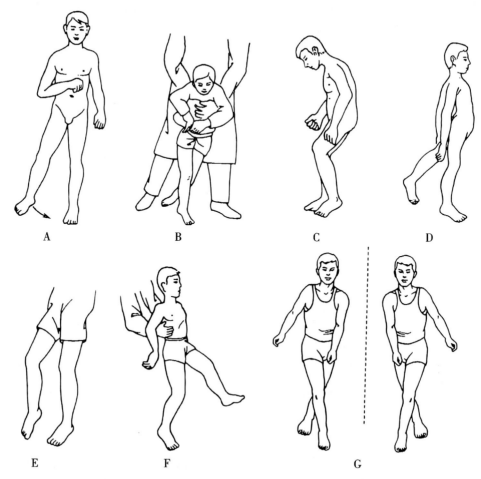

A.痉挛性偏瘫步态；B.痉挛性截瘫步态；C.慌张步态；D.摇摆步态；E.跨阈步态；F.感觉性共济失调步态；G.小脑性共济失调步态。

图4-1　各种异常步态

3.实验室及其他检查　CT、MRI可了解中枢神经系统有无病灶；肌电图检查可了解脊髓前角细胞、神经传导速度及肌肉有无异常；血液生化检查可检测血清铜蓝蛋白、抗"O"抗体、血沉、肌酶谱、血清钾有无异常；神经肌肉活检可鉴别各种肌病和周围神经病。

（四）护理

1.躯体活动障碍

（1）生活护理：可根据Barthel指数评分确定病人的日常生活活动能力，并根据自理程度给予相应的协助。卧床及瘫痪病人应保持床单位整洁、干燥、无渣屑，减少对皮肤的机械性刺激；瘫痪病人垫气垫床或按摩床，抬高患肢并协助被动运动，必要时对骶尾部及足跟等部位给予减压贴保护，预防压疮和下肢静脉血栓形成；帮助病人建立舒适卧位，协助定时翻身、拍背;每天全身温水擦拭 1~2 次,促进肢体血液循环,增进睡眠;病人需在床上大、小便时,为其提供方便的条件、隐蔽的环境和充足的时间;指导病人学会和配合使用便器,便盆置入与取出要动作轻柔,注意勿拖拉和用力过猛,以免损伤皮肤;鼓励和帮助病人摄取充足的水分和均衡的饮食,养成定时排便的习惯,便秘者可适当运动和按摩下腹部,促进肠蠕动,预防肠胀气,保持大便通畅;注意口腔卫生,每天口腔护理 2~3 次,保持口腔清洁;提供特殊的餐具、牙刷、衣服等,方便和协助病人洗漱、进食、如厕、沐浴和穿脱衣服等,增加舒适感和满足病人基本生活需求。

(2)运动训练:运动训练应考虑病人的年龄、性别、体能、疾病性质及程度,选择合适的运动方式、持续时间、运动频度和进展速度。瘫痪病人肌力训练应从助力活动开始,鼓励主动活动,逐步训练抗阻力活动。当肌力小于 2 级时,一般选择助力活动;当肌力达到 3 级时,训练患肢独立完成全范围关节活动;肌力达到 4 级时应给予渐进抗阻训练。训练前应告知病人并帮助做好相应准备,如合适的衣着、管路的固定等。训练过程中应分步解释动作顺序与配合要求,并观察病人的一般情况,注意重要体征、皮温、颜色以及有无局部疼痛不适;同时应注意保护或辅助,并逐渐减少保护和辅助量。

(3)安全护理:护理运动障碍的病人要重点防止坠床和跌倒,确保安全。床铺高度适中,应有保护性床栏;呼叫器和经常使用的物品应置于床头病人伸手可及处;运动场所要宽敞、明亮,无障碍物阻挡,建立"无障碍通道";走廊、厕所要装扶手,以方便病人起坐、扶行;地面要保持平整干燥,防湿、防滑,去除门槛;病人最好穿防滑软橡胶底鞋,穿棉布衣服,衣着应宽松;病人在行走时不要在其身旁擦过或在其面前穿过,同时避免突然呼唤病人,以免分散其注意力;上肢肌力下降的病人不要自行打开水或用热水瓶倒水,防止烫伤;步态不稳者,选用三角手杖等合适的辅助具,并要有人陪伴,防止受伤。

(4)心理护理:给病人提供有关疾病、治疗及预后的可靠信息;关心、尊重病人,多与病人交谈,鼓励病人表达自己的感受,指导其克服焦躁、悲观情绪,适应病人角色的转变;避免任何不良刺激和伤害病人自尊的言行,尤其在协助病人进食、洗漱和如厕时不要流露出厌烦情绪;正确对待康复训练过程中病人所出现的诸如注意力不集中、缺乏主动性、畏难、悲观及急于求成心理等现象,鼓励病人克服困难,摆脱对照顾者的依赖心理,增强自我照顾能力与自信心;营造和谐的亲情氛围和舒适的休养环境,建立医院、家庭、社区协助支持系统。

2.有失用/误用综合征的危险

(1)早期康复干预:告知病人及家属早期康复的重要性、训练内容与开始的时间。早期康复有助于抑制和减轻肢体痉挛姿势的出现与发展,能预防并发症、促进康复、减轻致残程度和提高生活质量。一般认为,缺血性脑卒中病人只要意识清楚,生命体征平稳,病情不再发展后 48 h 即可进行;多数脑出血康复可在病后 10~14 d 开始;其他疾病所致运动障碍的康复应尽早进行,只要不妨碍治疗,康复训练开展得越早,功能康复的可能性就越大,预后也就越好。早期康复护理的内容如下。

1)重视患侧刺激:通常患侧的体表感觉、视觉和听觉减少,加强患侧刺激可以对抗其感觉丧失,避免忽略患侧身体和患侧空间。房间的布置应尽可能地使患侧在白天自然地接受更多的刺激,如床头柜、电视机应置于患侧;所有护理工作如帮助病人洗漱、进食、测血压、脉搏等都应在患侧进行;家属与病人交谈时也应握住患侧手,引导偏瘫病人头转向患侧;避免手的损伤,尽量不在患肢静脉输液;慎用热水袋热敷等。

2)保持良好的肢体位置:正确的卧位姿势可以减轻患肢的痉挛、水肿,增加舒适感。具体方法如下。①病人卧床时床应放平,床头不宜过高,尽量避免半卧位和不舒适的体位。如患侧手应张开,手中不应放任何东西,以避免让手处于抗重力的姿势;不在足部放置坚硬的物体以避免足跖屈曲畸形,因为硬物压在足底部可增加不必要的伸肌模式的反射活动。②不同的体位均应备数个不同大小和形状的软枕以支持。③避免被褥过重或太紧等。

3)正确的体位变换(翻身):翻身主要是躯干的旋转,他能刺激全身的反应与活动,是抑制痉挛和减少患侧受压最具治疗意义的活动。①患侧卧位,是所有体位中最重要的体位。肩关节向前伸展并外旋,肘关节伸展,前臂旋前,手掌向上放在最高处,患腿伸展、膝关节轻度屈曲。②仰卧位,为过渡性体位,因为受颈牵张性反射和迷路反射的影响,异常反射活动增强,应尽可能少用。③健侧卧位,患肩前屈,手平放于枕头上,伸肘,下肢患侧膝、髋屈曲,髋稍内旋。偏瘫、截瘫病人每2~3 h翻身1次。

4)床上运动训练:正确的运动训练有助于缓解痉挛和改善已形成的异常运动模式。①Bobath 握手:两手握在一起,十指交叉,患侧拇指位于最上面,双手叉握充分向前伸,然后上举至头上,鼓励病人在双手与躯体成90°和180°位置稍作停留,以放松上肢和肩胛的痉挛,避免手的僵硬收缩,刺激躯干活动与感知觉。应鼓励病人每天多次练习,即使静脉输液,也应小心地继续上举其患肢,以充分保持肩关节无痛范围的活动。②桥式运动(选择性伸髋):指导病人抬高臀部,使骨盆呈水平位,治疗师一只手下压患侧膝关节,另一只手轻拍患侧臀部,刺激其活动,帮助伸展患侧髋部。该运动可以训练患腿负重,为病人行走做准备,防止病人在行走中膝关节锁住(膝过伸位),同时有助于卧床病人床上使用便器。③关节被动运动:进行每个关节的各方位的被动运动,可维持关节活动度,预防关节僵硬和肢体挛缩畸形。④起坐训练:鼓励病人尽早从床上坐起,由侧卧位开始,健足推动患足,将小腿移至床缘外。坐位时应保持病人躯干的直立,可用大枕垫于身后,髋关节屈曲90°,双上肢置于移动桌上,防止躯干后仰,肘及前臂下方垫软枕以防肘部受压。轮椅活动时,应在轮椅上放一桌板,保证患手平放于桌板上,而不是悬垂在一边。

(2)恢复期运动训练:主要包括转移动作训练、坐位训练、站立训练、步行和实用步行训练、平衡共济训练、日常生活活动训练等。上肢功能训练一般采用运动疗法和作业疗法相结合,下肢功能训练主要以改善步态为主。具体方法有踝关节选择性背屈和跖屈运动、患侧下肢负重及平衡能力训练等。运动训练应在康复师指导下由易到难,循序渐进,持之以恒。

(3)综合康复治疗:根据病情,指导病人合理选用针灸、理疗、按摩等辅助治疗,以促进运动功能的恢复。

参考文献

[1]贾建平,陈生弟.神经病学[M].7版.北京:人民卫生出版社,2017.
[2]尤黎明,吴瑛.内科护理学[M].6版.北京:人民卫生出版社,2017.
[3]刘芳,杨莘.神经内科重症护理手册[M].北京:人民卫生出版社,2017.

九、自主神经功能障碍

(一)定义

自主神经系统(autonomic nervous system)由交感神经和副交感神经两大系统组成,主要支配内脏器官、平滑肌、心肌、腺体等活动。内脏活动属于不随意运动,不受意志的控制,所以称自主神经。

不同部位的神经系统病变,如大脑半球、脑干、脊髓、周围神经,以及不同性质的神经系统疾病,如脑血管疾病、脑炎、吉兰-巴雷综合征等均可同时存在自主神经功能障碍,特别是神经重症的患者,并发自主神经功能障碍的概率更高。自主神经功能障碍主要是由交感神经与副交感神经失衡引起的,所以维持人体内环境稳定的自主神经系统遍布全身各组织和器官,对机体生理功能的调节和整合起着十分重要的作用。在神经重症病房常见的重症神经疾病伴有自主神经功能障碍,常出现心律失常、呼吸频率增加、大汗、体温波动、急性胃黏膜病变、中枢性高热等,这些自主神经功能监测已经成为神经重症常规护理监测的重要组成部分。

(二)病因与分类

常见的引起自主神经功能障碍的病因与分类见表4-14。

表4-14　常见引起自主神经功能障碍疾病情况

疾病种类	发病时机	发病部位	发病原因
重型颅脑创伤	多见	下丘脑、脑干、自主神经高级中枢	由下丘脑、脑干或自主神经高级中枢如岛回、扣带或杏仁体等部位病变所致
自身免疫疾病如：吉兰-巴雷综合征	多见	神经	脑神经,脊神经前、后根,后根神经节及周围神经,运动及感觉神经受损,交感神经链的神经节也可受累
神经系统感染		中枢神经系统	脑和脊髓受到感染

（三）监测/评估方法

①监测生命体征;②观察自主神经功能紊乱;③降温;④控制血糖;⑤对症治疗;⑥营养支持;⑦基础护理。

（四）护理

1. 监测　监测24 h体温变化,心率与心律变化,呼吸频率与节律变化,以及血压变化;监测皮肤与黏膜的颜色、弹性、湿润度,是否有水肿、溃烂以及毛发增生、脱失或分布异常;监测皮肤汗腺分泌、泪液与唾液分泌;监测胃肠蠕动与分泌功能;监测排尿与排便的控制功能。

2. 早期康复护理　早期康复护理可改善患者的功能状态。康复早期根据患者的特点,进行主动及被动运动,并且活动肢体关节肌肉,防止其萎缩、失用;使神经功能的恢复与日常生活能力的培养相互促进,共同提高,同时使患者保持稳定的心理状态,增强自信心,以利于病情的稳步恢复。

3. 输注丙种球蛋白及激素治疗的护理　输注丙种球蛋白的过程中,观察患者有无头痛、发热、恶心、呕吐、皮疹等不良反应。注意调节输注速度,避免外渗,预防静脉炎的发生。大剂量长时间服用激素容易发生感染、胃肠道出血、失眠等并发症。观察患者大便的性质和颜色,观察患者的情感和行为变化,患者应用激素期间可出现兴奋性情绪改变,常见有失眠等,必要时给予镇静治疗,严重者出现精神异常应及时通知医生处理。

4. 心理护理　由于该病病程较长,且有多器官功能障碍,患者承受着巨大的心理、家庭和社会压力,容易出现恐惧、焦虑的心理。对于使用激素后发生满月脸、肥胖、痤疮等现象,要予以重视,主动做好患者尤其是女性患者的宣教工作,加强他们的治疗配合程度,同时加强支持性心理护理,做好家属的配合工作。

参考文献

［1］贾建平,陈生弟.神经病学［M］.7版.北京:人民卫生出版社,2017.

［2］刘芳,杨莘.神经内科重症护理手册［M］.北京:人民卫生出版社,2017.

［3］陈红霞.神经系统疾病功能障碍中西医康复［M］.北京:人民卫生出版社,2016.

［4］俞娜,谢蓓芳,王建林.未治疗的首发精神分裂症合并糖代谢异常患者检测心率变异性的临床意义［J］.中国慢性病预防与控制,2020,28(11):848-852.

［5］闫琳琳,伊新艳,赵文婷,等.帕金森病自主神经功能障碍研究进展［J］.中风与神经疾病杂志,2021,38(05):461-463.

［6］中国老年医学学会,国家老年疾病临床医学研究中心(解放军总医院),解放军老年医学专业委员会.感染诱发的老年多器官功能障碍综合征诊断与治疗中国指南2019［J］.中华老年多器官疾病志,2019,18(11):801-838.

［7］乔丽帆·阿尔亲,李春荣,刘珊,等.以自主神经功能障碍为首发症的复发型格林-巴利综合征1例报告［J］.中风与神经疾病杂志,2020,37(02):166-167.

第二节　神经重症患者并发症护理常规

一、呼吸机相关性肺炎

(一)定义

呼吸机相关性肺炎(Ventilator associated pneumonia,VAP)是指气管插管或气管切开患者在接受机械通气48 h后发生的肺炎。撤机、拔管48 h内出现的肺炎仍属VAP。

(二)护理评估

1.评估的工具　实验室检查、胸部影像学、肺超声检查。

2.评估的方法

(1)临床诊断:①发热,体温>38 ℃;②脓性气道分泌物;③外周血白细胞计数>$10×10^9$/L或<$4×10^9$/L。

(2)胸部X线或CT:显示新出现或进展性的浸润影、实变影或磨玻璃影,并通过阳性确认呼吸样本的定量培养情况,支气管肺泡灌洗液(显著阈≥104 CFU/mL)或插入伸缩导管(显著阈 ≥ 103 CFU/mL)或定量的气管内吸出远侧肺分泌样品(显著阈 ≥ 106 CFU/mL)。

(三)护理常规

1. 加强医护人员手卫生 引起 VAP 的病原体常可通过医护人员及环境感染患者。疾病预防与控制中心报告推荐,医护人员应进行严格的手卫生(包括洗手及乙醇消毒)。环境卫生和保护性隔离均为切断外来感染的重要途径,是院内感染控制的重要措施,在预防 VAP 的发生中非常重要。因此,严格手卫生、对医护人员进行宣教、加强环境卫生及保护性隔离均可在一定程度上切断外源性感染途径,降低 VAP 的发病率。

2. 呼吸理疗 呼吸理疗包括翻身拍背、雾化吸入、气道吸引、体位引流等内容,是神经重症患者预防 VAP 的最基本措施。神经重症疾病患者需要每 2 ~ 3 h 翻身拍背 1 次;雾化吸入使用压缩雾化吸入器进行,雾化痰液过多,可给予体位引流,使昏迷患者肺底痰液排出,防治肺部感染。

3. 振动排痰 振动排痰可促使支气管黏膜表面黏液及代谢产物松弛和液化,易排出体外,改善呼吸音。排痰机振动排痰优于手叩背排痰法,但是对于颅内压增高患者需要慎重选择。

4. 床头抬高 重症脑损伤患者无禁忌证时抬高床头 30° ~ 40°,急性期须抬高床头 30°,床头抬高须建立角度标识。

5. 口腔护理 神经重症患者口腔护理实施频率为每 6 h 1 次。口腔护理液推荐选择 0.12% 的氯己定。

6. 鼻饲管理 吞咽障碍患者早期首选鼻胃管,有反流或误吸高风险患者宜选择鼻肠管,并持续营养泵输注肠内营养液;鼻胃管深度为在常规胃管测量方法基础上,延长 7 ~ 10 cm,胃残留液须每 4 h 进行 1 次检测,当胃残留液>100 mL 时,须加用胃动力药物或暂停喂养 2 h。

7. 人工气道管理 人工气道患者声门下与气管导管气囊之间存有间隙,细菌易沉积引起肺部感染,因此声门下吸引能有效降低 VAP 的发生率。人工气道患者气囊压力须保持在 25 ~ 30 cmH$_2$O,每 4 h 用气囊压力表校正 1 次。

8. 呼吸机外管路管理 呼吸机外管路是细菌寄生的主要场所,研究显示定期更换(2 d 或 7 d 更换 1 次)与非常规更换管路相比,VAP 发生率更高。机械通气患者呼吸机外管路每 7 d 更换 1 次,有污染或破损时须立即更换。冷凝水瓶放置在呼吸机外管路最低处,定时倾倒。

9. 热湿交换器的更换 热湿交换器因能节约费用、保持管路干洁和减少护理工作量等优点广泛应用于临床。机械通气患者若使用热湿交换器,每 5 ~ 7 d 更换 1 次,当热湿交换器受污、气道阻力增加时应及时更换。

10.吸痰装置及更换频率　吸痰是机械通气患者最常进行的侵入性操作之一,对清除气道分泌物、维持气道通畅、改善氧合具有重要意义。以往多采用开放式吸痰装置,但其在操作过程中需要分离患者与呼吸机间的管道连接,不利于保持气道压力和密闭性。密闭式吸痰装置,因其不影响患者与呼吸机管路的连接,可维持呼气末正压和减少对周围环境的污染,临床上应用日渐增多。目前研究表明,采用开放或密闭式吸痰装置均不影响 VAP 的发生。对于使用密闭式吸痰装置时的更换频率,除非破损或污染,机械通气患者的密闭式吸痰装置无须每日更换。

11.集束化策略　机械通气患者的集束化方案主要包括:抬高床头、每日唤醒和评估能否脱机拔管、预防应激性溃疡、预防深静脉血栓。

参考文献

[1]张月,卜炜琴,张莹莹.危重症患者呼吸机相关性肺炎的护理综述[J].当代医学,2021,27(30):192-194.

[2]阿丹,宁昱琛,孙鹏玉,等.基于集束化管理探究改进口腔护理在 VAP 中的实施效果[J].中国实用护理杂志,2021,37(24):1892-1896.

[3]亓田,杨新华,雷媛.呼吸机相关性肺炎发生的危险因素及目标性集束化护理的应用和优化[J].齐鲁护理杂志,2021,27(15):78-80.

二、难免性压疮

(一)定义

难免性压疮(unavoidable pressure ulcer),即尽管采取了以下所有措施但仍然发生了压疮:评价了个体的健康状况和压疮危险因素;定义和采取了与个体需求、目标一致和公认的标准实践措施;监测和评价了措施的影响及效果;修改了不恰当的方法。

(二)护理评估

1.评估部位　难免性压疮的患者大部分都处于强迫体位(生命体征不稳定、高位截瘫、骨盆骨折、心力衰竭等),多具有年老体弱、过度肥胖、极度消瘦的特征,常因为久病卧床导致压疮严重。难免性压疮好发部位由下到上依次为跟骨、外踝、坐骨、大转子、骶骨、髂嵴。

2.评估的工具及方法　评估是预防压疮的关键,要求护士对入院患者进行压疮危险因素的评估。每班进行床头交接,包括患者的皮肤状态、体位变换情况。每班护士对自己所观察到的皮肤情况及所施行的预防压疮的护理措施进行详细、客观、真实的记录,并动态评估。在临床上采用 Braden 评分表管理难免性压疮。应用 Braden 评分表,保证预防措施落实到位是难免性压疮管理的有效手段,可明显降低压疮的发生率。

(三)护理常规

1.难免性压疮的预防对策

(1)应用压疮危险因素评估量表(risk assessment scale,RAS)进行评估:对高危人群加强管理,目前护士在压疮预防中所能采取的措施只是进行局部组织减压,还应学会使用辩证思维方法,在处理压疮高危患者时,要意识到内在因素,及时发现危险因素并处理,以减少压疮的发生。应用压疮 RAS 是预防压疮关键性的一步,是有效护理干预的一部分。压疮 RAS 具有简便、易行、经济、无侵袭性的特点,国外很多医疗机构已将其常规应用,并根据评分制订针对性的预防计划,对高危人群加强管理。美国健康保健政策机构推荐使用的压疮 RAS 有 Braden 量表和 Norton 量表两种,尤其是 Braden 量表(表 4-15)被普遍认为是较理想的压疮 RAS。此外,压疮 RAS 应是护理病历的一部分,存入病案,作为有效的法律依据。

表 4-15 Braden 量表

评分内容	评估计分标准				评分
	1 分	2 分	3 分	4 分	
1.感知能力	完全受限	十分受限	轻度受限	未受损害	
2.潮湿程度	持续潮湿	常常潮湿	偶尔潮湿	干燥	
3.活动能力	卧床	依靠轮椅	偶尔步行	经常步行	
4.移动能力	完全受限	非常受限	轻微受限	不受限	
5.营养摄取能力	非常差	可能不足	充足	丰富	
6.摩擦力和剪切力	有问题	有潜在问题	无明显问题	/	

备注:①15~18 分为轻度危险;②13~14 分为中度危险;③10~12 分为高度危险;④≤9 分为极度危险。

(2)实行难免性压疮三级报告制度:规范申报标准,防止临床中出现将因护理不当造成的压疮当成难免性压疮的情况,实行难免性压疮三级报告制度,规范申报标准势在必行。申报条件以强迫体位,如骨盆骨折、高位截瘫、生命体征不稳定、心力衰竭等病情需要严格限制翻身为基本条件,并存在大小便失禁、高度水肿、极度消瘦三项中的一项或几项时可申报难免性压疮;申报程序由病区护士长根据申报条件向护理部书面报告难免性压疮病例,由护理部和对压疮护理有经验的护士长组成的会诊小组到病区核实后,批准为难免性压疮并登记在册。对批准的病例请会诊小组开展院内护理会诊,制订预防措施,病区护士长根据患者具体情况组织实施。

(3)进行相关研究:成立压疮协作处理小组目前尚缺乏鉴定为难免性压疮科学定量的依据,有必要将难免性压疮的临床资料进行总结及研究,分析其危险因素,在今后的临床实践中进行深入的研究,制订有效的预防措施,将"经验预防"变为"科学预防",切实降低压疮发生率,并建立符合我国国情的压疮危险因素评估标准。同时,改变以往临床处理压疮时仅从护理角度出发的观点,借鉴日本、新加坡等国家的压疮管理经验,树立"压疮防治是典型的协作医疗"的意识,成立压疮协作处理小组,强调医生在压疮防治中的作用。

2. 难免性压疮的治疗措施　由于难免性压疮的不可避免性,前期的预防措施往往难以取得理想效果,因此该类压疮的治疗措施显得尤为重要。

3. 护理评价　动态评估患者,根据不同的患者情况制订相应的方案并实施。若患者皮肤状况无改善或恶化,应重新修改护理计划,并请相关专家会诊、定性。

参考文献

[1]乔彩虹,杨辉,曹慧丽.ICU 医疗器械相关性压力性损伤的风险评估及护理干预研究进展[J].护理研究,2021,35(18):3308-3311.

[2]李桂红,唐娟.不同翻身间隔时间对 ICU 难免压疮发生率的影响[J].护理研究,2017,31(32):106-108.

[3]杨青,王国蓉,江宾,等.基于决策树的肿瘤患者难免性压疮风险预测模型研究[J].护理学杂志,2019,34(13):4-7.

[4]王泠.2014 版国际《压疮预防和治疗:临床实践指南》解读[J].中国护理管理,2016,16(5):577-580.

[5]杨婷,董珊,周金莉,等.足跟部压力性损伤预防及管理的证据总结[J].中国护理管理,2021,21(08):1206-1211.

[6]郭彤,刘心菊,岳树锦,等.《跨专业团队压力性损伤的评估与管理》指南解析:评估与计划[J].中华现代护理杂志,2021,27(16):2101-2106.

三、中央导管相关血流感染

(一)定义

中央导管相关血流感染(central line associated-blood stream infection,CLABSI)指患者在留置中央导管期间或拔除中央导管 48 h 内发生的原发性,且与其他部位存在的感染无关的血流感染。

（二）护理评估

1. 置管前评估　掌握中心静脉置管的指征,凡是需要大量补液、输注抢救药物、输注高渗液体、监测中心静脉压、血浆置换等条件时,都需要给予患者中心静脉导管的置入。置管前评估患者年龄、病情、过敏史、静脉治疗方案、药物性质等,选择合适的置管方法及途径给予留置导管。评估穿刺部位皮肤情况和静脉条件,在满足治疗需要的情况下,尽量选择较细、较短的导管。局部感染、凝血功能障碍、穿刺侧有肺气肿、极度衰竭、胸腔疾病者不建议进行置管,烦躁、兴奋、不配合者建议适当给予镇静后再进行置管。

2. 置入　导管置入方式及特点见表4-16。

表4-16　导管置入方式及特点

置入方式	优点	不足
颈内静脉	血流量充足,置管操作简便、导管留置时间长、患者痛苦小。并发症风险低于锁骨下静脉,导管的相关血流感染发生率低于锁骨下静脉与股静脉置管	置管技术要求高,易发生严重并发症(如误入动脉、气胸),固定困难,易被呕吐物、口鼻分泌物、汗液等污染,敷料易错位或脱落,无菌环境易破坏、导致感染
锁骨下静脉	皮脂分泌较低、皮肤皱褶较少,易固定和换药,穿刺部位不易被污染	穿刺难度大,并发症严重(如气胸、纵隔血肿、心律失常等),易导致深静脉血栓形成和静脉狭窄
股静脉	解剖位置明显,穿刺操作简便、安全迅速、成功率高;易于固定,适用于病情危重、高龄及颈内静脉置管失败的患者	置管部位邻近会阴,皮肤寄生菌群多,易受会阴分泌物、尿液、粪便污染,且不便于观察和护理
经外周静脉穿刺的中心静脉导管(PICC)	首次置管成功率高,留置时间长,导管感染、误入动脉等并发症发生率较低。贵要静脉和肱静脉血栓形成率低于头静脉。超声波下穿刺可以避免损伤神经和肱动脉	静脉炎、导管阻塞、导管异位、导管外周血栓等发生率较高

3. 置管后评估　每班注意观察并记录导管刻度,是否移位、固定牢固、打折、扭曲,穿刺点有无红肿、渗液,周围皮肤有无潮红、过敏等。导管、敷料、输液器及附加装置是否污染或破损,导管是否通畅,输液部位有无疼痛伴有发红和/或水肿及条索状物形成,皮肤有无发白或半透明状,有无紧绷或渗出,有无变色、瘀伤、肿胀等。

（三）护理常规

1. 冲管及封管

（1）输注药物前宜通过回抽血来确定导管是否在静脉内,冲管和封管应使用 10 mL 及以上注射器进行冲洗。给药前后宜用生理盐水脉冲式冲洗导管,如果遇到阻力或者抽吸无回血,应进一步确定导管的通畅性,不应强行冲洗导管。

（2）输注两种不同药物间有配伍禁忌时,应冲洗或更换输液器,输液完毕应用导管容积加延长管容积 2 倍的生理盐水或肝素盐水正压封管,肝素盐水的浓度可用 0 ~ 10 U/mL。

2. 敷料的更换

（1）每日观察穿刺点及周围皮肤的完整性:无菌透明敷料应至少每 7 d 更换 1 次,无菌纱布敷料应至少每 2 d 更换 1 次,若穿刺部位发生渗液、渗血时应及时更换敷料,穿刺部位的敷料发生松动、污染等完整性受损时应立即更换。

（2）保持无菌:更换时,注意手卫生,严格按照无菌原则,避免污染。

3. 留置时间　导管相关性感染与导管置入时间呈正相关,置管时间越长,发生感染的风险越高。定期更换导管并不能降低感染的发生率。中心静脉导管留置时间一般 7 ~ 10 d,PICC 一般 1 ~ 6 个月,留置时间不宜超过 1 年。

4. 评估　每日评估留置导管,当患者无流动力学监测、不需大量快速补液、外周血管条件尚好可行留置针穿刺,生命体征平稳时尽早拔除。

参考文献

[1]洪涵涵,彭飞.中央导管相关血流感染防控最佳护理实践——《导管相关感染防控最佳护理实践专家共识》系列解读之二[J].上海护理,2019,19(12):1-5.

[2]蔡虹,高凤莉.导管相关感染防控最佳护理实践专家共识[M].北京:人民卫生出版社,2018.

[3]吴玉芬,杨巧芳,夏琪.静脉输液治疗专科护士培训教材[M].北京:人民卫生出版社,2018.

[4]杨巧芳,刘延锦.静脉输液治疗护理技术指导手册[M].河南:河南科学技术出版社,2017.

[5]孙红,陈利芬,郭彩霞,等.临床静脉导管维护操作专家共识[J].中华护理杂志,2019,54(9):1334-1342.

[6]李春燕.美国 INS2016 版《输液治疗实践标准》要点解读[J].中国护理管理,2017,17(2):150-152.

四、导尿管相关尿路感染

(一)定义

导尿管相关尿路感染(catheter-associated urinary tract infection，CAUTI)是指患者留置导尿管后或拔除导尿管48 h内发生的泌尿系统感染。包含2个诊断标准:①留置导尿管后或拔除导尿管48 h内出现尿路感染相应的症状、体征,如发热、寒战、神经状态的改变、全身乏力、嗜睡、急性血尿、骨盆不适及耻骨上压痛等,且无其他原因可以解释;②经导尿管留取的标本或拔除导尿管48 h内留取的清洁中段尿标本中,细菌培养菌落计数≥103 CFU/mL或检出真菌。

(二)护理评估

神经重症患者急性期留置尿管时间越长预示恢复期发生排尿障碍可能性越大,护理人员应及时拔除尿管,进行自主排尿训练,减少留置导尿管时间,避免留置导尿对患者排尿功能的不良影响及感染的发生。

(三)护理常规

1.适应证　尿潴留或尿路堵塞,危重患者的精确尿量监测,某些手术的围术期以及长期卧床的临终患者、尿路出血等需要膀胱冲洗的患者或癌症晚期及神经性膀胱功能障碍的患者。

2.评估　留置导尿管前后需要进行安全评估,缩短导尿管留置的时间。

3.日常维护

(1)妥善固定导尿管:球囊的适宜注水量为10～15 mL,依从性较差者应约束双手,以防牵拉尿管引起尿道损伤出血,引流管应低于耻骨联合。观察导尿管有无移位,引流管接头有无松动,防止引流管扭曲、受压、折叠等造成引流不畅。

(2)防止泌尿系感染:每日用0.5%碘伏擦拭尿道口。注意观察尿量、颜色、性状并做好记录。当发现患者尿液混浊、沉淀、有结晶时,应及时通知医生进行处理。

(3)定期更换导尿管:若导尿管不慎脱出或留置导尿装置的无菌性和密闭性被破坏,应立即更换导尿管。留置导尿管常规每7～10 d更换1次,更换时将导尿管与引流袋同时更换,将更换时间标注在引流袋上。

(4)导尿管及集尿袋的管理:患者外出检查、翻身等护理操作时,导尿管及集尿袋应妥善安置。搬运时夹闭引流管,防止尿液反流。注意要及时打开引流管,保持引流通畅。

(5)评估留置导尿管的必要性:每日评估留置导尿管的必要性,不需要时尽早拔除导尿管,尽可能缩短留置导尿管的时间。

（6）正确留取尿标本：采集标本时应执行无菌原则。留取标本时，护士应先夹闭引流袋，不打开集尿系统，以无菌方法使用一次性注射器从导尿管Y形处抽取尿液。

4.留置导尿管并发症的护理 详见表4-17。

表4-17 留置导尿管并发症的护理

种类	原因	护理措施
尿道损伤	（1）插管时损伤尿道黏膜 （2）插管困难 （3）水囊未进入膀胱即注水，带水囊拔管时牵拉患者尿管 （4）尿垢积聚形成结晶附着于水囊，导致拔尿管时损伤黏膜和拔管时出血	（1）操作时动作轻柔，遇阻力不可盲目插入，对于患有前列腺肥大的老人，应选择型号较小、坚韧的尿管，自尿道口向尿道内注入液状石蜡，以利于插管成功 （2）水囊注水前，一定保证尿管进入到膀胱。向水囊内注入液体时推注的速度宜慢，注液量以15～20 mL为最佳 （3）固定导尿管，防止患者烦躁时牵拉尿管 （4）拔管时先完全抽吸水囊内的液体再拔管
漏尿现象	（1）导管不匹配 （2）膀胱挛缩 （3）尿液混浊 （4）尿液中有血块 （5）水囊内注入液量太少	（1）水囊能均匀覆盖膀胱颈处，使其与尿道内口嵌合良好，受力均匀，水囊对膀胱有一定压迫作用，可避免漏尿发生 （2）缩短夹管时间，根据进入液体量、使用脱水药情况及膀胱容量选择具体的夹管时间 （3）每周更换尿管，以免尿管老化而使密闭性减弱引起漏尿 （4）正确进行水囊注水 （5）加强观察护理，避免翻身等护理操作时尿管牵拉过紧
拔管困难	（1）水囊导尿管质量差或老化、管腔堵塞或Y形处狭窄，水囊抽不出 （2）水囊内液体过多，回缩不良 （3）水囊内液体过少，易脱出、压迫尿道，使尿道充血、水肿、出血、出现炎症而包裹尿管 （4）尿垢形成附着于气囊外壁 （5）未抽尽水囊内液体，盲目拔管导致尿道痉挛	（1）选择合适的导尿管，插管时动作娴熟轻柔，避免尿道损伤 （2）医院应把好产品质量关，严禁不合格产品进入 （3）对水囊堵塞患者，分别采用牵拉、注水、剪断、穿刺的方法拔除尿管 （4）对长期留置尿管者应于7～10 d更换导尿管1次

参考文献

[1]于书慧,王为,车新艳,等.泌尿外科患者短期留置导尿管的循证护理研究[J].护理学杂志,2020,35(17):93-97.

[2]王文丽,朱政,彭德珍,等.长期留置导尿管患者导管相关性尿路感染预防护理的最佳证据总结[J].护士进修杂志,2019,34(16):1473-1477.

[3]宋慧敏,张菊,王世浩.长期留置导尿患者更换尿管时机的辩证思考与探索[J].中华医院感染学杂志,2018,28(23):3668-3670.

[4]卢芳燕,李茜,金静芬,等.肝胆胰外科短期留置和早期拔除导尿管的最佳证据应用[J].中华护理杂志,2018,53(06):650-655.

[5]彭飞.导尿管相关尿路感染防控最佳实践——《导管相关感染防控最佳护理实践专家共识》系列解读之一[J].上海护理,2019,19(06):1-4.

五、下肢深静脉血栓

(一)定义

下肢深静脉血栓(deep venous throm-bosis,DVT)是半身大静脉即小腿、大腿和骨盆的血凝块使静脉血流中断,通常以疼痛和下肢肿胀为并发症状,是脑卒中患者常见并发症,临床上主要表现为患肢肿胀、增粗、疼痛、发绀或皮温降低。

(二)护理评估

1.评估的工具及方法 静脉血栓评估分为团体风险评估和个人风险评估,团体风险评估是指将患者总体分为低危、中危、高危、超高危。个人风险评估常用的评估量表有Autar血栓风险评估表,JFK医学中心血栓风险评估表,Caprini血栓风险评估表(表4-18),Padua预测评分表等评估量表。对于DVT评估,临床应用较多的是Caprini血栓风险评估表。对NCU患者均要进行DVT发生风险的评估,建议常规进行下肢静脉超声,同时推荐使用Caprini血栓风险评估表对脑卒中患者DVT进行评估,可预测DVT发生风险,有利于医护人员采取预见性治疗与护理干预,减少脑卒中患者DVT的发生。

表 4-18　Caprini 血栓风险评估表

基本情况	得分
□年龄 0~41 岁	0 分
□年龄 41~60 岁	1 分
□年龄 61~74 岁	2 分
□年龄 ≥75 岁	3 分
□肥胖(BMI>25 kg/m^2)	1 分
□卧床,时间<72 h,持续步行少于 30 步	1 分
□卧床,时间≥72 h,持续步行少于 30 步	2 分
现病史相关因素	得分
□下肢肿胀	1 分
□下肢静脉血栓	1 分
□长期激素治疗	1 分
□炎性肠病史(如克罗恩病)	1 分
□严重肺疾病(如慢性阻塞性肺疾病、肺气肿),不包括哮喘	1 分
□恶性肿瘤	2 分
既往病史相关因素	得分
□1 月内急性心肌梗死	1 分
□1 月内充血性心力衰竭	1 分
□1 月内或现在,脓血症	1 分
□1 月内进行过全麻或局麻下的 ≥45 min 的手术	1 分
□1 月内或现在 PICC 置管或中心静脉置管	2 分
□1 月内下肢石膏固定或其他原因限制下肢活动	2 分
□1 月内下肢关节置换手术史	5 分
□1 月内髋、骨盆或下肢骨折	5 分
□1 月内严重创伤,如由于车祸或坠落导致的多处骨折	5 分
□1 月内需长期卧床的脑卒中	5 分
□1 月内急性脊髓损伤(瘫痪)	5 分
□静脉血栓栓塞(VTE)史	3 分
□VTE 家族史	3 分

备注:

(1)血栓风险分级计算方法:风险因素总得分=各项累加得分。

(2)血栓风险等级确定标准:极低危(0),低危(1~2),中危(3~4),高危(5~8),极高危(≥9)。

(3)血栓风险评估的时机:①住院患者入院 24 h 进行首次评估;②术后(含介入手术)6 h 内进行再次评估;③风险分值变化时。

2.容易引起DVT的危险因素　患者是否合并糖尿病、高血压、高脂血症等危险因素，因其可使血液呈现高凝、高黏及血管硬化的改变；卒中后患者出现意识障碍、误吸、卧床等原因导致呼吸系统和泌尿系统感染，感染与静脉血栓关系密切；卧床、运动减少、肌肉松弛造成静脉回流淤滞；使用脱水剂加重血液高凝；解剖上，髂股静脉的径路通过腹股沟管，前面有腹股沟韧带。尤其左侧右髂总动脉横跨左髂外静脉，影响血液回流；情绪因素，脑卒中致抑郁等不良情绪造成血管痉挛；DVT可以发生于任何年龄，但是随着年龄的增长发生率也会递增；静脉瓣膜损伤，神经重症患者常因病情的需要而频繁的诊断性抽血。疾病的严重程度与每天的采血次数、总量呈正相关。

3.评估DVT的类型　DVT形成，可发生在下肢深静脉的任何部位。临床常见的有两类：小腿肌肉静脉丛血栓形成和髂股静脉血栓形成。前者位于末梢，称为周围型；后者位于中心，称为中央型。无论周围型或中央型，均可通过顺行繁衍或逆行扩展，而累及整个肢体者，称为混合型，临床最为常见。

（三）护理常规

1.鉴别诊断　见表4-19。

表4-19　鉴别诊断

鉴别诊断	临床表现
下肢DVT	下肢肿胀、疼痛、Homans征阳性、浅静脉曲张深静脉阻塞、足背动脉波动减弱或消失、患者肢体皮温低、皮肤颜色青紫
急性动脉栓塞	单侧下肢的突发疼痛，无肿胀，足及小腿皮温低，剧痛伴麻木感
急性下肢淋巴管炎	发病快，肢体肿胀常伴有寒战、高热、皮肤发红，皮温高，浅静脉不曲张
淋巴水肿	起病级慢，急性期疼痛后逐渐减轻或消失，晚期皮肤增厚，浅表静脉不扩张

2.干预措施

（1）预防性护理干预：有以下七个方面。

1）加强高危人群的重点观察：护理人员应对DVT的症状高度警惕，掌握DVT的发病机制和常规的防范措施，并认真落实。每班次观察双下肢皮温、色泽及有无肿胀，制订详细的护理计划，有针对性地预防。

2）高危人群健康教育：对患者或家属讲解DVT发生的危险因素、症状及不良预后以提高其警惕性；劝导戒烟；鼓励患者吃低盐低脂、高蛋白、高维生素、清淡易消化食物，多吃水果蔬菜，多饮水，保持大便通畅，避免便秘、咳嗽等，以免增加腹腔压力，影响下肢静脉血液回流，同时降低血液黏稠度；对于使用脱水药物的患者注意其出入量及体液平衡。

3）神经重症患者体位：无禁忌证者，常规抬高下肢 20°～25°，膝下垫一长软枕，下肢充分保暖，室温控制在 22～24 ℃。每 2 h 变换体位 1 次，减轻对下腔静脉和髂静脉的压迫。

4）被动肢体功能锻炼：昏迷患者可以由护士或是专业康复技师给予患者床上被动功能锻炼，根据患者病情由康复医生制订患者的康复计划，活动应循序渐进，预防下肢深静脉血栓形成。

5）避免血管内膜损伤：留置深静脉导管选用上肢静脉，尽量不在下肢进行深、浅静脉的穿刺置管或采血，勿在同一条静脉上反复多次穿刺。对偏瘫患者，不在其瘫痪侧肢体穿刺输液、扎止血带。静脉采血尽量集中，减少不必要的损伤。应用血管活性药或浓度高、刺激性强的药物时，首选深静脉输注，避免发生静脉炎。

6）机械性预防措施：对于可进行肢体活动的患者，可以选择性使用国际梯度压力袜、间歇充气压力装置、足部血管脉冲刺激技术等辅助器械及技术促进血液循环，应用间歇充气压力装置时，避免压力带打折、压迫或损坏皮肤。

7）药物预防：普通肝素、低分子量肝素、维生素 K 拮抗剂等药物可以用于预防 DVT 发生。

（2）发生 DVT 的护理干预：包括以下措施。

1）做好病情观察，对患者进行疼痛评估并注意观察疼痛性质、持续时间和程度。

2）抬高患肢 20°～30°并制动，禁止按摩，促进静脉回流，减轻静脉腔的压力。

3）准确执行溶栓、抗凝治疗方案，观察抗凝药或溶栓药物的效果，观察患者皮肤、黏膜、牙龈、消化道有无出血反应；动态观察患肢皮肤色泽、温度、弹性、肢端动脉搏动情况。

4）注意观察患肢皮肤的颜色、温度、触觉及足背动脉搏动改善情况，每班次测量双下肢同一部位的周径，一般测量的部位为膝上和膝下 10 cm 处的大小腿周径并记录，观察肿胀度、肿胀消退及疼痛缓解情况。记录大小腿周径时需记录"髌骨上 10 cm 左侧 ×××cm，右侧 ×××cm；髌骨下 10 cm 左侧 ×××cm，右侧 ×××cm"，便于清晰对比。

5）加强对患肢皮肤的保护和保暖，防止抓破、碰伤后增加感染机会。

6）进食低脂、含丰富维生素的饮食，保持大便通畅，避免因腹压增高而影响下肢静脉回流；做好清醒患者的心理护理。

7）潜在并发症的预防护理：潜在的并发症包括出血和肺栓塞，其中肺栓塞可严重危及患者生命，若患者出现 D-二聚体增高、胸痛、呼吸困难、血压下降等异常情况，应立即使患者平卧，吸入高浓度氧气，及时通知医生，并积极配合做好抢救工作。

参考文献

［1］王晓杰，徐园，陈亚萍，等.护士静脉血栓栓塞症知识的多中心调查［J］.中华护理杂志，2017，52（12）：1500-1504.

［2］李海燕,植艳茹,王金萍,等.基于循证的静脉血栓栓塞症护理预防方案的构建［J］.解放军护理杂志,2020,37(9):39-43.

［3］韦宝珍.预防神经外科患者下肢静脉血栓形成的护理综述［J］.外科研究与新技术,2021,10(1):74-77.

［4］杨中华.神经危重症患者应重视静脉血栓栓塞的预防——静脉血栓预防新进展［J］.中国卒中杂志,2017,12(9):773-775.

［5］陶雯,杨一萍,朱靓,等.2015NCS循证指南:神经危重症患者静脉血栓形成的预防［J］.中国卒中杂志,2016,11(10):886-893.

［6］陈海婷,李春霞,卜淑娟,等.脑出血术后病人预防下肢深静脉血栓发生的循证实践［J］.循证护理,2019,5(12):1099-1103.

［7］施煜,刘华华,蒋红,等.脑卒中患者下肢深静脉血栓预防管理的循证护理实践［J］.护理管理杂志,2019,19(10):738-742.

六、失禁性皮炎

(一)定义

失禁性皮炎(incontinence associateddermatitis,IAD)是大小便失禁引起的并发症之一,是暴露于尿液或粪便所造成的皮肤损伤,降低了皮肤对于压力和摩擦力的耐受性,从而增加了患者发生压疮的风险,是失禁患者常见的临床护理问题。

(二)护理评估

1.评估部位 IAD影响的皮肤区域是多种多样的,可能远远超出会阴(肛门与外阴或阴囊之间的部位),其严重程度取决于皮肤接触尿液和/或粪便的程度。在尿失禁中,lAD往往会影响女性大阴唇或男性阴囊的褶皱,以及腹股沟褶皱。他还会遍及下腹部以及大腿前部和内部。与大便失禁相关的IAD源起于肛周部位,其通常涉及臀沟和臀部,并且会向上延伸至骶尾部和背部,向下延伸至大腿后部。

2.评估工具 目前有一些评估IAD的工具,包括IAD干预工具(Incontinence-associated Dermatitis Intervention Tool,IADIT)、IAD严重程度评估量表(Incontinence-associated Dermatitis Severity Instrument,IADS)、皮肤评估工具(Anderson评分量表、Waterlow评分量表、Nortons评分量表、Braden评分量表、会阴皮肤评估工具)。但这些量表在日常实践中的使用仍然有限,部分原因是由于缺乏表明这些工具能提高临床决策和护理的证据,2015年全球IAD专家小组承认需要对IAD进行系统评估,并建议在皮肤损

伤程度和严重性的基础上,采取一种比较简单的方式来对 IAD 进行分类。IAD 分类工具
(IAD Categorization Tool)见表 4-20。IAD 严重程度评估量表见表 4-21。会阴皮肤评估
工具(Perineal Assessment Tool,PAT)见表 4-22。

表 4-20 IAD 分类工具

临床表现	严重程度	迹象
	无发红,皮肤完好	与身体其他部分相比,皮肤是正常的(无 IAD 迹象)
	轻度发红,但皮肤完好	红斑 +/-水肿
	中重度发红,皮肤破裂	红斑 +/-水肿 +/-水疱/大疱/皮肤溃烂 +/-皮肤剥脱 +/-皮肤感染

表 4-21 IAD 严重程度评估量表

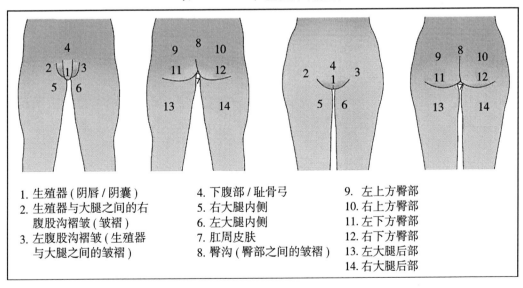

1. 生殖器(阴唇/阴囊)
2. 生殖器与大腿之间的右腹股沟褶皱(皱褶)
3. 左腹股沟褶皱(生殖器与大腿之间的皱褶)
4. 下腹部/耻骨弓
5. 右大腿内侧
6. 左大腿内侧
7. 肛周皮肤
8. 臀沟(臀部之间的皱褶)
9. 左上方臀部
10. 右上方臀部
11. 左下方臀部
12. 右下方臀部
13. 左大腿后部
14. 右大腿后部

续表4-21

分级	临床表现	分值	部位
0级	皮肤完好	1分	
Ⅰ级	皮肤完整,有轻度发红与不适	2分	
Ⅱ级	中度发红,皮肤剥脱,小水疱小范围部分皮层受损,伴有疼痛或不适	3分	
Ⅲ级	皮肤暗红或深红色,大面积皮肤剥脱受损,水疱和渗出	4分	
总分			

备注:对上述14个部位进行IADS分级评分,总分范围14~56分,分值越高表示失禁性皮炎的严重程度越高。

表4-22 会阴皮肤评估工具

评估项目	1分	2分	3分
刺激物类型	成型的粪便和/或尿液	软便混合或未混合尿液	水样便和/或尿液
刺激时间	床单/尿布至少或少于每8 h更换	床单/尿布至少每4 h更换	床单/尿布至少每2 h更换
会阴皮肤状况	皮肤干净、完整	红斑、皮炎合并或不合并念珠菌感染	皮肤剥脱、糜烂合并或不合并皮炎
影响因素:低白蛋白、感染、管饲营养或其他	0~1个影响因素	2个影响因素	3个(含)以上影响因素

3.评估方法

(1)IAD的评估:对IAD的评估应被纳入一般性皮肤评估中,并作为压疮预防或失禁护理计划的一部分来执行,所有患有大、小便失禁患者均应定期评估皮肤,检查是否有出现IAD的迹象。应每天至少进行一次评估,但根据失禁的发作频率来调整。特别应注意皮肤褶皱或可能藏污纳垢或湿气容易积聚的地方。

(2)IAD的主要风险因素:包括尿便失禁、使用封闭性产品、皮肤状况差、移动能力受限、认知意识下降、个人卫生无法自理、疼痛、体温升高(发热)、药物(抗生素、免疫抑制剂)、营养状况差、严重疾病等。对于IAD发生风险非常高的失禁患者,如患有腹泻或具备多种风险因素的患者,应更频繁地进行皮肤评估。

4.失禁的处理流程 如图4-2所示。

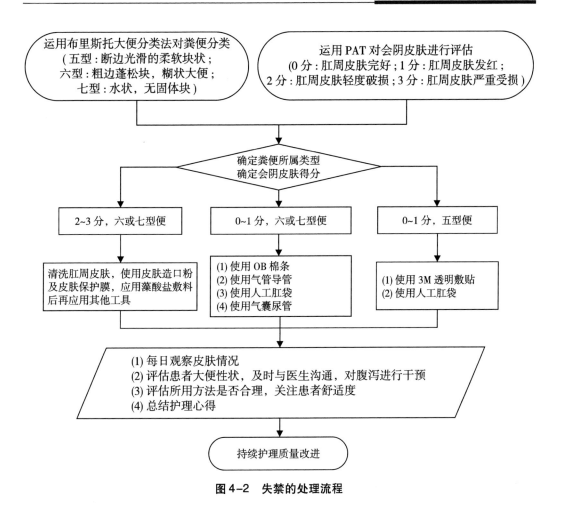

图4-2　失禁的处理流程

（三）护理常规

1.祛除病因　寻找和消除可逆性原因(例如尿路感染、便秘、利尿剂的使用)，以便减少或完全避免皮肤与尿液和/或粪便的接触。

2.皮肤护理　有效实施综合皮肤护理措施,清洁与保护暴露于尿液和/或粪便的皮肤,帮助皮肤恢复屏障功能。

（1）第一步:清洁。

每日清洁,每次大便失禁后也要清洁;技法轻柔,减少摩擦,避免用力擦洗;不要使用普通(碱性)肥皂;选用温和的、pH接近正常皮肤的免冲洗液体皮肤清洁剂或失禁护理专用湿巾;尽量使用质地柔软的一次性无纺布;清洁后可以让皮肤自然晾干,如果需要则可以轻轻"拍"干。

（2）第二步:保护。

清洁之后,使用皮肤保护剂,在角质层和潮湿环境或刺激物之间形成保护屏障。除了保护皮肤免受尿液和粪便损害之外,皮肤保护剂的使用可以促进 IAD 的缓解和皮肤屏障功能的恢复。皮肤保护剂为霜剂、膏剂、糊剂、乳液或膜。根据其成分和配方的不同,可以针对潮湿和刺激物提供不同程度的保护。

(3)第三步:修复。

采取进一步措施支持和维持皮肤屏障完整,帮助患者康复。可以局部应用皮肤护理产品,应使用具有亲脂性材料或油,缓解皮肤干燥和恢复皮肤脂质结构,还可以吸收水分和保持角质层的水分,常用的产品包括甘油和尿素。

(4)第四步:预防感染。

1)IAD 继发性感染:一般由白念珠菌引起,使用外用抗真菌制剂治疗之前,应收集微生物样本。寻求医疗意见并区分皮肤病学的其他病症,不推荐常规外用抗菌产品来预防和处理 IAD。

2)敷料的应用:在出现皮肤缺损(例如渗出性溃烂、剥脱)的严重 IAD 情况下,可用敷料来促进伤口的湿性愈合。但是,敷料最适用于扁平或轮廓起伏不大的地方,在皮肤皱褶处或经常出现潮湿和污物污染的皮肤处使用敷料,可能严重影响其使用效果。

3)护理辅助器具的使用:为避免会阴部皮肤长期接触粪便和尿液等刺激物,必要时需应用护理辅助器具收集、引流刺激物,以保护皮肤的完整性。例如尿失禁患者,可按需留置导尿管,但这应被看作是因医院感染的高风险而不得已采取的最后手段。液体粪便处理可以使用内置卫生棉条、一次性气管导管、人工肛袋、造口袋或大便管理器等引流收集粪液,效果良好,值得临床应用。目前专门针对大便失禁研制的肛管装置已生产上市,但价格高昂,临床未广泛应用。不建议将大规格导尿管用作肛管,因为会出现肛门结构损伤的风险。肛周造口袋的使用方法如图 4-3 所示。

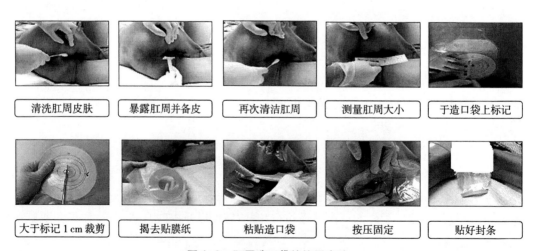

| 清洗肛周皮肤 | 暴露肛周并备皮 | 再次清洁肛周 | 测量肛周大小 | 于造口袋上标记 |

| 大于标记 1 cm 裁剪 | 揭去贴膜纸 | 粘贴造口袋 | 按压固定 | 贴好封条 |

图 4-3 肛周造口袋的使用方法

参考文献

［1］王泠,郑小伟,马蕊,等.国内外失禁相关性皮炎护理实践专家共识解读［J］.中国护理管理,2018,18(1):3-6.

［2］RAEPSAET C, FOURIE A, VAN HECKE A, et al. Management of incontinence-associated dermatitis:a systematic review of monetary data［J］. Int Wound J,2021,18(1):79-94.

［3］张煜,刘均娥,常鑫儿,等.失禁性皮炎识别与防控管理信息系统的开发及应用研究［J］.中华护理杂志,2021,56(2):183-188.

［4］张艳,张延红,王春华.基于证据的成人 ICU 失禁相关性皮炎护理质量改进［J］.中华护理教育,2020,17(3):259-263.

［5］徐元元,史广玲,张燕红,等.预防 ICU 患者大便失禁性皮炎的循证实践［J］.中华护理杂志,2021,56(6):811-817.

［6］陈亚敏.不同皮肤保护剂防治失禁性皮炎的循证研究［D］.兰州:兰州大学,2023.

［7］徐慧敏,吴娟,卢丽华,等.两种失禁性皮炎风险评估工具在失禁患者中信效度的比较［J］.中国实用护理杂志,2017,33,(19):1446-1449.

［8］冯洁惠,徐建宁.ICU 失禁相关性皮炎护理规范的循证实践［J］.中国实用护理杂志,2016,32(1):18-20.